AF456096

Voile

Coussin la Couverture

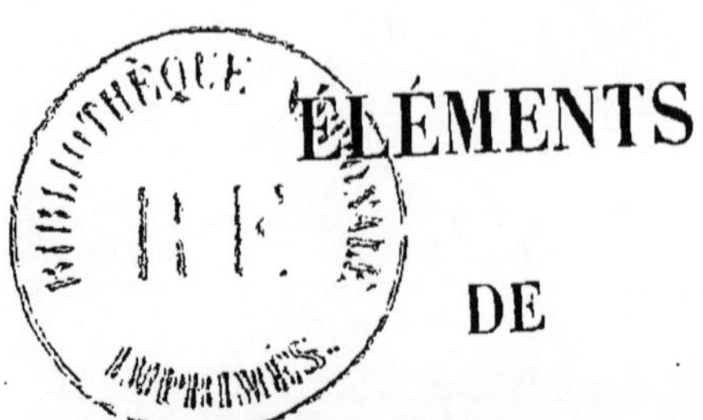

ÉLÉMENTS

DE

GYNÉCOLOGIE

PUBLICATIONS ANTÉRIEURES

Communication sur le traitement de la pleurésie purulente par la pleurotomie. — Académie des Sciences et Lettres de Montpellier — section de médecine. Séance du 5 décembre 1887.

Recherches sur le minimum perceptible de l'olfaction et de la gustation chez les épileptiques (en collaboration avec Ch. Féré et P. Ouvry). Société de biologie, 30 juillet 1892.

Note sur les empreintes de la pulpe des doigts et des orteils (en collaboration avec Ch. Féré). Société de biologie, 22 octobre 1892.

Étude de la sensation de pression chez les épileptiques (en collaboration avec Ch. Féré et P. Ouvry). Société de biologie, 12 novembre 1892.

Note sur un nouveau cas d'asphyxie locale des extrémités avec lésions congénitales de la peau chez un épileptique (en collaboration avec Ch. Féré). Revue de Médecine, 1892, p. 891.

Note sur les anomalies du testicule chez les dégénérés et en particulier sur les inversions de l'épididyme (en collaboration avec Ch. Féré). Revue neurologique, 1893, p. 384.

Note sur quelques phénomènes de compression du nerf cubital, produits par l'apophyse sus-épitrochléenne (en collaboration avec Ch. Féré). Revue neurologique, 15 février 1894.

Arthrite sèche du genou avec productions osseuses simulant, par leur disposition, des fragments d'une fracture ancienne de la rotule (en collaboration avec P. Sainton). Soc. anatomique, novembre 1896.

Elimination d'une portion d'intestin, 13 jours après une hystérectomie abdominale totale pour fibrome. Société anatomique, janvier-février 1897.

Fixation expérimentale du rein (en collaboration avec P. Derocque). Soc. anatomique, juillet 1897.

Hématocèle rétro-utérine par rupture de grossesse tubaire. Soc. anatomique, décembre 1897.

Fracture exposée de la jambe; traitement antiseptique du foyer; coaptation, immobilisation; retard de consolidation. Progrès Médical, 18 novembre 1899.

Traitement chirurgical de l'infection péritonéale précoce post-opératoire chez la femme. In-8, 91 p. Carré et Naud, Paris, 1898.

Sur le rôle de la prédisposition dans la genèse des troubles psychiques vrais qui se produisent après les opérations gynécologiques. Gaz. des Hôpitaux, 3 juin 1899.

Note sur un cas de plaie de la région parotidienne avec troubles dans le territoire de la branche externe du spinal. Revue neurologique, 1899, p. 679.

Angiome fibro-myomateux du doigt (en collaboration avec Gandy). Soc. anatomique, 13 décembre 1901, p. 687.

A propos des fistules recto-vaginales haut situées. La gynécologie, 1903, p. 415.

Hystérectomie abdominale totale et sub-totale dans le traitement des fibromes. — La gynécologie, 1903, p. 522.

Evolution des collections sanguines résultant de l'imperforation vaginale. La gynécologie, octobre 1904.

Notes sur l'emploi du thigénol en gynécologie. Gaz. des hôpitaux, 27 octobre 1904.

De l'énucléation intra-péritonéale des fibromes utérins. La gynécologie, 1904, p. 40.

Essai sur les paralysies intestinales post-laparotomiques. Paris, Naud, 1903.

La suture des releveurs dans les prolapsus génitaux. La gynécologie, 1905, p. 134.

A propos du traitement des algies pelviennes. La gynécologie, 1906, p. 118.

Exposé de la ménopause naturelle. La gynécologie, septembre et novembre 1908.

ÉLÉMENTS

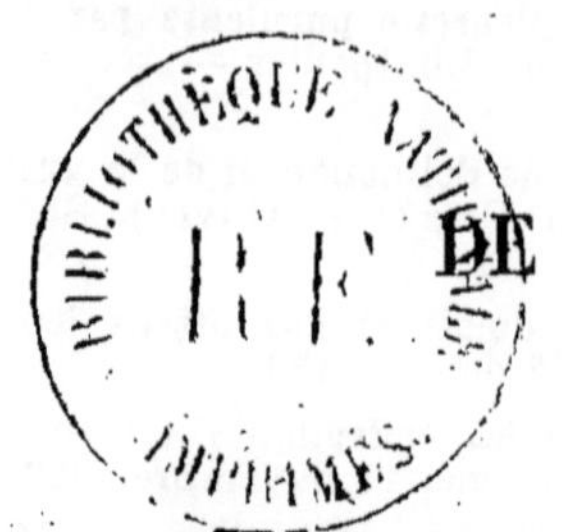

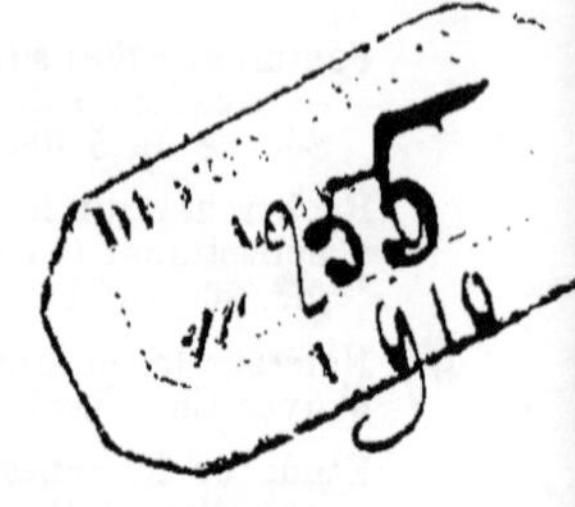

DE

GYNÉCOLOGIE

PAR

Le Dr P. BATIGNE

ANCIEN INTERNE, LAURÉAT DES HOPITAUX

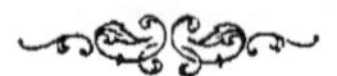

PARIS

A. MALOINE, ÉDITEUR

25-27, RUE DE L'ÉCOLE DE MÉDECINE, 25-27

1911

PRÉFACE

J'ai cherché, dans ce livre, à être très pratique, — précis et clair, — à présenter les faits sous un jour, avec un plan, et dans une forme qui permissent de se les assimiler facilement, et de les retenir.

Il n'est pas spécialement écrit pour ceux qui désirent avoir une ligne de conduite précise en présence d'un cas déterminé, mais il a été conçu dans le but, plus complet, je crois, d'instruire des choses de la gynécologie ceux qui ne doivent pas et qui ne peuvent pas encombrer leur esprit des discussions scientifiques, des idées non solidement assises et controversables, des interprétations qui ne sont pas suffisamment affermies par le temps, des traitements enfin qui n'ont pas subi l'épreuve définitive du succès.

Voici le plan que j'ai suivi !

Tout d'abord je m'occupe des notions sur l'appareil génital normal, qui me paraissent absolument indispensables pour la bonne compréhension de sa pathologie. C'est ainsi que pour les parties externes dont il faut bien connaître la disposition régulière, je m'applique à une description que je fais « pure et simple », *parce qu'elles se voient ;* c'est ainsi ensuite que m'adressant aux organes profonds — qui eux ne se voient pas — je deviens plus clinique qu'anatomique, et qu'après les avoir brièvement situés, je passe à leur mode d'exploration, et étudie les moyens de les découvrir et de les délimiter, soit par la palpation bimanuelle, soit par les divers modes de recherche en usage à l'heure actuelle.

Il m'a paru indispensable de parler ensuite un peu physiologie, c'est-à-dire d'étudier *la vie* des organes génitaux ; car en somme s'il est une région de l'économie dont le fonctionnement ait de l'intérêt, c'est bien celle dont la vitalité s'adresse non seulement à la descendance de l'individu, mais encore à la santé du sujet lui-même et à son équilibre vital. — Une fois cela fait, j'aborde la pathologie génitale; et, comme il m'apparaît très simple et très méthodique de progresser des parties superficielles vers les parties profondes, j'étudie d'abord les maladies des organes externes, puis celles du vagin, celles de la matrice ensuite, celles des annexes pour terminer.

Je désire que cette manière de procéder donne de l'attrait à une branche de la médecine dont le développement a été si remarquable dans ces dernières années, et je souhaite ardemment que la lecture des pages qui vont suivre aide à sa divulgation et fasse sainement apprécier ses continuelles transformations.

ÉLÉMENTS DE GYNÉCOLOGIE

APPAREIL GÉNITAL EXTERNE

Pour connaître comme il convient, l'appareil génital externe, il faut surtout s'adresser aux renseignements donnés par la vue, et par conséquent en apprendre la configuration anatomique précise. — Nous allons procéder ainsi.

La vulve d'abord :

La vulve est une région comprise entre les faces internes de la racine des cuisses, — région se présentant d'elle-même à l'examen, lorsque la femme est allongée dans la position du spéculum, c'est-à-dire dans le décubitus dorsal, les cuisses étant plus ou moins fléchies sur l'abdomen, *et bien écartées*.

Dans cette situation, on voit que la région est essentiellement formée par deux grands replis cutanés — plus ou moins développés — qui circonscrivent une dépression ovalaire et que l'on appelle : grandes lèvres.

Or, qu'y a-t-il dans cette dépression ?

Il y a — et pour le bien voir il peut être nécessaire d'écarter légèrement ces replis — il y a en avant (ou plutôt en haut *puisque la femme est couchée*) un espace au centre duquel se trouve une sorte de tubercule appelé clitoris, — tubercule recouvert par un revêtement cutané désigné sous le nom de capuchon du clitoris.

Il y a encore (mais au-dessous), une ouverture qui n'est autre que l'orifice d'entrée des voies génitales — ouverture ayant l'aspect d'un entonnoir, et immédiatement bordée de chaque côté par deux minces replis appelés petites lèvres. — Et c'est tout !

De cette description (que je fais très sommaire pour qu'il en sorte plus de clarté) quelques parties doivent être reprises, et un peu plus développées.

1° Les grandes lèvres :

Ces deux replis, allongés de haut en bas, sont longs de 7 à 8 centimètres, larges de 2 à 3 centimètres, épais à leur partie moyenne de 15 à 20 millimètres, et ils ont une direction légèrement concave en dedans ; de telle sorte que l'intervalle qu'ils délimitent est ovalaire, et que l'on doit leur décrire une face externe et une face interne.

La face externe présente quelques poils qui se continuent avec ceux du mont de Vénus.

La face interne est en rapport dans sa partie supérieure avec la face interne de la grande lèvre opposée, et c'est là précisément, dans l'écartement de ces deux lèvres, qu'on aperçoit le clitoris et son capuchon, signalés plus haut. Dans sa partie inférieure, au contraire, la grande lèvre côtoie la petite lèvre dont elle est séparée par le *sillon labial*.

Les extrémités supérieures se réunissent sur la ligne médiane en formant une arcade, et se perdent dans la partie inférieure de la région très fournie de poils que l'on appelle : *mont de Vénus*.

En bas au contraire, la jonction est mince, aplatie d'avant en arrière, étalée transversalement, et prend le nom de *fourchette*.

Chez les femmes fortes et grasses, les lèvres sont très développées, et par suite se touchent, appliquées l'une à l'autre de haut en bas et recouvrant ainsi l'orifice vulvaire. — Chez les femmes âgées ou amaigries, ou encore chez celles qui ont eu une nombreuse progéniture, ces parties sont minces, plus ou moins flétries, sans tonicité, et par suite, laissent entr'elles un orifice plus ou moins évasé.

Quelques mots de structure maintenant :

Il y a d'abord : la peau qui est assez fortement pigmentée, et qui s'amincit à sa partie la plus interne.

Au-dessous de la peau : quelques fibres musculaires lisses analogues du dartos, et occupant surtout le côté externe.

Au-dessous encore : un tissu cellulaire plus ou moins riche en éléments adipeux.

Au-dessous enfin, un tissu élastique, disposé dans son ensemble en forme de poche — dont le fond avoisine la fourchette, et dont l'ouverture, répondant à l'orifice externe du canal inguinal, reçoit parfois l'extrémité en cul-de-sac du canal de Nück, c'est-à-dire de ce diverticule péritonéal qui — chez le fœtus — pénètre dans le canal inguinal jusqu'à l'épine pubienne, mais s'oblitère normalement à partir du sixième ou du septième mois, et n'existe plus au moment de la naissance.

2° Le clitoris :

Le clitoris est un organe érectile — l'homologue du pénis.

Il prend naissance par deux racines profondes, *que nous ne voyons pas* à cause de leur origine aux branches ischio-pubiennes, et qui se réunissent au-devant même de la symphyse pour constituer un corps quasi cylindrique, dont nous n'apercevons que la seule partie terminale, enveloppée d'une sorte de prépuce et en partie sentie par le toucher.

3° Les petites lèvres :

Elles constituent deux replis cutanés — reproduction en plus petit, en plus mince et en plus aplati, des grandes lèvres. — Elles ont de 30 à 35 millimètres en longueur, de 10 à 15 millimètres en largeur, et de 4 à 5 millimètres en épaisseur.

Leur face externe est en rapport avec la face interne de la grande lèvre voisine et leur face interne répond à l'entrée des voies génitales.

Leur extrémité supérieure se bifurque en deux branches : l'une s'insérant à la face inférieure du clitoris, l'autre passant au-dessus de cet organe et lui formant avec la branche symétrique de la lèvre opposée, le capuchon que nous avons précédemment signalé [1].

Leur extrémité inférieure, très effilée, se perd insensiblement sur la face interne de la grande lèvre du même côté. — Enfin leur bord libre dépasse souvent celui des grandes lèvres.

4° L'orifice d'entrée des voies génitales affecte, avons-nous dit, un aspect d'entonnoir. — Or cet entonnoir — que l'on aperçoit très bien quand on écarte les petites lèvres — présente à notre observation un fond et des parois.

Le fond n'est autre que l'entrée même du vagin. — Il est nettement délimité par une sorte de cloison — l'hymen — plus ou moins complète chez la vierge, *mais ne présentant que des débris chez la femme qui ne l'est plus.*

(1) Ceci n'est pourtant pas tout à fait l'avis de Jayle pour qui le capuchon est un pli à part qui diffère de la petite lèvre par sa consistance, par sa couleur et très souvent par son indépendance.

Cette cloison est quelquefois imperforée — et il en résulte des accidents que nous verrons ultérieurement. — Quelquefois aussi elle manque — ce qui est important à connaître au point de vue médico-légal.

Mais ces dispositions sont en somme des raretés ; et dans la règle, voici comment les choses existent :

Au moment des premiers rapprochements sexuels, l'hymen se trouve :

Ou bien, simplement dilaté (ce qui est rare), et par conséquent non disparu ;

Ou bien encore (et cela plus ordinairement), déchiré ; — *déchiré et non pas détruit*, car il continue d'exister sous forme de lambeaux. — Et c'est là la première, en date, des altérations hyménales.

Mais ce n'est pas tout !

Quand passe la tête fœtale, un certain nombre de ces lambeaux sont tellement comprimés et distendus qu'ils en arrivent à se gangrener..... et en fin de compte à disparaître. Il ne reste donc en définitive que quelques lambeaux, et dès lors, c'est à ces lambeaux qui, seuls, ont persisté, que l'on donne le nom de *caroncules myrtiformes*.

Nous avons vu le haut de l'infundibulum vulvaire bordé par les petites lèvres, et le bas plus ou moins fermé par l'hymen ; voyons-en maintenant le pourtour.

Ce pourtour présente ceci de particulier qu'il y existe trois orifices :

Un, médian et antérieur : celui de l'urètre,

Deux latéraux, symétriques, et beaucoup plus petits : orifices excréteurs des glandes de Bartholin, ou glandes vulvo-vaginales.

Le premier s'ouvre à deux centimètres en arrière du clitoris. Il est tantôt arrondi, tantôt en fente, tantôt plus ou moins étoilé ; il est enfin plus ou moins enfoncé suivant la dépression elle-même plus ou moins marquée de la paroi qui le supporte.

Quant aux deux orifices latéraux, ils conduisent dans un canal excréteur long de 1 1/2 à 2 centimètres, dirigé en arrière, en dehors et en haut, et aboutissant à une glande mucipare du volume d'un pois à celui d'une petite amande. — De plus, ils sont situés tout contre l'insertion de l'hymen, à la partie moyenne de l'orifice vaginal ou un peu plus en arrière.

APPAREIL GÉNITAL INTERNE

Puisque nous connaissons les parties génitales externes — et il nous a suffi pour cela, de recourir à l'examen par la vue — étudions maintenant les organes profonds, explorons-les, et faisons-en l'examen clinique. — Ici, par contre, il va nous falloir recourir *au palper* et *au toucher*.

Or il est des femmes dont l'utérus est d'examen très facile : 1° à cause de la commodité du toucher ; 2° à cause de la dépressibilité des parois abdominales.

Mais il est d'autres femmes (et beaucoup), chez lesquelles l'exploration utérine, emprunte à ce manque de dépressibilité de véritables difficultés.

Comme d'autre part, nous n'avons rien de mieux, pour aborder cliniquement l'appareil génital interne que la palpation bimanuelle, nous allons nous efforcer de faire cette palpation dans les conditions les meilleures et les plus aptes à rapprocher l'une de l'autre les deux mains exploratrices ; — et voici comment nous réaliserons ces conditions.

La femme sera couchée.

Elle sera couchée sur un lit suffisamment élevé, afin que soit évitée au chirurgien une fatigue inutile, voire même nuisible aux recherches qu'il a à faire.

Le bassin sera légèrement élevé, et cette élévation sera obtenue soit par l'interposition d'un coussinet sous le siège, soit beaucoup plus simplement (quoi qu'on ait dit) par l'interposition (au même endroit) des deux poings bien fermés de la malade.

En outre, comme la situation de la tête d'une part, et celle des cuisses d'autre part, ont une influence incontestable sur l'état de la paroi abdominale, il faudra faire fléchir la tête sur la poitrine et surtout les cuisses sur l'abdomen — la tête étant soutenue par un oreiller, et les cuisses (en légère rotation externe) par les jambes elles-mêmes, ou par un aide, — *de telle sorte que ces attitudes ne soient pas obtenues avec contraction musculaire.*

Si nous ajoutons à cela, le cathétérisme de la vessie et quelquefois un lavement évacuateur, nous en aurons fini avec les précautions préparatoires.

Telle est la position, dite du toucher — position dans laquelle l'axe du vagin oblique en bas et en arrière, plonge vers la 3e ou la 4e vertèbre sacrée, — tandis que celui du corps utérin est, au contraire, vertical, et celui du col « en antécourbure ».

PRATIQUONS MAINTENANT LE TOUCHER !

Pour cela, nous laverons soigneusement la région vulvaire ; nous en profiterons pour examiner s'il n'existe aucune lésion infectieuse pouvant contaminer le doigt explorateur avant son entrée ; — nous donnerons à la femme une injection vaginale ; et nous ferons l'antisepsie de nos mains, c'est-à-dire un lavage au savon, à l'eau bouillie ensuite, à l'alcool enfin, après nettoyage des ongles.

L'INDEX PEUT DÈS LORS ÊTRE INTRODUIT !

Pourtant cette introduction ne sera vraiment facile

qu'à l'aide d'un corps gras, ou d'un corps facilitant le glissement ; or plusieurs substances ont été ici mises en avant. — Je ne perdrai pas mon temps à les énumérer et je ferai tout simplement remarquer que seules seront bonnes celles qui conserveront l'état d'asepsie et dont l'usage n'est pas compliqué.

Pour ma part, j'apprécie particulièrement deux pratiques : *la première* consistant à plonger son doigt dans un récipient de vaseline stérile, immergé lui-même dans une solution antiseptique, de telle sorte que la vaseline soit préservée des poussières, et que le doigt ne puisse l'atteindre qu'en traversant un liquide non suspect ; *la deuxième* consistant à se servir tout bonnement de savon, c'est-à-dire à ne conserver que sur l'index, la mousse résultant du lavage.

Le doigt est introduit dans le vagin !

On a dit et répété — et je m'excuse d'y revenir — que l'index devait arriver la pulpe en haut, jusqu'au sillon interfessier ; qu'il devait y appuyer un peu jusqu'à ce que fut rencontrée la commissure postérieure de la vulve..... — Or il s'agit là d'une pratique absolument condamnable, parce qu'elle est tout le contraire de l'asepsie.

Il faut que le doigt soit introduit directement, et pour cela, il faut du jour. *Il faut y regarder !*

Je sais bien que l'objection se dresse, de la pudeur effarouchée ; mais je ne suis pas le seul à demeurer convaincu qu'on peut apporter du tact, de la réserve, et une convenance parfaitement dignes de confiance, dans tout examen médical, *quel qu'il soit.*

L'introduction doit être faite avec beaucoup de douceur. — Pendant qu'elle se pratique, le pouce s'étend sur le mont de Vénus, les trois derniers doigts restent demifléchis et dépriment le périnée ; puis, au moment où l'index va atteindre le col utérin, l'autre main (et c'est ordinairement la main gauche) qui doit être à une température convenable pour ne pas impressionner fâcheusement la peau abdominale, se porte immédiatement sur l'hypogastre.

D'un coup d'œil rapide, on a vu d'ailleurs, directement et à jour frisant, s'il existe des asymétries, des bosselures, des irrégularités de la paroi.

Dès lors on déprime peu à peu cette paroi, en suivant les mouvements de la respiration, soit pour se rendre compte des diverses modifications de l'appareil génital, soit pour l'abaisser en totalité, et le porter en quelque sorte au devant du doigt explorateur.

Etant donné ce que nous savons des directions respectives du col et du corps, on comprendra sans peine que c'est contre la lèvre antérieure que le doigt vaginal viendra naturellement buter, — que l'orifice externe du col est collé contre la paroi vaginale postérieure, — et qu'il est enfin nécessaire de déprimer cette dernière pour l'atteindre facilement.

Les deux mains doivent se prêter un mutuel appui ; la main abdominale abaissant l'utérus dont le col tout entier, et même une partie du corps est explorable par le doigt vaginal, — et celui-ci, à son tour, imprimant à l'utérus soit des mouvements d'élévation directe, soit des mouvements plus ou moins accentués de bascule, de façon à présenter aux recherches de la main abdominale, soit le fond soit les faces de l'organe, et aussi pour constater le degré de sa mobilité.

De la sorte, il arrive que l'exploration de ces parties profondes soit, ainsi que je l'ai déjà dit, d'une merveilleuse facilité.

Et de fait, chez certaines femmes l'index et la main se rejoignent avec la plus grande aisance, l'utérus peut être facilement saisi, sa situation appréciée, son volume et sa direction nettement évalués, sa forme et sa mobilité jugées pour ainsi dire *de visu.*

Malheureusement il est loin..... il est très loin d'en être toujours ainsi. — Tout d'abord, par exemple, on peut se trouver en présence de parois abdominales très épaisses, et c'est vraiment là un obstacle sérieux, car cette épaisseur est due au pannicule adipeux, c'est-à-dire à un obstacle *permanent.*

D'autres fois, la main abdominale doit lutter contre la résistance et la tension musculaires, — tension en quelque sorte naturelle s'il s'agit de nullipares, tension souvent aussi *physiologique* en ce sens que la femme appréhende l'examen, et se trouve alors involontairement en état de vigilance musculaire. — Mais après tout, c'est là un obstacle qui n'est pas insurmontable, d'abord parce qu'il n'est pas *permanent*, ensuite parce qu'il ne résiste pas à l'emploi des anesthésiques auxquels il peut être nécessaire d'avoir recours, et même encore, paraît-il, à l'exploration sous l'eau tiède.

Les obstacles que je viens d'énumérer appartiennent à la paroi.

Mais d'autres viennent de la cavité abdominale elle-même — et c'est d'abord la distension gazeuse de l'intestin, parfois si développée, c'est ensuite la présence de liquide dans le péritoine, ce sont encore les modifications qui résultent de lésions antérieures, d'adhérences plus ou moins développées et qui dévient les organes de leur situation primitive.....

Il est enfin des obstacles d'origine vaginale, sur lesquels je ne pense pas qu'il soit nécessaire d'insister, et qui consistent en une étroitesse particulière de la vulve chez certaines nullipares, en un manque absolu de souplesse, en une rigidité particulière, en une absence de dépressibilité des tissus chez toutes les femmes qui n'ont pas eu d'enfants, voire même chez quelques autres.

Enfin, il existe quelquefois même une telle sensibilité qu'il est impossible de faire un examen approfondi et surtout prolongé.

Ici une question se pose : « Peut-on pratiquer le toucher vaginal chez les vierges ? » Oui, ce toucher est faisable, — mais avec de grandes précautions, avec beaucoup de douceur, — en diminuant le plus possible l'abduction des cuisses, et même si cela est nécessaire, en y mettant plusieurs séances, — tous détails qui montrent que, si on le peut, il vaut mieux l'éviter.

*
* *

Quand il s'agit des ovaires, l'examen est loin de donner la précision que possède l'exploration utérine, à moins qu'il ne s'agisse d'ovaires gros, kystiques, douloureux, parfaitement décelés par leur seule sensibilité, ou encore d'annexites où tout est pris en un magma plus ou moins considérable que la simple introduction du doigt suffit à révéler et à préciser ; ou bien encore (redisons-le), s'il s'agit de parois abdominales très souples et de culs-de-sac dépressibles.

Mais puisqu'il n'en est pas d'habitude ainsi, sachons *où sont les ovaires*, et voyons *où il faut les chercher.*

La première chose à savoir c'est que ces organes — dont le volume égale, on le sait, à peu près celui d'une amande — sont d'une extrême mobilité dans l'état normal ; et il faut bien dire qu'il y a là, après tout, un très sérieux élément de diagnostic, puisque si on ne les trouve pas, si on ne les sent pas, on ne pourra songer à une lésion sérieuse, tandis que, inversement, si l'index éprouve une résistance, s'il éveille une douleur, on aura bien le droit d'en conclure qu'il existe un état morbide.

La deuxième chose à savoir c'est qu'il faut chercher les ovaires sur les parois postéro-latérales du bassin ; c'est qu'il faut que le doigt vaginal ayant tout d'abord atteint le cul-de-sac postérieur, se porte en haut, déprime avec force et progressivement la partie latérale de ce cul-de sac (entre le bord utérin et la paroi pelvienne) cependant que la main abdominale appuie peu à peu, et à égale distance de l'épine iliaque et de celle du pubis. De plus, souvenons-nous qu'il est bon de se servir de la main droite pour rechercher l'ovaire droit, de la gauche pour l'ovaire gauche, — qu'il est nécessaire d'appuyer lentement, régulièrement, en suivant la respiration de la malade, — et enfin, que certaines circonstances modifient cette situation des ovaires, et par exemple les déplacements utérins..... la réplétion de la vessie..... la grossesse.....

Et la trompe ! — Est-elle explorable ? — Elle l'est, mais dans sa première partie seulement, — dans l'isthme — car par cette partie elle est en rapports — médiats d'ailleurs — avec le vagin, à la partie supérieure de son cul-de-sac latéral ; mais on comprend aisément qu'ici tout particulièrement, il soit précieux d'avoir affaire à une femme maigre et à des parois « flaccides », si l'on veut faire rouler entre les doigts un cordon si mince, si souple, et d'une fixité si relative.

Enfin, il faut bien savoir encore que pour un bon toucher, de même d'ailleurs que pour tout autre examen délicat, une certaine habitude est nécessaire, et que ce ne peut être d'emblée que l'index arrivera, non seulement à sentir les diverses parties de l'appareil génital interne, mais encore à « interpréter » les multiples et très variées sensations observées.

*
* *

Nous venons de voir que les organes superficiels sont explorables par la vue et les organes profonds par la palpation bimanuelle. Si nous voulons maintenant étudier les portions intermédiaires — et nous entendons qualifier ici le vagin, ses culs-de-sac et le col utérin, — il nous sera souvent utile de recourir à un troisième mode d'exploration, l'exploration par le spéculum.

Il est bien entendu que le spéculum ne saurait avoir la prétention de remplacer le toucher, — surtout celui d'un observateur expérimenté. — Cependant, il faut convenir qu'il a son utilité propre, qu'il complète le toucher, qu'il confirme ses résultats, qu'il peut même les redresser ; et nul n'ignore, par exemple, que les interprétations données par l'index, au sujet du *seul volume* du museau de tanche, sont souvent sujettes à caution ; qu'il arrive même qu'elles soient fausses, et que pour tout dire il est fréquent d'observer l'erreur de débutants attribuant au col utérin des dimensions bien supérieures à celles que vient révéler plus tard l'examen seul par le spéculum.

Il y a plusieurs variétés de spéculums ; je me garderai de les énumérer ; je ne me suis jamais servi que de celui de Cusco. — Je ne sais s'il me paraît plus pratique parce que je m'en sers beaucoup, mais il n'est pas douteux qu'il rende de très précieux services.

Son introduction doit se faire en présentant l'instrument par un de ses côtés, et par conséquent, dans le sens de l'orifice. De plus on doit faire porter la pression sur la commissure postérieure de la vulve qui est en somme la région la moins sensible.

Une fois que l'anneau constricteur a été franchi, l'instrument doit être tourné d'un quart de tour, de telle sorte que la paroi antérieure du vagin s'applique, dilatée, sur la valve supérieure de l'instrument.

L'introduction doit être faite lentement, avec douceur, et dans une direction différente suivant que le col est porté en avant ou en arrière ; et par conséquent il faut savoir déjà par le doigt où se trouve ce col, pour ne pas s'exposer à tomber avec le bec de l'instrument dans un cul-de-sac au fond duquel l'écartement des valves sera plus ou moins difficile, et dans lequel on pourra s'évertuer à chercher un museau de tanche qui est au-dessus ou au-dessous.

Si l'utérus est en antéversion, il faudra « piquer » en quelque sorte vers le rectum : et cela très tôt, — dès la moitié de l'instrument introduite.

S'il s'agit au contraire de rétroversion c'est vers la vessie qu'il faudra se diriger, avec lenteur, comme si l'on voulait perforer la cloison vésico-vaginale ; tout cela en glissant légèrement, et en ouvrant peu à peu les valves, dans lesquelles le col viendra en quelque sorte de lui-même se présenter.

Que voit-on une fois le spéculum introduit ?

On aperçoit le museau de tanche, dont les aspects (je veux dire : la proéminence, la couleur, la surface, la direction) doivent être très divers puisqu'il s'agit soit de nullipares, soit de pluripares, soit de multipares, soit encore de femmes ayant plus ou moins souffert dans ces régions-là.

Chez les femmes qui n'ont pas conçu, la portion vaginale du col est conique, sa couleur est rosée, et à l'extrémité du cône se trouve un orifice arrondi, ou en fente.

Chez les autres la couleur est encore atténuée, presque blanche ; la forme est cylindrique ou conique, mais alors à base inférieure ; l'orifice est largement fendu transversalement, et il résulte de cette disposition, que l'on peut considérer deux lèvres au museau de tanche, une antérieure, et l'autre postérieure.— Ces deux lèvres sont d'ordinaire inégales, bosselées ; elles présentent des dépressions dues aux rétractions cicatricielles des déchirures produites par le passage du fœtus — déchirures qui s'observent plus particulièrement sur les parties latérales, et spécialement du côté gauche, ce qui s'explique par la fréquente position occipito-iliaque gauche du fœtus. — Et si la femme examinée a eu beaucoup d'enfants, on constate que l'orifice est béant, que les lèvres sont très irrégulières, et que le col tout entier s'est diminué. — Enfin, à l'état normal, il s'échappe toujours une quantité assez notable de mucus par l'orifice externe.

*
* *

Le spéculum n'est pas seulement un instrument permettant « d'y voir clair » au fond du vagin. Grâce à lui, en effet, grâce à certains mouvements de ses valves, on peut obtenir quelques renseignements d'un autre ordre.

C'est ainsi par exemple, que leur écartement fait bailler les lèvres du museau de tanche et augmente considérablement l'éversion de la muqueuse intra-cervicale, dont l'examen se trouve dès lors facilité. — C'est ainsi encore qu'il est possible d'exercer une pression directe sur le col, de le « pincer » entre les valves, et de faire sourdre par cette pression une quantité plus ou moins considérable des sécrétions cervicales. — C'est ainsi enfin, que grâce au maintien de l'écartement des parois et à la possibilité d'atteindre ainsi le col *de visu*, on peut pratiquer sur ce col certaines petites interventions : attouchements caustiques..... cathétérismes..... pansements....... constater l'état d'extensibilité des parois vaginales, leur longueur, et les variations qu'elles subissent, suivant les individus, suivant l'âge des sujets, suivant qu'il y a eu parité ou nulliparité.

*
* *

Nous en aurons fini avec l'exploration génitale lorsque nous aurons dit quelques mots du toucher rectal.

Pour le pratiquer, il n'est pas nécessaire de s'appliquer une asepsie aussi rigoureuse que pour l'examen vaginal ; mais ce qu'il ne faut pas oublier, si l'on a affaire l'un et l'autre, c'est qu'on ne doit pas commencer par le toucher rectal. — Je ne me permettrais pas d'ailleurs de faire cette remarque si je n'avais vu commettre la faute par un élève pourtant exercé.

Dès lors un lavement ayant été administré à la malade, celle-ci sera placée soit dans le décubitus dorsal, soit dans le décubitus latéral simple.

Au moment où le doigt sera introduit dans le rectum, on la priera de faire un effort de défécation qui agrandira l'orifice et facilitera l'introduction ; l'index se portera en arrière et en haut pour franchir le sphincter — avec douceur ; et à trois ou quatre centimètres de l'anus, il sentira, en avant, une petite tuméfaction arrondie — le col utérin — sur laquelle il faudra se guider pour les recherches consécutives.

Il sera bon — de même que pour le toucher vaginal — de pratiquer avec une main « abdominale » une légère pression, surtout si l'on veut atteindre la face postérieure et les bords utérins. Il faut savoir cependant qu'au point de vue pratique, il est difficile *à l'état normal*, d'arriver plus haut que la face postérieure du col ; mais nous disons : *à l'état normal ;* or combien rare les cas normaux !..., les cas exempts de rétroversion, de prolapsus, de laxité des parois !!... et somme toute ce mode d'exploration est capable de nous donner des renseignements fort utiles sur l'état des parties profondes, et tout particulièrement des annexes.

ÉTUDE PHYSIOLOGIQUE
DE L'APPAREIL GÉNITAL

Elle sera faite :

1° Jusqu'à la puberté ;

2° Au moment de la puberté ;

3° Après la puberté ;

4° Au moment de la ménopause ;

5° Après la ménopause.

Jusqu'à la puberté. — On peut dire que jusqu'à la puberté l'appareil génital de la femme n'existe pas, à physiologiquement parler. En effet, jusqu'à cette époque, l'utérus et les ovaires n'ont pas acquis leur développement complet, sont silencieux, et leur silence influe sur tout l'organisme de la femme qui n'a pas encore subi cette poussée générale, cette sorte d'expansion définitive qui fait vraiment « l'être féminin », et qui porte, non seulement sur la constitution physique tout entière, mais encore sur le moral.

Pourtant, si dans cette période prépubérale, la forme, la constitution, la capacité utérines ne sont pas définitives, il s'y produit quelques modifications qui annoncent les grands changements de la puberté. Peu, très peu de changements jusque vers la sixième année ; mais à partir de cet âge, le corps augmente sa longueur et son épaisseur en même temps que s'effacent les saillies « corporéales » de l'arbre de vie. Puis les cils commencent de se montrer, les glandes du corps également, cependant que s'étalent et se ramifient les glandes de la portion cervicale.

Les ovaires se modifient fort peu durant les premières années de la vie ; et les seuls changements intéressants qui s'y produisent consistent en leurs déplacements, en leur descente dans le pelvis, et en leur position qui est devenue verticale.

Quant à la trompe, elle ne nous montre dans cette période que la descente de son pavillon qui, lui, se trouvait encore dans la fosse iliaque alors que la partie principale de l'organe était déjà, à la naissance, dans sa situation définitive.

D'autre part si le moral comme le physique est atteint surtout dans la puberté, il présente tout de même, dans la période prépubérale, quelques modifications prémonitoires. C'est ainsi qu'avant l'affirmation définitive du sexe, l'intelligence n'est pas la même chez la petite fille, qu'elle est plus vive et plus éveillée ; que les goûts ont déjà une autre évolution et un autre but ; que déjà l'on voit poindre très nettement la coquetterie féminine et les manières d'être de la femme future.

Du reste il ne faudrait pas croire que l'appareil génital se révèle pour la première fois aux approches de la puberté seulement. Les choses ne se passent pas toujours ainsi, et fréquemment à la fin de la vie intra-utérine et dans les premiers jours après la naissance, il existe une crise qui annonce « en plus mesquin » ce qui se doit passer au moment de la puberté (Renouf, Thèse de Paris, 1905, *Crise génitale.....*). Je veux dire que l'ovaire augmente de volume, que l'utérus se congestionne, qu'il existe parfois de petites hémorragies, qu'une réaction mammaire se produit conjointement....., etc.....

A l'époque de la puberté !

Au moment de la puberté, il se passe au sein de l'appareil génital des modifications absolument remarquables et celles-ci se révèlent :

1° Par le phénomène *extérieur* de la menstruation surtout,

2° Mais aussi par un ensemble de symptômes *locaux* et *généraux*, qui ne sont pas moins dignes de retenir notre attention.

Dans nos climats tempérés, la menstruation commence généralement vers l'âge de 15 ans, et l'on a remarqué que plus on remonte vers les régions septentrionales, plus on trouve les pubertés tardives.

Cette menstruation présente comme phénomène « marquant », un écoulement de sang hors des voies génitales, — écoulement qui d'abord s'installe *progressivement ;* qui une fois installé, dure quelques jours ; qui ensuite cesse en « lysis », et non pas d'une façon brusque ; qui enfin se reproduit à des époques déterminées et périodiques, dites époques menstruelles, pendant la vie *sexuelle* de la femme.

La première éruption des règles se produit quelquefois d'une façon tout à fait inopinée ; mais au fond, cette manière de débuter est rare. Et dès lors, plusieurs semaines, plusieurs mois avant la première poussée menstruelle, il se produit de ci de là un peu de leucorrhée, parfois teintée de sang, mais surtout au moment où devraient apparaître les règles — leucorrhée par conséquent périodique et souvent accompagnée de quelques douleurs abdominales, de besoins d'uriner, de névralgies sus-inguinales et lombaires.

Parfois, ce sont des poussées *périodiques* intestinales, de la diarrhée durant 3 à 4 jours chaque fois.

Quelquefois, — et ceci est bien plus inquiétant — c'est à l'hémoptysie qu'on a affaire — hémoptysie pouvant être seule, il est vrai, mais pouvant aussi marcher avec le flux utérin ou le précéder.

Ailleurs c'est un degré plus ou moins accentué d'albuminurie.....

Quoi qu'il en soit, tous ces phénomènes prémonitoires aboutissent d'une façon plus ou moins directe et plus ou moins rapide à celui — visible — de la menstruation.

Une véritable turgescence se produit, dilatant les artères, congestionnant le système veineux : et dès lors l'utérus, les ovaires, les trompes, les ligaments larges augmentent de volume..... c'est une véritable érection. Les parois de l'utérus s'hypertrophient et son col apparaît turgide, ramolli et violacé. Les trompes prenant part à ce processus d'hypertrophie, s'allongent et se maintiennent flexueuses. Les ligaments larges apparaissent comme noueux au toucher à cause de la tension de leurs plexus veineux.

La muqueuse utérine s'épaissit et se mamelonne par hypérémie et par infiltration embryonnaire. Elle se ramollit, et sa couche épithéliale se détache par lamelles superficielles. Les glandes se développent et exagèrent leurs sécrétions et le sang fait son apparition par rupture des capillaires distendus, d'après les uns, par simple diapédèse pour d'autres.

*
* *

Je répète encore une fois que ce n'est là que le principal phénomène d'une pléiade qui atteint l'économie tout entière ; et quand je dis : principal phénomène, c'est : *phénomène apparent* qu'il faudrait que je dise.

En effet, tout l'état général est plus ou moins intéressé, de telle sorte que la crise pubérale doit être considérée comme constituée par un ensemble remarquable de réactions qui exigent d'ailleurs un certain temps, parfois un long temps pour se développer.

Et cela est si vrai qu'on a décrit une crise de puberté proprement dite correspondant aux phénomènes sensationnels du début et à leurs retentissements ; puis, une crise d'adolescence allant jusqu'au développement complet du sujet, c'est-à-dire jusqu'à la consolidation osseuse complète, jusqu'au développement du système pileux, du tissu adipeux, des mamelles.....

Donc l'état général est intéressé ! mais ici nous devons faire une distinction entre les phénomènes qui « gravitent » autour de l'écoulement sanguin, et constituent une sorte d'éruption nerveuse, et ceux qui suivant à plus ou moins longue distance, parachèvent la transformation de la jeune fille en femme définitivement épanouie.

Parmi les premiers il faut noter le malaise général, l'excitation, une susceptibilité nerveuse toute particulière, des névralgies, des migraines, des douleurs lombaires, de la courbature, de la pesanteur abdominale, des bizarreries du caractère, une certaine émotivité, un état de mélancolie dans laquelle d'ailleurs il est bien entendu que le mode d'éducation d'abord et l'hérédité surtout doivent avoir une grande part, puis les manifestations hystériques, le goitre exophtalmique, la chorée.....

Dans les autres nous noterons : que le buste s'harmonise dans ses parties, que la poitrine bombe dans ses régions supérieures, tandis qu'elle se développe beaucoup moins au niveau de la taille, que la respiration costo-supérieure s'accentue de plus en plus, que la gracilité du cou disparaît, que (chez beaucoup) il se produit une croissance extrêmement rapide et que la démarche est modifiée, que (chez toutes) des vergetures apparaissent sur les cuisses, voire même sur le bas-ventre, que les hanches se développent, que les seins augmentent de volume et qu'ils deviennent sensibles (phénomène se reproduisant d'ailleurs à chaque menstruation), que le mamelon s'allonge et se tend, toutes choses qui sont dues *surtout* à l'accroissement de l'élément fibreux, mais aussi au développement des conduits galactophores, que les poils enfin commencent d'apparaître autour des parties génitales, en même temps que se produit l'élargissement du bassin.

Nous voyons d'autre part que le larynx s'allonge d'avant en arrière, que les yeux s'injectent facilement, que le nez se congestionne et réagit en coryzas ou même en épistaxis, que les glandes sébacées et sudoripares augmentent l'activité de leurs sécrétions....., que le cœur prend des dimensions qui doublent presque son volume, que son choc est plus énergique, et aussi plus rapide.....

Et puis, comme conséquences fonctionnelles des modifications physiques : des bouffées de chaleur et des frissons, de la céphalalgie et des vertiges, des éblouissements faciles, des troubles dyspeptiques et des nausées, des palpitations et de l'oppression respiratoires, de l'acné sur la face et sur les épaules, des tintements d'oreilles, des angines plus ou moins aiguës ; — quelquefois une diminution de l'acuité visuelle et du rétrécissement du champ visuel, toujours une augmentation de l'acuité olfactive ; de temps en temps, parfois, une petite toux sèche, du hoquet, des troubles de la phonation.

Fréquemment il existe de la tachycardie, et il n'est

point nécessaire d'insister sur la fréquence de la chlorose à cette époque de la vie.

A des explosions de gaieté succèdent souvent des crises de larmes et cela n'est pas pour surprendre quand on connaît la grande mobilité du caractère et l'extrême acuité de l'imagination, et quand on sait que les aptitudes et les goûts se sont modifiés, que les instincts enfin ont radicalement évolué.

* * *

Parmi ces phénomènes révélateurs de la première menstruation, un certain nombre reparaissent ensuite d'une façon régulière au moment de chaque nouvelle période. Telles, par exemple, les pigmentations cutanées, qui se montrent sous forme de « teint plombé », tout particulièrement au niveau des yeux chez les femmes brunes, telles les modifications, déjà signalées, des mamelles.....

C'est au moment de la puberté que les différents foyers d'ossification des os longs, *commencent* de se souder — que le sacrum voit s'unir ses vertèbres en un os unique, qu'il s'élargit, se courbe, et que ses surfaces se couvrent de rugosités.

C'est à la puberté que la vulve se tuméfie, que son orifice se resserre et se gonfle par suite de l'infiltration graisseuse du tissu sous-jacent, que les plis du vagin s'effacent, que sa muqueuse devient lisse, et se colore en rouge foncé, que sa tunique musculaire acquiert une plus grande épaisseur.

C'est alors que l'utérus accroît son volume par une augmentation qui porte spécialement sur le corps, devenu bientôt notablement supérieur au col, et qui consiste, non seulement en l'agrandissement de la cavité, mais encore et surtout en l'épaississement des parois. — Tout l'appareil génital subit d'ailleurs à ce moment une poussée bien connue. Toutes ses parties sont intéressées par l'expansion de la puberté, mais l'ovaire mérite pourtant ici une mention spéciale ; il est le siège d'une sensibilité particulière, et c'est lui qui est le théâtre de l'élément capital autour duquel gravitent tous les autres phénomènes de la période pubérale — élément dont il faut maintenant nous entretenir un moment.

* * *

Sachons donc que jusqu'à la puberté les follicules de De Graaf sont restés en dessous du volume qu'ils doivent normalement acquérir. Or à cette époque quelques-uns de ces follicules — de quinze à vingt — se développent. L'un d'entre eux prédomine même beaucoup au-dessus des autres — il est en hypertension et ses parois se sont effilées — il finit enfin par se rompre après avoir apparu en saillie à la surface de la glande — et dès lors, en même temps que s'est répandu le liquide du follicule, l'ovule s'est échappé.

Qu'est devenu cet ovule ?

Il est arrivé jusqu'à l'utérus et pour cela c'est par l'intérieur de la trompe qu'il est passé — mais comment s'est fait ce passage — ou plutôt : comment s'est fait le passage de l'ovaire au pavillon tubaire ?

Ici, il y a diverses interprétations :

Celle de Haller d'abord qui voulait que l'état de congestion des parties fût suffisant à appliquer naturellement le pavillon sur la glande et par conséquent, à faciliter la migration que nous cherchons à expliquer.

Celle de Kehrer ensuite pour lequel l'ovule est projeté et en quelque sorte expulsé par l'ovaire.

Celle, soutenue par Kiwisch et qui attribue le mouvement ovulaire au seul effet de la pesanteur.

Celle de Henle enfin pour lequel l'ovule migre de l'ovaire à la trompe en glissant sur la gouttière du ligament tubo-ovarien.

Quoi qu'il en soit de toutes ces théories, une fois arrivé sur le pavillon, il pénètre dans la trompe ; il avance petit à petit, grâce aux contractions de l'organe, et aux mouvements des cils vibratiles, et douze à quatorze jours après son émission, il atteint la cavité utérine, sur la paroi de laquelle il se greffera s'il est fécondé, et dont il sera chassé au contraire, s'il ne l'est pas.

Une fois que l'ovule a été expulsé, la paroi rupturée de la vésicule se cicatrise ; ce faisant elle s'hypertrophie et se plisse car ses cellules se multiplient et augmentent de volume en même temps qu'elles prennent une coloration jaune ; et il résulte de tout cela une sorte de nodule que l'on appelle *corps jaune* et qui, après une période d'accroissement qui n'est pas la même selon qu'il n'y a pas eu, ou qu'il y a eu fécondation, subit une régression plus ou moins lente aussi.

Pendant la période génitale. — Lorsque la menstruation est définitivement établie, on voit l'écoulement se *représenter* d'une façon périodique et régulière. — A chaque époque, qui dure en général de 3 à 6 jours, et qui reparaît en moyenne tous les 28 jours (avec il faut bien le dire, un assez grand nombre de variantes), on reconnaît un certain nombre de temps, que je vais brièvement exposer.

En effet, tout d'abord les règles s'annoncent par des douleurs dans le ventre et dans les lombes ; par un écoulement de mucus d'abord riche en cellules épithéliales, et bientôt plus ou moins coloré par le sang. Puis l'hémorragie s'établit régulière et progressive, la proportion de sang augmentant peu à peu jusqu'à la pureté quasi absolue ; et enfin, dans une troisième phase le sang disparaît petit à petit, de telle sorte que l'écoulement redevient à la fin — et à peu de chose près — ce qu'il était au début, avec, cependant, moins de débris épithéliaux.

La quantité de sang émise à chaque période menstruelle est d'ordinaire de cent à deux cents grammes, mais il y a ici aussi, de grandes différences individuelles — d'ailleurs compatibles avec un excellent état de santé.

Chez la même femme cette quantité oscille avec les influences variées de l'hygiène, du régime alimentaire, de la latitude — et il est avéré que les règles sont plus abondantes dans les régions chaudes, avec une alimentation généreuse, et sous l'influence d'une violente activité musculaire. — D'autre part, pendant les premières périodes menstruelles, cette quantité est ordinairement faible, et c'est peu à peu, progressivement, qu'elle augmente, pour diminuer d'ailleurs, ensuite, et notablement, aux approches de la ménopause.

D'autre part encore, la menstruation est supprimée — c'est bien connu — pendant la grossesse ; mais pendant l'allaitement elle se rétablit dans une sensible proportion — (la moitié des cas environ chez les primipares — moins souvent chez les multipares) (Ponsoye).

Le sang menstruel est veineux — il contient une forte proportion d'acide carbonique. Il a une odeur particulière ; et comme on dit : *sui generis*, et qui est due non seulement au sang lui-même dont chacun connaît l'odeur si particulière, exaltée par la chaleur, et voisine de celle de la sueur, mais encore et surtout aux liquides qui se sont mélangés à lui, et qui sont sécrétés par les glandes génitales : vaginales et utérines. — Ces mêmes liquides sont probablement la cause que ce sang ne se coagule pas, dans l'état normal s'entend. — Enfin l'examen microscopique y révèle les éléments figurés : globules rouges et blancs, cela va sans dire ; mais il y a aussi des éléments épithéliaux issus des muqueuses génitales et des mucosités ; et enfin ces « certaines substances » dont la menstruation débarrasse l'organisme, et dont la rétention serait cause de phénomènes toxiques (Charrin-Keiffer).

***

Il ne faudrait pas croire que la « régularité » des règles fut immédiatement établie, c'est-à-dire que les périodes de 28 jours fussent « intactes » dès le début. Il est, au contraire, loin d'en être ainsi, et d'habitude après la première perte qui a d'ailleurs été plus ou moins copieuse et plus ou moins impressionnante pour la jeune fille, il se produit une période de silence dont la durée varie et qui est entrecoupée par des menstruations irrégulières comme abondance, comme durée, comme périodicité, et comme teneur globulaire.

De plus, il ne faudrait pas croire encore que le retentissement général fût à chaque période, ce qu'il a été à la première.

Ce retentissement existe, c'est entendu, mais il est généralement moins marqué ; il se produit aussi avec de très grandes différences individuelles.

Ainsi par exemple, il y a des femmes qui sont simplement « gênées » à cette période, et qui peut-être ne s'en douteraient pas, n'était la présence du sang. — Elles vont, elles viennent, et elles s'occupent aussi bien que dans les périodes intercalaires, et sans la moindre fatigue.

Mais il y en a d'autres — et c'est le plus grand nombre — qui souffrent des lombes, et dont le système nerveux est très « susceptible ».

Quelques-unes enfin sont obligées de s'aliter ou d'user de la chaise longue, souffrent de véritables douleurs et s'émeuvent jusqu'aux syncopes.

***

On s'est demandé s'il existe une fièvre menstruelle ? mais il paraît au contraire démontré, que dans l'état normal il existe un léger degré d'hypothermie — du moins à la fin de la période.

Si, dans certains cas, — aux lieu et place de cette hypothermie normale — il existe (ce qui ne paraît pas douteux) une légère hyperthermie — faut il se demander si ce ne serait pas par hasard à des affections chroniques et plus ou moins latentes qu'il faut l'attribuer ? ou bien faut-il croire avec Riebold qu'il s'agit là d'une toxi-infection relevant de l'état microbien vaginal exalté par les hématomes sous-épithéliaux, et qui est d'ailleurs elle-même la cause, non seulement de cette certaine hyperthermie, mais encore des manifestations cutanées, nerveuses..... et autres que nous avons déjà passées en revue ?

Il est certain qu'à ce moment le vagin n'est plus stérile, car les réactions acides utéro-vaginales sont supplantées — et cela, par l'écoulement sanguin *qui est un excellent milieu de culture.*

Il est certain aussi que parmi les hématomes sous-épithéliaux qui se produisent alors, les uns rompus, deviennent par cette rupture même une porte d'entrée pour les germes, tandis que les autres se résorbant, font passer dans le torrent circulatoire les produits hématiques toxiques dont j'ai dit déjà un mot.

*
* *

La période que nous venons d'étudier — celle qui est comprise entre la puberté et la ménopause ; autrement dit : la période génitale de la femme, est vraiment la période intéressante au point de vue gynécologique, et c'est la période la plus féconde en maladies.

Ces maladies relèvent de deux causes :

Une cause directe : l'infection ;

Une cause adjuvante : la congestion.

L'infection se présente avec une grande fréquence sous la forme d'infection puerpérale et sous celle d'infection blennorragique.

Ainsi chez les femmes qui se plaignent de maladies génitales on remarque qu'avec une fréquence remarquable les accidents remontent à un accouchement plus ou moins éloigné ; mais il est aussi vrai de dire que par l'examen clinique et bactériologique on arrive très souvent au diagnostic étiologique de gonococcie. — Cependant cela n'est point à énoncer que l'infection ne revête que ces deux formes. Loin de là ! — C'est ainsi que la tuberculose, bien plus rarement d'ailleurs, peut atteindre les organes génitaux, soit par l'inoculation directe, soit par propagation secondaire à d'autres lésions de la même nature, soit encore par voie circulatoire.

C'est ainsi encore que les germes de la malpropreté doivent être très souvent incriminés, — mais ici « dans ce paragraphe : infection » — je voudrais insister d'une façon toute particulière sur les inconvénients réels qui résultent de l'absence de propreté, d'*asepsie*, — et cela : non seulement dans les pratiques de l'examen médical, mais encore dans les soins soit médicaux, soit hygiéniques que s'administrent les malades elles-mêmes.

Interrogez les femmes attentives à leur toilette intime ; voire même les femmes qui *se soignent*, et voyez si les ustensiles dont elle se servent sont apprêtés comme il faudrait qu'ils le fussent.

Le bock injecteur a-t-il été flambé au moment de son usage ? Le liquide d'injection a-t-il été maintenu en ébullition un temps suffisamment long ? Le tube de caoutchouc, la canule ont-ils été une bonne fois bouillis, puis, mis à l'abri dans une solution antiseptique ?

Ce sont là, il faut le reconnaître, des pratiques d'une minutie déconcertante pour le public, et de plus : très compliquées ; mais c'est là un reproche à faire à l'antisepsie tout entière *qui est elle-même une énorme complication*. Or, cette complication, il faut la subir sous peine des plus graves accidents ; et d'autre part il s'agit, dans les cas particuliers que nous traitons, de pratiques en somme peu détaillées, et surtout, de pratiques dont une habitude de quelques jours, doit fatalement faire oublier les ennuis. — Et puis, il faut absolument dire qu'il y a des femmes qui ne se soignent pas habituellement ; qu'il en est d'autres qui ont cependant des écoulements plus ou moins muco-purulents, et qui pourtant ne prennent d'injections qu'une seule fois par jour ou même très irrégulièrement et quand elles le peuvent, — des femmes enfin dont l'hygiène génitale est absolument déplorable.

*
* *

Quant aux causes prédisposantes, elles peuvent être désignées d'un mot : l'état congestif.

Cet état congestif est normal à certaines époques — à certains moments de la vie génitale, et d'ailleurs, nous venons de le voir.

Mais, il peut reconnaître des causes exagérant sa fréquence, augmentant son intensité, provoquant des poussées trop souvent répétées, entretenant un éréthisme à exacerbations multiples, et ces causes, nous devons maintenant les passer en revue avec quelques détails.

Une première réside en l'*état de fréquence* des écoulements menstruels, fréquence irrégulière toujours.

Or nous savons qu'au moment de la menstruation l'utérus se congestionne et devient turgescent, que son volume augmente, en même temps que s'atténue sa consistance, que les capillaires de sa muqueuse subissent une hypérémie très active, et qu'à cette hypérémie est due leur rupture ?

Voilà donc une première variété d'état congestif !

Une deuxième résulte de l'accomplissement trop souvent répété du coït.

Or on sait que pendant le coït cet état congestif est porté à un très haut degré. La preuve en est dans l'érection du bulbe vaginal et du clitoris, — dans la turgescence des petites lèvres, très rapide chez la plupart des femmes — dans celle aussi des grandes lèvres dont le plexus nerveux est si riche, — dans le gonflement du col qui examiné au spéculum immédiatement après, se montre turgescent et violacé.

Et voilà donc une deuxième variété — très fréquente.

Il faudrait, à ces deux premières, ajouter toute une série qu'il me suffira je pense d'étiqueter.

Il y a, en effet, à noter dans cette étiologie congestive, la reprise trop hâtive des rapports sexuels ; il y a l'accomplissement du coït pendant l'époque des règles ; —

il y a le coït trop brutal ; il y a enfin les pratiques masturbatrices.

D'autre part, certaines attitudes chez les ouvrières, certains mouvements, celui de la machine à coudre, par exemple, sont de nature à atteindre le même but ; et j'en dirai autant de la constipation chronique à cause des troubles circulatoires qu'elle engendre, des déviations de l'utérus, des prolapsus.....

Dans un autre ordre d'idées, les repas trop copieux, les abus d'alimentation carnée, de mets trop fortement épicés..... l'usage immodéré du froid ou du chaud dans la balnéation..... agissent dans le même sens.

Et comment pourrions-nous oublier la congestion d'origine arthritique, qui donne des règles violentes, douloureuses ou parfois « remplacées par une hypersécrétion glandulaire abondante » (Richelot), qui se caractérise non seulement par les poussées menstruelles, mais encore par des poussées intermédiaires — les « règles de quinzaine », — par des pesanteurs pelviennes constantes ; qui est prouvée par l'hypertrophie de l'utérus, par la teinte violacée, par la turgescence — déjà signalée — du col ; qui va même jusqu'à envaheir le vagin..... la vulve « dont les petites lèvres sont rouges, tuméfiées, luisantes. »

Ce qui est net, en somme, c'est l'existence très fréquente de cet état congestif.

Ce qui est indiscutable, c'est que sous son influence la puissance de lutte et de réparation des éléments cellulaires est singulièrement troublée — qu'elle est en tous cas très diminuée, — et surtout que les germes plus ou moins latents de ce milieu voient leur virulence exaltée, et plus ou moins mise en évidence.

N'a-t-on pas dit que « la menstruation est un appel

mensuel aux maladies génitales, une invite à la recrudescence d'une maladie déjà existant » ? (Auvard).

*
* *

Un grand nombre de ces maladies de la période génitale — et j'ai ici spécialement en vue les états inflammatoires — ont une allure toute particulière.

Nulle part peut-être on ne voit une chronicité dont le développement soit tel, une marche à pareille évolution, avec des rechutes fréquentes sur un fond plus ou moins atone d'inflammation, — avec des poussées séparées par des périodes de phlegmasie latente ou subaiguë et cependant tenace — d'autant plus redoutable parfois que cette latence peut même être entièrement dissimulée sous des apparences de santé, ou bien seulement manifestée par quelques symptômes subjectifs que les sujets eux-mêmes supposent insignifiants puisqu'ils ne s'opposent pas à certaines occupations, et puisqu'ils ne leur font pas éprouver le besoin de traitements rigoureux.

Evidemment pour expliquer, non seulement l'existence de cet état, mais encore sa fréquence, il faut qu'il y ait des raisons toutes spéciales, des causes qui viennent appuyer la cause première dont nous avons déjà parlé : l'infection.

Ces causes sont nombreuses et l'une d'elles vient d'être longuement exposée, c'est la congestion.

Une autre réside très certainement dans le voisinage de l'intestin, et je n'y insisterai pas autrement, renvoyant à ce que j'ai déjà écrit sur ce point [1].

Une autre encore n'est pas autre chose que la trop

---

(1) *Essai sur les paralysies intestinales post-laparotomiques.* Paris, Naud, 1903. Batigne.

petite place souvent faite au traitement du *terrain* — au traitement reconstituant, au traitement général — traitement pourtant capital — que jamais il ne faudrait perdre de vue en gynécologie, et qui devrait toujours marcher concurremment avec celui de la lésion elle-même.

Mais ce que je voudrais surtout exposer avec quelques détails, c'est le rôle néfaste de l'absence de repos — ou si l'on préfère, de la mauvaise compréhension de son emploi.

Cette cause s'exerce surtout, presque fatalement au sein de la classe ouvrière, mais il ne faudrait pas croire que la classe aisée en fût absolument indemne. — Bien entendu je ne fais pas allusion ici aux cas vraiment graves, car dans ceux-là le repos complet, au lit, est spontanément invoqué par les malades elles-mêmes qui en sentent et en réclament la nécessité — repos dont elles usent en quelque sorte d'elles-mêmes, et avant tout avis médical. — J'entends ces cas subaigus ou chroniques contre lesquels le repos est, dans la classe aisée, un merveilleux adjuvant de traitements plus sérieux, et même, on peut le dire, devient parfois un élément thérapeutique de premier ordre. — Dans ces cas, nous remarquerons qu'après une certaine période plus ou moins accusée d'amélioration par les traitements ordinaires, nous ne faisons plus de progrès, si le repos n'est pas en même temps scrupuleusement observé.

Nous soulageons bien des symptômes par l'application de tampons décongestifs, par l'usage régulier et bien appliqué des injections, par une surveillance sévère du bon fonctionnement de l'intestin ; mais bientôt nous nous apercevons que nous n'avançons pour ainsi dire pas.

Il est, en vérité très possible, que cet arrêt — qui est

quelquefois une aggravation, soit dû à un état d'installation plus marquée des lésions, mais il est bien certain que l'absence du repos revendique une bonne part de l'étiologie d'une pareille évolution.

« C'est toujours la même chose » vous disent les malades qui continuent à se plaindre de lassitude..... de pesanteur abdominale..... de règles douloureuses.......

Et d'ailleurs cette action du repos, si elle n'est qu'accessoire, n'est-elle pas évidente et absolument réelle dans les affections plus sérieuses ? et sans parler de ses effets sédatifs et décongestifs, ne sait-on pas que la simple influence du décubitus, fait diminuer — fait cesser même des engorgements pelviens, fait fondre des empâtements et des blocs immobilisant l'utérus, aveuglant l'exploration des culs-de-sac, et masquant les vraies lésions qui sont le point de départ de tous ces troubles ?

Il y a une autre raison de la chronicité si particulière de bien des phlegmasies génitales. Je veux parler de la difficulté que l'on a dans bon nombre de traitements à atteindre l'origine même de la lésion.

On a recours aux injections, mais celles-ci n'agissent que d'une façon *médiate.*

On pratique des « saignées blanches » sur le col, grâce à des applications glycérinées, ichtyolées, thigénolées, mais ce ne sont là encore que des moyens indirects, auxquels il ne faut pas plus demander qu'ils ne peuvent donner.

D'autre part, si l'on se porte sur la surface même de la muqueuse utérine, que de mal n'a-t-on pas à atteindre tous les culs-de-sac infectés de cette muqueuse, tous les acinis intra-musculaires, — et je ne parle pas des lésions pelviennes profondes, commençantes ou latentes !

Concluons donc maintenant :

a) Que pendant sa vie sexuelle la femme offre en ses

organes génitaux une porte grande ouverte aux agents infectieux ;

b) Qu'elle présente dans l'activité même de ces organes et dans leurs fréquentes poussées congestives une raison primordiale de développement de ces germes ;

c) Que nombre de causes favorisent l'installation durable et tenace — des affections gynécologiques —, et que par conséquent il est nécessaire qu'elle s'applique à une hygiène génitale très rigoureuse pendant cette période de son existence.

Au moment de la ménopause [1]. — Il est admis que vers 45 ans, les femmes de nos pays voient se produire la cessation de leurs règles, et que cette cessation peut se faire — rarement — beaucoup plus tôt ; exceptionnellement beaucoup plus tard.

On a noté que certaines circonstances peuvent amener prématurément la ménopause ; et par exemple les cachexies, l'affaiblissement des maladies longues et chroniques, certains troubles circulatoires, certaines névroses, les émotions violentes, les grossesses rapprochées, les longues lactations (et je ne parle pas ici des lésions de l'appareil génital).

On a dit aussi qu'il y avait des causes d'apparition tardive ; mais je tiens à déclarer immédiatement qu'il faut se tenir en garde contre les hémorragies qui ressemblent à la ménopause retardée, alors qu'elles n'ont rien à voir avec elle, et dans l'étiologie desquelles une recherche attentive et minutieuse fera bien souvent découvrir une lésion locale ou générale.

De même qu'au moment de la puberté une série de réactions gravitent autour du fait de *l'apparition du*

(1) Voy. Batigne. *La Gynécologie*, sept. et nov. 1908.

sang, de même ici, je dois décrire, à côté de la cessation menstruelle, les troubles qui la précèdent, qui l'accompagnent et qui la suivent.

L'arrêt de la menstruation peut se faire d'une façon brusque, mais cela est rare. Un beau jour les règles attendues n'arrivent pas ; l'arrêt est définitif ; jamais plus le sang ne reparaît, et il y a fort peu de réaction générale, à tel point, peut-on dire, que la ménopause atteint les femmes sans qu'elles s'en doutent ; et l'on sait d'ailleurs que dans ces moments, certaines ont pensé à des grossesses commençantes.

Dans quelques cas, la disparition se fait en lysis, petit à petit, d'une façon lente et progressive. Dès lors les règles deviennent chaque fois moins abondantes..... elles s'espacent..... elles durent moins longtemps..... elles sont moins fortement teintées....... et il en est ainsi jusqu'à la complète disparition.

Dans l'immense majorité des cas, la ménopause est précédée de nombreuses irrégularités, et voici dès lors comment les choses se peuvent passer : un jour les règles cessent de se montrer ; mais la femme avait bien des raisons de s'y attendre dans la diminution progressive des derniers écoulements sanguins, dans la longueur de plus en plus considérable des périodes intercalaires, dans l'apparition simultanée de douleurs..... de pesanteurs anormales.......

Bientôt se montre une période d'aménorrhée qui dure un, deux, trois mois (cela varie). Des pertes apparaissent ensuite soit peu abondantes, soit au contraire copieuses : véritables hémorragies épuisant les femmes par leur quantité, leur fréquence, leur durée. Une nouvelle période de silence leur succède, — puis encore quelques pertes, et dans les intervalles de toutes ces irrégularités, une leucorrhée plus ou moins aiguë, un peu de faiblesse générale, quelques troubles intestinaux..... tous phénomènes ayant exigé pour se produire une certaine durée variable avec chaque cas — six mois, un an, deux ans par exemple.

Il y a d'autres variétés dans le mode d'établissement de la ménopause ; mais je ne veux pas ici les multiplier pour ne pas allonger une étude dont le développement étendu ne serait pas à sa place dans cet ouvrage, et aussi par ce que, toutes, se rattachent plus ou moins étroitement aux trois grandes variétés que je viens d'exposer brièvement.

On a désigné cette période sous le nom d'âge critique et cette dénomination me paraît parfaitement justifiée.

C'est le moment du repos des organes reproducteurs ;

C'est le moment où l'influence génitale quitte la scène et cesse son action prépondérante sur la vie de la femme;

C'est le moment où l'appareil sexuel fait son entrée dans le passage — du reste plus ou moins long — qui conduit à la sénilité ;

C'est le moment où cessent, il est vrai, nombre de maladies, mais où commencent, par contre, les plus terribles des affections gynécologiques, et où existent une série de troubles atteignant (nous l'avons entrevu) *toute* la femme, mais plus spécialement, ses systèmes circulatoire et nerveux.

Nous connaissons un peu les premiers, je veux dire les métrorragies. Les différences qui les peuvent caractériser existent dans leur fréquence, leur durée, leur abondance, mais elles se peuvent également montrer dans la composition des écoulements qui sont bien constitués le plus souvent par du sang pur ou à peu près pur, mais qui le sont aussi — surtout s'il n'existe pas d'hémorragies supplémentaires, par une sécrétion leucorrhéique plus ou moins colorée, et même par une ébauche, par le premier temps d'une hémorragie, par une simple poussée congestive « sans écoulements », et seulement caractérisée par du gonflement abdominal, des douleurs, et des poussées en d'autres régions de l'économie.

Ce ne sont pas là, bien entendu, les seuls troubles circulatoires, et je regrette de ne pouvoir qu'énumérer ici les épistaxis, les hémoptysies, les hématémèses, les hématuries, les hémorroïdes, le purpura, les poussées conjonctivales, les bourdonnements d'oreilles.....

Quant au système nerveux, il est atteint non seulement d'une façon constante, mais encore bruyamment. Il n'est pas, en effet, de femmes arrivées au terme de leur vie génitale, qui ne se plaignent de vertiges, d'oppressions, d'étouffements, de palpitations, mais surtout encore des fameuses bouffées de chaleur..... de ces « vapeurs » se produisant parfois avec une fréquence extrême, et sans aucune raison apparente.

Quelques-unes présentent de véritables bizarreries dans les goûts, dans les passions, dans le caractère ; et si leurs antécédents sont chargés, il peut se produire chez elles une explosion de troubles mentaux.

C'est ici, comme à la puberté, l'âge de la folie [1], c'est l'âge du nervosisme, des migraines, de l'insomnie, de la neurasthénie, des névralgies, de l'érotomanie.

Le tube digestif devient capricieux ; l'estomac digère d'une façon irrégulière ; la constipation d'ailleurs, quasi normale chez toute femme, est ici généralement augmentée. Quelques-unes recherchent particulièrement les nourritures excitantes, d'autres sont tourmentées par un besoin insatiable de se nourrir.

Il n'y a pas à s'étonner qu'à un cortège si étendu de

(1) Alaize. Thèse de Montpellier, 1906, p. 74.

psychisme s'ajoute toute une gamme de troubles trophiques dont le plus apparent est la surcharge graisseuse des tissus. — Quelquefois la femme devient obèse ; souvent elle devient simplement « plus forte » ; le plus ordinairement ses proportions et ses « lignes » se modifient irrégulièrement et sans harmonie ; je veux dire que son ventre bombe en avant, que sa taille se raccourcit, que son buste s'aplatit, que son cou s'épaissit, que ses « chairs » deviennent plus flasques, que ses cheveux s'atrophient... etc... etc...

Parfois les troubles que nous venons d'énumérer affectent dans leurs apparitions successives une remarquable régularité. Ils se montrent à la place de l'écoulement sanguin qu'ils paraissent vouloir remplacer ; ils durent quelques jours comme lui ; ils font place ensuite à une période de bien être qui contraste singulièrement avec le réel ébranlement général qu'ils viennent de provoquer.

Certaines affections sont augmentées au moment de la ménopause (et je ne puis, bien entendu, qu'effleurer ce sujet). Il semble qu'il y ait à ce moment un coup de fouet déterminé par les poussées congestives, d'ailleurs si évidentes et si remarquables chez les arthritiques nerveuses ; et dès lors on voit s'aggraver les métrites préexistantes, on voit s'accroître l'abaissement des prolapsus génitaux, on voit saigner les fibromes sous-muqueux....., nous reviendrons ultérieurement sur chacun de ces points.

D'autres affections sont particulières à cet âge, les prolapsus, la sclérose utérine, les cancers.

Quelques-unes sont ralenties dans leur marche et leur évolution, et tout le monde sait que la fibromatose bénéficie souvent de l'influence de l'âge de retour.

Quelques autres enfin sont quasi inconnues à cette époque. On ne les y voit pour ainsi dire qu'accidentellement et comme dépaysées, car ce sont celles qui doivent surtout leur existence à l'activité génitale et à l'intégrité circulatoire de la région, telles les phlegmasies vulvaires, les bartholinites, les folliculites [1].... les métrites, les salpingites..... et il est bien entendu que je n'envisage ici les choses qu'à un point de vue général.

J'en ai, du reste, assez dit, je pense, pour qu'il soit permis de conclure que la ménopause est une époque sinon toujours troublée, du moins toujours éminemment « susceptible », et que dès lors, le devoir de la femme — à ce moment *critique* — est de ne pas distraire son attention des phénomènes par lesquels il se révèle, et de penser que son existence va pouvoir être singulièrement modifiée.

Après la ménopause. — « La ménopause marque le début de l'involution sénile des organes génitaux » [2], à partir de cette période l'appareil génital commence de « vieillir » ; ses organes vont petit à petit s'atrophier, s'« athéromasier » ; l'ovaire va se ratatiner et devenir scléreux ; il en est de même de la trompe dont la lumière se rétrécira parfois ou même s'oblitérera en des points plus ou moins étendus ; de même de l'utérus dont le corps se tassera et dont le col s'atrophiera au point que sa portion intravaginale se fondra en quelque sorte, et pourra même disparaître.

Alors « les parois vaginales se sclérosent un peu et se durcissent..... », la vulve subit « une sorte de régression fibreuse » et tout cela : parce que les vaisseaux ont modifié leurs tuniques, que les veines sont devenues variqueuses et ont perdu la résistance de leurs parois, que les artères sont devenues dures et rigides.

---

(1) Collinet. Thèse de Paris, 1887, p. 68.
(2) Collinet, *loc. cit.*, p. 19.

Ces troubles s'accentuent à mesure que la femme s'éloigne de l'âge critique, et comme le fait justement remarquer Collinet — l'auteur que je viens de citer — ils résultent bien plus de la sénilité que de la suppression menstruelle elle-même.

MALADIES DE LA VULVE ET DU VAGIN

PLAIES DE LA VULVE

DÉFINITION. — Les plaies de la vulve empruntent leur intérêt à leur siège, — aux organes particuliers qu'elles atteignent, — et aux complications qui peuvent leur faire suite.

ETIOLOGIE. — Elles résultent d'abord de traumatismes simples, accidentels, qui se sont portés sur cette région comme ils eussent pu le faire en un autre point de l'économie, — traumatismes relativement rares pourtant à cause de la protection qu'apportent à la région, le bassin d'une part, la racine des cuisses d'autre part, — traumatismes enfin qui consistent en coups, coups de pied..... chutes..... sur la barre de séparation des impériales d'omnibus, sur le dossier d'une chaise, sur un vase de nuit qui se brise..... etc..... etc..... etc.....

Elles résultent encore de deux causes essentiellement « locales », — la première due à l'introduction d'un corps étranger et procédant alors de manœuvres masturbatrices, — la deuxième relevant de la défloration, d'un coït trop impétueux..., ou bien encore de l'accouchement considéré soit en lui-même, soit dans les manœuvres qui l'accompagnent.

S'il s'agit de cas purement accidentels, le jeune âge n'en est pas exempt, non plus, d'ailleurs, que l'âge avancé ; tandis que s'il s'agit des deux dernières causes que nous venons de citer, il est inutile d'ajouter qu'elles s'exercent uniquement pendant la période génitale de la femme.

Anatomie pathologique. — On peut rencontrer de très nombreuses variétés dans le siège, dans la direction, dans la profondeur de la plaie.

Je n'y insisterai pas, puisque cela n'a pas un intérêt particulièrement *gynécologique*, et je ferai simplement remarquer que le vagin est souvent intéressé en même temps que la vulve.

Mais si nous ne nous occupons que des lésions d'origine purement génitale, nous verrons que l'hymen peut être déchiré, décollé ; qu'il peut même être arraché, et enfin que la déchirure peut s'étendre au-delà des insertions de cette membrane, soit vers le vestibule, soit vers la petite lèvre, soit vers le périnée.

Ces plaies peuvent quelquefois enfin se réduire à de simples excoriations, à des contusions plus ou moins marquées ; et ces dernières se caractérisent par un épanchement énorme, un véritable hématome qui s'explique d'ailleurs par la présence du bulbe et des plexus vaginaux.

Symptomes. — Il faut faire l'examen direct ; et l'on y est, on peut le dire, naturellement amené :

1° Par la douleur ; 2° par l'existence d'une hémorragie pouvant réellement inquiéter.

a) La douleur est variable. Si quelquefois elle est légère, elle est d'autres fois très vive, et cela : plutôt en dehors de la puerpéralité. Elle peut même aller jusqu'à la syncope.

b) L'hémorragie est non seulement extérieure, mais aussi parfois infiltrée. On comprend qu'elle soit d'autant plus sérieuse qu'elle atteint le tissu érectile et qu'elle se produit pendant la période puerpérale, étant donnés la vascularité du premier et le développement circulatoire de la seconde.

Diagnostic. — Le diagnostic simple se fait par la vue, qui apprécie les dimensions, la profondeur et le décollement.

Quant au diagnostic étiologique :

S'il s'agit d'une adulte, il ne présentera aucune difficulté ;

S'il s'agit d'une enfant, on pourra hésiter entre de simples manipulations et des tentatives de viol.

Pronostic. — Le pronostic ne présente vraiment qu'un seul élément de gravité : c'est l'hémorragie ; — et encore celle-ci n'est-elle vraiment à redouter que si la femme se trouve sans secours immédiat.

Complications. — *C'est d'abord* la suppuration ; celle-ci pouvant relever de trois causes : 1° la profondeur, l'irrégularité, l'anfractuosité de la plaie ; 2° l'état plus ou moins septique de l'agent vulnérant et la présence de corps étrangers ; 3° les soins eux-mêmes (et particulièrement le premier pansement), — s'ils ne sont pas irréprochables.

C'est ensuite l'abondance de l'hémorragie qui peut être un danger de mort, soit qu'elle se fasse librement et sans secours à l'extérieur, soit qu'elle s'organise en thrombus.

C'est enfin l'existence de blessures voisines, soit sur le vagin, soit sur la vessie, soit encore sur le rectum.

Traitement. — Le traitement doit consister surtout en l'arrêt de l'hémorragie. On l'obtiendra cet arrêt par une simple suture de la plaie, ou mieux : par application de pinces hémostatiques.

Toutes ces manœuvres seront exécutées avec la plus sévère propreté.

HÉMATOME DE LA VULVE

Définition. — Cette affection consiste en un épanchement de sang plus ou moins « collecté », siégeant au sein du tissu cellulo-vulvaire, ou dans les mailles de celui qui enveloppe à son origine même la région vulvo-vaginale.

Etiologie. — Il existe certaines causes prédisposantes, telles que l'hémophilie, cette aptitude familiale ou acquise aux hémorragies, et dont la pathogénie est encore obscure ; et les maladies organiques du cœur et de l'appareil respiratoire qui agissent fort indirectement, soit par modifications sanguines et altérations vasculaires, soit par les stases qu'elles provoquent.

Mais de toutes, la cause de beaucoup la plus importante est la puerpéralité parce que directement agissante. Or dans la puerpéralité :

Quelquefois c'est la grossesse qui est en cause ;

Souvent c'est la délivrance ;

Ordinairement c'est le travail.

On comprend la prédisposition qu'engendre cet état, lorsqu'on songe à l'extrême vascularité de la région et à la grande dilatation vasculaire qui est spéciale à l'époque puerpérale ; — lorsqu'on se rappelle les efforts nécessités par le travail, l'acte du passage du fœtus, et les difficultés, de ce passage dans les cas d'étroitesse du bassin, du vagin ou de la vulve ; — lorsqu'on connaît enfin la nature des diverses interventions obstétricales.

Cette cause « puerpéralité » peut d'ailleurs être *aidée* par des causes d'une autre nature : coït brutal ou intempestif, toucher trop brusque, cahots de voitures, quintes de toux, acte de la défécation, rire bruyant ; par des contusions directes, par des chutes à califourchon, par des coups de toute nature, par des blessures dues à des instruments pointus..... ces derniers pouvant, du reste, agir — quoique plus rarement — en dehors de l'état de puerpéralité.

Comment agit le corps vulnérant ? De deux façons.

a) Ou bien son action est directe, c'est-à-dire qu'il atteint les parois des vaisseaux ou du bulbe vaginal et qu'il les déchire ;

b) Ou bien son action est indirecte en ce sens que vaisseaux ou bulbe se trouvent pris, comprimés, écrasés, entre la pression d'une part et l'arcade ischio-pubienne d'autre part.

ANATOMIE PATHOLOGIQUE. — Voilà donc produite une collection sanguine !

Cette collection est variable comme étendue. Elle peut osciller entre le volume d'un œuf de poule et celui d'une tête d'adulte.

Elle siège — si elle est limitée — dans la grande lèvre, particulièrement la grande lèvre droite, et y constitue une tuméfaction plus ou moins tendue et dont la paroi interne est amincie.

Que si, au contraire, l'épanchement progresse, il marche d'abord vers le périnée ; ensuite — suivant qu'il reste superficiel ou qu'il gagne en profondeur — son évolution se modifie :

S'il reste superficiel, il fuse vers le mont de Vénus et la paroi abdominale antérieure, vers la région de l'aine, vers celle de la fesse ; — s'il s'enfonce, au contraire, dans la profondeur, il atteint le sacrum, les fosses iliaques, les lombes.....

D'ailleurs l'infiltration sanguine peut s'élever plus haut ; elle peut devenir péri-vaginale, toucher et longer le vagin en arrière et sur les côtés, puis monter toujours et même atteindre à la base des ligaments larges.

Et c'est précisément surtout dans l'état puerpéral, que l'épanchement sanguin peut prendre ces proportions considérables et mal limitées, qui tendent à gagner de proche en proche et à envahir les tissus.

Le sang épanché est d'abord fluide ; plus tard il se coagule ; il s'enkyste même ; et il peut, à la suite de la résorption du sérum, se concréter en noyaux très durs.

Il est souvent issu de vaisseaux volumineux qui le plus habituellement sont des veines — veines souvent variqueuses, mais dont l'état de varicosité n'est pas une condition étiologique indispensable.— Dans quelques cas aussi, les vaisseaux qui lui donnent naissance sont artériels. — Parfois même ce sont des canaux plus petits qui donnent alors un simple suintement en nappe dont l'importance n'en est pas moins réelle.

Symptomes. — Le gonflement et la douleur sont les deux éléments principaux de la symptomatologie.

Le gonflement se développe brusquement, et d'un côté. — Très vite, en 12 heures, en 24 heures, il peut acquérir le volume d'une tête de fœtus, et se présenter dès lors, sous la forme d'une grosse tuméfaction de couleur violacée, recouverte par une peau que la distension rend luisante et quasi transparente.

Cette tuméfaction déforme la région, car dans son expansion elle envahit la muqueuse en dedans et les téguments en dehors ; — et c'est ainsi que l'orifice vulvaire est modifié, et que le canal vaginal se trouvant plus ou moins oblitéré, peut ne point laisser passer le doigt explorateur.

Au début sa consistance est molle ; elle peut même franchement fluctuer si le sang ayant déchiré les mailles cellulaires, s'est constitué une poche bien nette et libre de toute bride traversant sa cavité. Mais bientôt on y perçoit des inégalités qui sont ordinairement le prélude d'une tension et d'une résistance plus grandes. Enfin j'ajoute qu'elle est complètement irréductible.

Voyons maintenant les douleurs !

Généralement au début ce sont des douleurs aiguës, et c'est par la distension des parties qu'il faut certainement expliquer leur acuité. Plus tard, elles s'atténuent, et il persiste simplement une sensation de corps étranger. Cependant il arrive très bien que la malade n'accuse aucun symptôme, et il est des femmes qui n'ont pas senti le développement d'un volumineux hématome.

Au bout de peu de temps se montre une ecchymose dont l'intensité et les limites varient — comme il est juste — avec l'abondance de l'épanchement et avec la rapidité de sa production et de sa diffusion. La teinte en est plus ou moins livide, et le périnée, le siège, la partie supérieure des cuisses peuvent en être colorés.

Quand la collection se porte du côté du rectum elle peut occasionner de fausses envies, des épreintes, et un ténesme qui, par les efforts qu'il provoque, favorise l'accroissement de la tumeur.

Lorsqu'elle se porte en avant elle peut amener de

la rétention d'urine, par compression des voies urinaires.

Lorsqu'elle se porte en haut, elle appuie sur la paroi vaginale, la déprime, obture plus ou moins le vagin, et est d'ailleurs parfaitement sentie par le toucher.

*
* *

Quel est le sort de cet épanchement ?

Résorption ou augmentation, rupture, septicémie, gangrène..... tels sont les divers modes d'évolution.

a) La résorption n'est pas rare dans les cas simples, de petites dimensions et *quand il ne s'agit pas de puerpéralité ;* dans ce dernier cas en effet, la marche est au contraire très envahissante et parfois bien difficile à limiter.

Elle s'obtient plus facilement avec un épanchement diffusé qu'avec un épanchement collecté ; car c'est par le passage du sang dans les mailles du tissu cellulaire qu'elle se fait, et dès lors après la disparition de la partie liquide, il persiste parfois assez longtemps un noyau induré.

b) La rupture se produit soit primitivement, soit secondairement :

Primitivement, c'est au moment même de la production du thrombus, par une déchirure due à l'extrême distension des parties, et alors c'est surtout du côté muqueuse que se produit l'ouverture ;

Secondairement, c'est-à-dire au moment de la chute d'une escharre ; l'hémorragie est dès lors parfois très considérable, et peut même amener la mort de la malade.

c) Quant à la septicémie, elle est rendue très facile par l'excellence du milieu de culture que donne la rétention du sang en plus ou en moins grande quantité. Elle peut éclater d'emblée avant l'ouverture de la collection et le voisinage de l'intestin est pour elle un facteur d'accroissement de premier ordre, mais il peut aussi exister des fissures de la poche, d'infimes portes d'entrée permettant la pénétration directe des germes pathogènes et la transformation purulente.

Dès lors, lorsque l'abcès est constitué, son écoulement s'accompagne de débris de caillots, parfois même d'une hémorragie assez abondante ; mais d'ordinaire c'est un fluide assez consistant rappelant le chocolat cuit et mélangé de liquide purulent, en proportions variables.

d) La gangrène se produit lorsque la poche a subi une distension trop considérable ; mais elle peut également dépendre de la virulence particulière de l'agent d'infection ; elle est un élément de gravité non seulement par l'infection qu'elle amène, mais encore parce qu'après la chute des parties mortifiées, peuvent se produire des cicatrices vicieuses et des trajets fistuleux.

Diagnostic. — Il faut s'attacher — une fois qu'il est établi — à connaître soit la limitation de la tumeur, soit le degré d'envahissement.

Il n'y a pas, bien entendu, à confondre avec les hernies labiales que je ne fais que mentionner, car il n'existe ici aucune difficulté ; et il ne suffit que d'y songer pour assurer son diagnostic.

Pronostic. — Le pronostic n'est grave que dans la puerpéralité, soit à cause de la septicémie, soit à cause de l'hémorragie, l'une et l'autre particulièrement redoutables en cette période.

Traitement. — Il doit être d'abord préventif, et

c'est ainsi qu'au cours de la grossesse, le repos, l'absence d'efforts, la cessation de l'état de constipation seront chez certaines femmes tout particulièrement recommandés, surtout lorsqu'il existe quelques raisons de soupçonner la débilité vasculaire et tout d'abord les varices.

Lorsque l'hématome est constitué, la poche peut être non rompue — elle peut être rompue.

Si elle est non rompue, la compression, l'application de compresses résolutives, froides, le repos, l'immobilité seront essayés ; mais s'il y a trop grande distension, il faudra inciser, rechercher et lier les points qui saignent, puis nettoyer la cavité et même tenter la réunion..... *avec un drain* — il en serait de même dès l'apparition de la septicémie.

Si la poche est rompue, il faudra faire l'hémostase, laver très soigneusement son intérieur, détacher les caillots, et tasser dans la cavité de la gaze aseptique.

VULVITES

Définition. — On entend par la dénomination : vulvites, les lésions inflammatoires de la vulve.

Etiologie. — Elles ont des causes prédisposantes et des causes déterminantes.

Les causes prédisposantes peuvent être divisées en causes anatomiques, causes physiologiques, causes pathologiques.

Dans les causes anatomiques, nous plaçons le voisinage de l'urètre, du vagin, de l'anus, et de certains orifices fistuleux, et il suffit de mentionner ce voisinage pour y voir immédiatement la source de contaminations. — Nous plaçons encore dans cette catégorie *les formes mêmes* de la région vulvaire qui par ses replis, ses sillons, ses inégalités favorise si bien le dépôt, l'arrêt, et le développement des germes.

Dans les causes physiologiques nous devons noter, avant tout, la grossesse qui agit par les modifications circulatoires qu'elle détermine — ensuite les premiers rapports sexuels.

Dans les causes pathologiques enfin, nous citerons le tempérament lymphatique, l'excès d'embonpoint, l'absence de soins de propreté, la présence des oxyures, les tentatives de viol, le traumatisme, la masturbation et un mauvais état général antérieur.

.Quant aux causes déterminantes, ce sont tout d'abord le gonocoque, qui peut d'ailleurs avoir été apporté d'une façon accidentelle ; le staphylocoque dont l'infection, pour certains, est aussi fréquente que celle du précédent ; ce peuvent être aussi les agents saprophytes résultat de la malpropreté, le colibacille.....

Anatomie pathologique. — Le plus ordinairement *toute* la région vulvaire est envahie ; mais il se peut faire que l'inflammation soit moins étendue, et si tous les replis cutanés ou muqueux sont souvent pris jusqu'au sillon génito-crural et à la face interne des cuisses, d'autres fois la lésion se limite aux grandes lèvres, aux petites, au mont de Vénus, aux pourtours des orifices de l'urètre, des glandes de Bartholin, des glandes sébacées ou sudoripares, aux follicules sébacés ou pileux — isolés — qui siègent à la périphérie de la vulve, aux cryptes para-urétrales.....

L'inflammation peut être aussi plus ou moins étendue en profondeur, limitée à la peau, à la muqueuse.

Elle peut être le simple érythème de la malpropreté, ou un bouton d'acné, un furoncle, un point de folliculite, qui se propagent et constituent l'affection.

Souvent elle est accompagnée d'adénite inguinale.

Symptomatologie — Examen direct. — La vulve est rouge, gonflée, suintante.

Toute la région est atteinte plus ou moins inégalement par la tuméfaction ; en dedans la muqueuse ; en dehors les grandes et les petites lèvres. Ces dernières surtout, sont sensibles à la tuméfaction, et elles peuvent tellement s'œdématier qu'elles obturent l'entrée vaginale.

Bientôt se produisent des exulcérations, des érosions, et l'on voit se détacher sur le fond rouge et œdématié de l'ensemble, des points plus foncés, soit à l'entrée de l'urètre, soit aux orifices des glandes péri-urétrales, soit encore à ceux des glandes de Bartholin.

Quelquefois à la place des follicules sébacés et pileux qui siègent au pourtour de la vulve, on voit une éruption quasi furonculeuse de petites saillies rouges et du volume d'une tête d'épingle à celui d'un petit pois ; et d'autres fois on voit blanchir les saillies rougies, on les voit se rompre ; on voit enfin un petit cratère au lieu même de la rupture, mais ce n'est pas là une terminaison fatale, et il est possible que les papules se résolvent et après une période, d'ailleurs longue, d'induration.

Très vite enfin le suintement du début fait place à un écoulement muco-purulent d'apparence plus ou moins verdâtre, d'odeur généralement fétide et d'un pouvoir tellement irritant que l'excoriation de la face interne des cuisses en résulte inévitablement.

Symptomes subjectifs. — Les sensations éprouvées par la malade sont d'abord un prurit, une impression de chaleur, de cuisson désagréables ; puis bientôt de véritables douleurs, accrues par les contacts et tout particulièrement par les mouvements de la marche ; Celle-ci même devenue parfois absolument impossible.

Chez certaines femmes les démangeaisons sont telles que les grattages qu'elles provoquent amènent de réelles complications.

Marche. — A) L'écoulement peut persister fort longtemps après la disparition ou après l'atténuation de la rougeur, et la maladie entrer ainsi en chronicité.

B) Souvent l'évolution peut conserver durant quelques

semaines une allure aiguë, pour guérir ensuite d'une façon complète par dessiccation et formation de croûtes, et par cessation d'apparition des boutons.

C) Sous certaines influences : traumatismes, fatigues, coït, il peut se produire des exacerbations aiguës terminées par suppuration ; et d'ailleurs, du fait même que l'éruption folliculaire se fait par poussées successives et irrégulières il résulte fatalement plusieurs périodes d'acuité.

Malgré tout, grâce aux progrès réalisés si complètement par les pansements actuels, la maladie doit normalement se terminer par la guérison.

Complications. — Ce sont l'intensité des douleurs, le prurit exagéré, la propagation étendue aux cuisses, aux ganglions inguinaux, à l'urètre (et par suite de cette dernière les douleurs de la miction) — la propagation à la glande de Bartholin, la blennorragie ano-rectale — et la gangrène de Parrot.

Ce sont encore le transport à distance par les mains et les ophtalmies consécutives, l'aggravation apportée par la vulvite aux maladies antérieures, aux cachexies.

C'est enfin l'infection généralisée, première étape du rhumatisme blennorragique.

Diagnostic. — Il est facile, car les causes de la vulvite sont de celles qui se voient et se trouvent aisément soit qu'il s'agisse de blennorragie, soit que l'affection relève d'irritations banales, soit enfin que l'étiologie soit d'ordre général.

Cependant, en présence des ulcérations folliculaires, il sera peut-être permis de penser à la syphilis ; mais celle-ci sera tout de même éliminée par ce fait qu'il existe ici des degrés divers de développement des pustules dont on peut *dès lors* facilement reconstituer l'évolution.

Il suffit aussi de mentionner l'érysipèle de la vulve dont il faut se rappeler les éclosions possibles dans les vulvites non suffisamment désinfectées et au moment des périodes menstruelles.....

De plus, on ne confondra pas avec l'œdème des lèvres, dans lequel on ne retrouve pas les phénomènes aigus dont nous avons déjà parlé.

L'eczéma enfin n'a généralement pas la même marche inflammatoire ; il relève d'un état général dont on trouve d'ailleurs des traces sur d'autres points du corps.

Pronostic. — Variable, car si la vulvite peut disparaître en quelques semaines, elle peut aussi passer à la chronicité, et cela : avec des poussées aiguës, avec des accès fébriles, avec la formation d'abcès localisés.

Traitement. Période aigue. — Il est absolument nécessaire d'exercer localement la propreté la plus rigoureuse et la plus minutieuse. Il faut aussi éviter la contagion qui est si redoutable au milieu des agglomérations enfantines.

Pour calmer les douleurs, les compresses de gaze stérilisée imbibées d'eau bouillie seront une excellente chose — à laquelle le repos devra prêter son action sédative ; et ces deux moyens aidés de fréquentes lotions calmantes seront, dans bien des cas, suffisants.

D'autre part, si l'on se trouve en présence de certaines formes particulièrement tenaces, il faudra chaque jour après lavages soigneux de la région, appliquer sur les points atteints des corps onctueux : vaseline et poudre de talc — vaseline et sous-nitrate de bismuth — vaseline et poudre d'amidon.

Période d'état. — Lorsque la période d'acuité aura été franchie, on ne se contentera plus de l'action des lavages doux et inoffensifs, et l'on agira par les antiseptiques employés à faible dose : solutions faibles de permanganate de potassium, de chlorure de zinc, de sulfate de zinc.....

Que si ces traitements n'amenaient pas la cessation désirée, on élèverait la « force » de l'antiseptique, et l'on badigeonnerait par exemple avec une solution de nitrate d'argent au centième.

J'ajoute que le thermocautère est une arme excellente pour arrêter la suppuration localisée dans les follicules.

Période finale. — Celle-ci se caractérise par l'application de poudres sèches. J'ai nommé le bismuth, l'amidon, la poudre de lycopode, le talc.....

Traitement des complications. — L'uréthrite et la bartholinite concomitantes ne seront pas perdues de vue et seront traitées en même temps que la vulvite. L'adénite sera surveillée également ; et lorsqu'il y aura propagation vaginale, les injections seront *soigneusement* administrées, c'est-à-dire d'une façon lente, et non pas brusque ou saccadée — avec, parfois si c'est nécessaire une sonde molle (par exemple dans le cas de persistance de l'hymen !) atteignant toutes les parties du vagin — et il suffit pour cela de déplacer doucement la canule ou de déplisser par deux doigts les parois vaginales cependant que le liquide s'écoule.

LEUCOPLASIE VULVAIRE

Définition. — Il faut entendre sous cette dénomination, une affection caractérisée par l'existence de plaques blanches et opalines, dont l'aspect est dû à un épaississement de la couche épithéliale ; et rappelant absolument celles de la leucoplasie buccale — qui est d'ailleurs plus fréquente.

Etiologie. — Elle se développe ordinairement aux environs de la ménopause, et plus volontiers après cette période.

Les femmes stériles y sont sujettes aussi bien que celles qui ont eu des enfants ; c'est assez dire la nullité des influences puerpérales.

Toutes les irritations enfin peuvent y conduire — à condition qu'elles soient prolongées et répétées ; on peut même dire qu'elles ont une très grande influence étiologique.

D'autre part, si la syphilis ne paraît pas avoir une valeur causale indiscutable, l'arthritisme semble au contraire avoir un rôle très important ; et souvent, en effet, les malades leucoplasiques sont goutteuses, glycosuriques, et présentent des altérations plus ou moins marquées de la nutrition et des troubles nerveux.

Anatomie pathologique. — Les plaques blanches qui donnent à la maladie ses caractères résultent d'un épaississement épithélial. Il y a hyperkératose ; la prolifération des cellules à éléidine est considérable ; et le derme participe aux lésions par épaississement phlegmasique et compressions vasculaires.

Plus tard, des modifications interviennent dues aux irritations et aux réactions de dégénérescence, et caractérisées par la disparition de la couche d'éléidine d'abord, par la dégénérescence épithéliomateuse ensuite.

Symptomatologie. — La symptomatologie n'est autre que le tableau de l'évolution des plaques. Pourtant, avant l'apparition de celles-ci, il est un détail passant souvent inaperçu, je veux dire un changement de coloration de la peau qui devient plus ou moins érythémateuse, à l'endroit même où elles se doivent développer. D'ailleurs ce fait ne se produit pas invariablement.

Les plaques sont d'abord de petites dimensions. Elles apparaissent circonscrites et de formes assez variables. Plus ou moins vite elles s'étendent et finissent par se toucher et par se réunir, recouvrant alors la face interne des grandes lèvres, les petites lèvres, le clitoris, la fourchette, et affectant dans leur ensemble des configurations non typiques — soit bien limitées, soit irrégulièrement étoilées, soit en nappes ou en bandes. — Exceptionnellement elles pénètrent profondément dans le vagin ou même atteignent le col utérin.

D'abord transparentes, c'est peu à peu qu'elles bleuissent, qu'elles s'opalinisent, qu'elles deviennent mates, et qu'elles blanchissent enfin.

Lorsqu'on les touche on constate tout d'abord que la muqueuse est souple, mais que petit à petit, elle devient saillante, qu'elle s'épaissit, qu'elle se parchemine et se

« granulise » en quelque sorte, devenant ainsi rugueuse et chagrinée, et dure. Parfois, elles font une véritable et très appréciable élevure.

Quelques-unes de ces plaques se fendillent en squames qui finissent par se détacher et qui laissent dès lors à leur place des papilles hypertrophiées et congestionnées.

A une période plus ou moins avancée de la maladie — parfois au début — il existe des démangeaisons dont l'intensité et la ténacité vont généralement en augmentant — toujours existantes.

La marche en avant peut à un certain moment s'arrêter, et le mal rester stationnaire, ou même s'atténuer *sans disparaître ;* mais ordinairement les choses ne se passent pas ainsi et il y a des poussées successives.

L'évolution peut se faire pourtant aussi avec une extrême lenteur ; de telle sorte que la durée soit pour ainsi dire sans limites.

Parfois enfin l'infiltration dermique s'étend tellement tout autour de l'orifice vulvaire qu'il en résulte une rétraction considérable.

Diagnostic. — Il faut surtout penser dans le diagnostic au kraurosis vulvæ. Dans ce dernier il y a rétrécissement de l'orifice vulvo-vaginal, ratatinement des tissus voisins et infiltration plus profonde. Le kraurosis et la leucoplasie ne sont-ils pas très voisins ?!!!.....

S'agit-il de lésions syphilitiques, l'évolution est plus rapide et il y a coïncidence d'autres affections secondaires.

Faut-il songer aux diabétides ? Le diagnostic est aisé si l'on pense toujours dans un cas de lésion vulvaire avec prurit à pratiquer une analyse d'urines. D'ailleurs les diabétides affectent surtout les formes érythémateuse ou eczémateuse avec complication d'infections secondaires.

Complications. — J'en veux citer trois dont une surtout est vraiment redoutable :

1) D'abord l'exagération des douleurs ;

2) Ensuite le développement, le « creusement » des ulcérations, qui dès lors s'infectent et saignent ;

3) Enfin la transformation épithéliomateuse, qui se fait facilement et *très fréquemment*, et qui est annoncée par l'état fissuré et rugueux, par la facilité à s'ulcérer et à saigner, et par l'intensité très augmentée du prurit.

Pronostic. — Le pronostic doit être assez réservé. Nous avons vu, en effet, d'une part, que la rétrocession n'existe pas complète, et d'autre part, qu'il y a à l'horizon le point très noir de l'épithélioma.

Il va sans dire, en outre, que plus grandes seront l'étendue et la profondeur des lésions leucoplasiques, plus sombre devra paraître l'avenir.

Traitement. — Il faut pratiquer l'ablation des plaques à la moindre alerte — c'est-à-dire lorsque la lésion semble gagner en profondeur — lorsqu'elle s'indure, lorsqu'elle devient plus douloureuse.

Si cette ablation était impossible à cause des délabrements trop étendus nécessités — ou encore contr'indiquée pour un motif ou pour un autre, on devrait recourir au traitement palliatif — aux irrigations faiblement antiseptiques — aux topiques émollients et agissant contre le prurit.

Toutes les causes d'irritation seront combattues ; et en premier lieu la malpropreté. — Après chaque miction la femme fera bien de se lotionner avec un liquide alcalin ou de faire des pulvérisations alcalines. S'il y a des points irrités l'usage des poudres inertes sera à recommander —

de même que l'habitude des boissons, dans le but de diluer les urines.

On devra faire l'analyse de ces dernières et le traitement de l'arthritisme ne sera point négligé.

BARTHOLINITE

Définition. — C'est l'inflammation par inoculation, de la glande vulvo-vaginale.

Etiologie. — Le siège seul de cette affection nous indique que l'étiologie est celle même des vulvites ; — et par conséquent :

Que l'absence de propreté est une excellente condition causale,

Que la blennorragie est la cause prédominante,

Que fréquemment on trouve associés au gonocoque, d'autres éléments qui sont le staphylocoque doré, le staphylocoque blanc, le streptocoque, le bacterium coli, le micrococcus lacteus faviformis ;.....

J'ajoute enfin que ces éléments peuvent agir directement sur la glande, ou infecter un kyste glandulaire préexistant.

Symptomatologie. — L'ébauche de la bartholinite se montre parfois par la constatation d'un point rouge à l'ouverture même du canal, — preuve de l'origine vulvaire de la maladie, et début d'une propagation qui d'après Huguier, peut se limiter au conduit excréteur de la glande.

Ceci dit, la symptomatologie apparaît brusquement d'habitude ; une douleur cuisante se produit ! Elle irradie en avant vers le pubis, en arrière du côté du périnée ; et bientôt, la grande lèvre devient rouge, s'épaissit, se gonfle, s'allonge et proémine du côté interne.

Si dès lors on saisit entre les doigts la tuméfaction ainsi formée, on se rend compte qu'elle est constituée :

1° Par un noyau central ;

2° Par une zone périphérique, œdémateuse, — plus ou moins étendue suivant les cas, puisqu'elle entoure une poche, dont le volume moyen est, il est vrai, celui d'une petite noix, mais dont l'extrême distension peut aller jusqu'aux dimensions d'un œuf de poule. — Poche, en effet, car si l'on vient à inciser ce noyau central, on donne issue à un pus fétide, qui très souvent d'ailleurs n'attend pas qu'on lui livre passage, et dès lors prépare son évacuation spontanée par une augmentation de l'œdème, par une rougeur plus sombre et violacée, par une tension et un aspect luisant des téguments, — tout cela suivi d'un amincissement et d'une ouverture terminale plus ou moins irrégulière, quelquefois même de plusieurs petits orifices laissant passer un liquide d'odeur repoussante et mélangé de sang, dans une proportion d'ailleurs généralement minime.

Les pertuis ainsi produits sont, il faut bien le savoir, absolument impuissants à vider *chirurgicalement* la poche. *Ce sont des orifices de trop plein* et non des orifices de drainage ; et comme d'autre part, ils conduisent à des méandres et à des clapiers plus ou moins anfractueux, il en résulte des phénomènes de rétention dont les « poussées » se répètent plus ou moins souvent avec toutes leurs conséquences sur l'état général, c'est-à-dire avec fièvre, malaises, accidents de rétention d'urine.....

Il arrive que l'évolution devienne chronique — et cela

est dû surtout à l'état de diffusion des lobules glandulaires et à l'étroitesse des canaux excréteurs. — Or dans ce cas la marche est fréquemment interrompue par des exacerbations dont l'étiologie occasionnelle peut être, soit un traumatisme, soit un coït exagéré, soit l'accouchement lui-même, soit enfin..... toutes causes de congestion.

Quelquefois aussi la forme chronique s'installe d'emblée — ou du moins d'une façon très lentement progressive et en quelque sorte inaperçue ; et alors, c'est seulement à l'occasion d'une de ces poussées aiguës dont nous avons déjà parlé qu'elle se révèle — et c'est un peu, en somme — (qu'on me permette de le dire) ce qui se passe dans l'hygroma.

Dans certains cas une induration persiste sous forme d'un noyau ferme et résistant, situé entre la branche de l'ischion et la partie postérieure de l'entrée vaginale. Or il est possible que cette induration ne s'atténue et ne se fonde qu'avec une extrême lenteur, étant données les nombreuses causes irritatives et congestives qui peuvent ici l'entretenir ; et c'est après tout une véritable stase hypérémique qui oppose au traitement de réelles difficultés.

Anatomie pathologique. — La bartholinite constituée, consiste en un ou plusieurs abcès dont *le* ou *les* sièges se trouvent soit dans le parenchyme même de la glande, soit dans le tissu cellulaire interposé aux follicules glandulaires, et dont le liquide contient des débris épithéliaux mélangés aux globules de pus et aux éléments microbiens qui sont le plus souvent des gonocoques.

Elle possède encore une zone périphérique avec œdème et infiltration embryonnaire à un degré qui est plus ou moins développé, puisque la tuméfaction peut atteindre jusqu'à la région anale.

DIAGNOSTIC. — Il faut d'abord faire le diagnostic de la maladie, c'est-à-dire la distinguer :

DES ABCÈS PHLEGMONEUX DE LA GRANDE LÈVRE, qui sont caractérisés par une tuméfaction diffuse et qui s'ouvrent plus volontiers du côté de la peau,

DU CHANCRE SIMPLE dont les bords sont taillés à pic, et décollés, dont le fond est jaunâtre, — qui est survenu peu de temps après le coït, sous forme d'une petite tache rouge, inflammatoire.....

DE L'ULCÉRATION SPONTANÉE DU CONDUIT, qui est diagnostiquée par son siège, sa superficialité, sa durée relativement brève par un bon traitement, et la faiblesse de l'inflammation périphérique.....

DU FURONCLE SIMPLE qui est plus limité, plus pointu, exclusivement cutané.....

Maintenant lorsque le diagnostic de bartholinite est établi, si l'on constate que la tuméfaction ne se limite pas à la grande lèvre, tend à envahir la petite et à saillir du côté interne, on pensera que le conduit lui-même est intéressé.

TRAITEMENT. — Dans les cas aigus : *simple incision.*

Dans les autres : *ablation de la glande.*

Or cette petite intervention est assez importante pour réclamer l'anesthésie. — Elle l'est également assez pour nécessiter une hémostase très soignée, étant donnée la congestion très vive de la région et la crainte de l'hématome.

Ceci dit, on fera sur la glande une longue incision, permettant le décollement et l'ablation en bloc du corps du délit. — Malheureusement, vu l'œdème et l'inflammation périglandulaires, on ne saurait souvent prétendre à une véritable *extirpation ;* et voilà pourquoi la curette sera nécessaire pour enlever tous les lambeaux et tous les débris qui n'ont pas suivi. — Il faut bien noter cependant que, même radicale, l'intervention laisse parfois des portions plus ou moins aberrantes, — d'où possibilité de récidive.

Il reste après l'opération, une cavité qu'il est nécessaire de combler. On le fera avec de la gaze antiseptique ; mais auparavant il sera nécessaire de pratiquer une sérieuse irrigation, — d'autant plus urgente que le pus s'était déjà collecté.

Que si l'on a dû se borner à faire une simple incision, ou si l'on se trouve en présence d'un abcès déjà fistulisé, on pourra appliquer sur la grande lèvre malade une ventouse tubaire avec séances d'aspiration biquotidiennes. Plass en relate les meilleurs résultats.

Quel sera le traitement avant l'apparition du pus ?

Ce sera celui de toute phlegmasie. On fera donc des lotions fréquentes à l'eau stérilisée ; on maintiendra sur la région malade des compresses humides aseptiques ; on recommandera le repos ; on conseillera les bains généraux ; on songera enfin à la possibilité de complications lymphangitiques.

VAGINISME

Définition. — Il y a dans la définition du vaginisme deux points particuliers : l'élément hyperesthésie et l'élément contracture. Mais ces deux points ne sont pas fatalement liés l'un avec l'autre ; — et si l'hyperesthésie accompagnée de contracture constitue le type le plus fréquent, — de beaucoup le plus fréquent — le plus vrai, *le plus typique*, il n'en est pas moins vrai que cette hyperesthésie peut exister toute seule.

Il en est de même, d'ailleurs, de l'élément contracture. Je dis dès maintenant que cette contracture porte sur le constricteur du vagin, mais qu'elle peut aussi atteindre les autres muscles périnéaux.

Etiologie. — Il y a une cause déterminante qui est le plus souvent une ulcération — une excoriation produite par le coït — dont les dimensions peuvent être infimes et dont le siège, très variable, se trouve sur l'hymen, sur l'urèthre, sur un point de la paroi vaginale.....

Mais l'ulcération n'est pourtant pas la seule cause possible et l'affection peut aussi être engendrée par une simple irritation, un épaississement de l'hymen, par l'inflammation des caroncules myrtiformes, par une phlegmasie vaginale, par certaines lésions du col utérin, (telles que polypes..... ulcérations.....).

A ces causes qui seraient parfaitement insuffisantes par elles seules, il faut joindre un état de prédisposition qui va nous expliquer comment des lésions en somme très minimes peuvent engendrer des accidents si pénibles. Cette prédisposition c'est le terrain névropathique, c'est l'excitabilité nerveuse intense. Et le fait est que les femmes qui souffrent du vaginisme sont essentiellement nerveuses... ou hystériques.

Elles sont jeunes ; elles sont souvent au début de la vie conjugale, elles appartiennent à une situation sociale aisée.

Anatomie pathologique. — Il est fort intéressant de noter la disproportion que présentent les lésions causales avec les effets qu'elles engendrent.

Ceci est si vrai qu'elles sont parfois fort difficiles à trouver. — Elles existent pourtant d'une façon constante et *l'on ne doit pas* actuellement admettre l'existence d'un vaginisme « essentiel ».

Toujours il s'agit de fissures, de rhagades, de petites ulcérations, de polypes, d'états inflammatoires plus ou moins bien caractérisés et localisés, d'herpès, d'eczéma vulvaire..... ; et les points sur lesquels siègent ces lésions sont les lèvres, l'hymen, le vestibule, les caroncules ; ou plus loin : c'est alors la fissure à l'anus ; ce sont les hémorroïdes ; — ou plus loin encore : et ce sont des lésions utérines..... des lésions annexielles même.....

Quant au siège de la contracture spasmodique, il peut être dans tout l'appareil musculaire vulvo-vaginal ; mais dans la grande majorité des cas, c'est le sphincter de la vulve qui est intéressé.

Quelquefois la contracture porte en même temps, ou

isolément sur les muscles du périnée, et particulièrement sur le muscle transverse.

Enfin les faisceaux les plus inférieurs et les plus internes du releveur de l'anus, ont été, eux aussi, accusés de donner naissance à un vaginisme, dit supérieur, mais il s'agit là, en somme, d'une variété exceptionnelle.

Symptomatologie. — Hyperesthésie et contracture douloureuse, sont — nous l'avons dit — les deux pivots de la symptomatologie.

L'hyperesthésie est localisée à certains points, ou au contraire totalisée à la vulve, à son orifice. — Elle est telle que le moindre contact devient parfois absolument intolérable.

Rarement la douleur est spontanée, et lorsque cette spontanéité existe, elle est fugace ou se produit avec assez peu de « mise en scène » pour passer à peu près inaperçue.

Enfin en dehors des crises d'hypersensibilité et de douleur, il y a — dans les intervalles, des sensations de gêne, de pesanteur, de corps étrangers, de ténesme..... de prurit..... phénomènes exagérés aux époques menstruelles.

Si (et c'est assez souvent possible) on arrive à pouvoir introduire l'extrémité du petit doigt, on arrive aussi à sentir parfaitement la contracture ainsi provoquée. — Elle est plus ou ou moins intense, plus ou moins élevée comme siège, plus ou moins généralisée comme étendue ; et c'est ainsi que le doigt peut être arrêté à la vulve par une constriction rendant l'orifice vaginal absolument infranchissable et par conséquent s'opposant au coït qui devient sinon impossible, du moins très pénible et très douloureux. C'est ainsi encore que la constriction peut siéger dans l'intérieur même du vagin au niveau du transverse du périnée. C'est ainsi enfin que — plus haut — elle est produite par les fibres du releveur dont j'ai déjà parlé.

Parfois continuelle, la contracture est le plus ordinairement intermittente. Ce qui est certain, c'est que le résultat final en est le même; que tous rapports sont absolument impossibles ; que la stérilité est la conséquence de cette impossibilité; et..... que le ménage en est souvent troublé.

Telle est la description du vaginisme ! Mais c'est la description en quelque sorte typique.

Or l'hyperesthésie peut se produire seule, sans accompagnement de contracture, et cela : non seulement au début de la maladie — (ce qui est d'ailleurs fréquent) — mais encore tout le temps, constituant ainsi une variété particulière de vaginisme qui présente ceci de remarquable que l'hyperesthésie est souvent — pas toujours cependant — escortée d'autres manifestations sensitives..... névralgies..... prurit vulvaire.....

De plus, en regard de la forme hyperesthésique, on peut mettre la forme à contracture isolée — forme ordinairement caractérisée par la contracture du releveur de l'anus mais que nous ne ferons que citer, car elle est — encore un coup — d'une rareté excessive.

Complications. — La plus importante de toutes les complications est la stérilité qui est due — ainsi que nous l'avons vu — à l'impossibilité de pratiquer le coït. Pourtant la fécondation a été observée; elle est possible; et même la grossesse qui s'ensuit peut avoir sur la maladie l'influence très heureuse d'un arrêt — qui n'est malheureusement pas définitif.

Autre complication : l'extension de la contracture aux muscles voisins :

Au sphincter anal (ce qui amène des troubles sérieux de la défécation) ;

A l'appareil musculaire de la vessie et de l'urètre (ce qui provoque du ténesme) ;

A l'appareil génital interne (Scanzoni) (ce qui amène des « coliques utérines et un grand nombre d'autres phénomènes dits dysménorrhéiques »).

Nouvelle complication : la sensibilité permanente de la région périnéale, les sensations de poids très souvent éprouvées par la malade ; les crampes, les douleurs pouvant être telles que la marche devient difficile, que le mouvement de la voiture n'est pas supporté, que certains mouvements du corps les réveillent ou les exagèrent.

Encore une complication : je veux parler de l'existence de phénomènes névralgiques du même ordre en d'autres points du corps ; de mastodynies, de prurit vulvaire, d'ovaralgies.....

Dernière complication enfin : l'irritation intense, voire même l'inflammation déterminée par les tentatives renouvelées du coït....., et par suite l'urétrite..... la bartholinite...., j'ajoute même le coït urétral.

L'état général peut finir par se ressentir de cette persistance des douleurs, et de la tristesse provoquée par une évolution qui le plus souvent n'a aucune tendance à la guérison spontanée ; et dès lors, la malade devient de plus en plus nerveuse, elle s' « hypocondrise », et la perturbation mentale qui en résulte peut aller jusqu'à la folie.

Diagnostic. — Il est ordinairement très facile, et il suffit pour le faire « d'y regarder ».

Mais il ne faut pas se contenter de retrouver les deux éléments essentiels du vaginisme, de sentir la contracture et de provoquer l'hyperesthésie ; il faut encore rechercher la lésion initiale. Or c'est cela qui n'est pas toujours aisé.

Il est quelquefois nécessaire de faire un examen très attentif — très minutieux, pour découvrir une ulcération minuscule, une simple fissure dissimulée au fond d'un pli de la muqueuse, ou dans le voisinage immédiat d'un orifice, — pour « dépister » une lésion vaginale ou une altération du col utérin.

Et si l'on n'y arrive pas, se rappeler alors que bien des coïts douloureux accompagnent nombre de maladies génitales et ne sont pas du vaginisme ; et que les simples atrésies ne doivent pas être confondues avec l'élément contracture... mais je ne dois pas y insister.

Pronostic. — Le pronostic est grave :

Puisque les douleurs sont assez vives pour conduire à l'hypocondrie ;

Puisque la conception est absolument entravée ;

Puisqu'il faut, le plus souvent, agir par une intervention, qui n'est d'ailleurs pas toujours couronnée de succès.

Traitement. — Le traitement doit être général, et s'adresser alors, d'une part, au nervosisme, d'autre part, à la débilitation de la malade. — Il doit aussi être local et s'attaquer alors à la lésion initiale et à l'état de contracture.

Voyons d'abord le traitement général ! Celui-ci sera rempli par la médication balnéaire, par l'hydrothérapie, par les calmants : bromure, valériane..... par un certain nombre de prescriptions hygiéniques dans lesquelles la suppression du coït sera avantageusement conseillée, le changement d'air prescrit, les bains de mer parfois utilement essayés, un régime non excitant ordonné (distractions..... voyages.......).

L'emploi du spéculum pendant le bain est une très bonne précaution.

En somme, il s'agira par ce traitement général de tendre à diminuer l'excitabilité nerveuse.

Passons maintenant au traitement de la lésion causale.

Celui-ci aura pour but de soigner la vulvite, les fissures vulvaires, les lésions herpétiques, puis à calmer l'hyperesthésie locale par des lavements sédatifs et des injections vaginales.....

Quand la lésion initiale n'est pas découverte, on peut, à l'exemple de Demarquay, toucher toute la muqueuse avec une solution de nitrate d'argent, avec une solution de cocaïne ou de stovaïne, ces dernières très avantageuses dans certains cas, puisqu'elles ont pour effet remarquable de permettre le coït.

Lorsque — ce qui malheureusement arrive — on aura vainement essayé les moyens que nous venons d'énumérer, il faudra de toute nécessité recourir au traitement chirurgical. Or celui-ci pourra consister :

1° En la dilatation de la vulve — dilatation forcée, ou dilatation lente et progressive — la première se faisant sous le chloroforme et à l'aide d'un spéculum spécial.

(La dilatation agit contre l'état de contracture.)

2° En l'excision de l'hymen, l'ablation d'un petit polype, la cautérisation d'une ulcération.

3° En l'opération de Pozzi, qui a pour objet de produire un élargissement de la vulve et par suite une diminution du frottement.

Et voici comment ce résultat est obtenu : Deux incisions obliques sont pratiquées à droite et à gauche de la fourchette ; — les lèvres de ces incisions sont disséquées ensuite ; — puis enfin, la suture est faite dans un sens perpendiculaire à la direction primitive de l'incision. Or c'est précisément cette modification dans le sens, qui procure l'élargissement.

ESTHIOMÈNE DE LA VULVE

Définition. — C'est une « para affection » — un état chronique particulièrement ulcéreux, évoluant en marge d'états très divers, et par conséquent n'étant pas *un* de sa nature intime — c'est une réaction toujours plus ou moins identique d'états morbides d'étiologie différente et dont la tuberculose pourrait bien être la plus fréquente manifestation.

Etiologie. — On l'observe : pendant la période génitale,

Chez les femmes qui ne se soignent pas,

Chez celles dont la région génitale est soumise à des irritations répétées et en particulier à l'influence néfaste des grossesses multiples, de la prostitution, de la malpropreté.

Chez celles qui sont porteuses de lésions locales, telles que chancres,. écorchures.....

Chez les sujets en état de misère physiologique.

Symptomatologie. — La maladie est essentiellement déterminée par l'ulcération ; mais dans un cas l'ulcération est tout et caractérise la forme qu'on a appelée ulcéreuse ; dans un autre elle s'accompagne d'hypertrophie des parties et justifie dès lors la dénomination de forme hypertrophique.

Quand l'ulcération doit se produire, elle est précédée par des taches rouge foncé, plus ou moins surélevées et plus ou moins larges, et dont les dimensions vont de celles d'une lentille à celles d'une pièce de 1 franc. Or c'est par le centre de ces taches qu'elle commence.

Peu à peu ces macules se réunissent, et comme elles s'accompagnent d'un certain degré d'œdème, elles englobent en quelque sorte et épaississent toute la région.

D'autre part l'ulcération fait des progrès, ses bords s'érodent irrégulièrement en restant indurés et épaissis ; ils gagnent de proche en proche et tendent à faire le tour de la région vulvaire.

Elle est anfractueuse, irrégulière, atone ; elle ne saigne pas facilement ; son fond est rouge blafard, et il s'en écoule une sorte de sanie roussâtre.

Bien que la cicatrisation se fasse en arrière à mesure que progresse la lésion — cicatrisation d'ailleurs irrégulière — il y a dans la marche de cette affection une tendance fâcheuse à détruire profondément, et même, suivant le siège, à atteindre jusqu'à la vessie, le rectum, l'urètre.

Dans la forme hypertrophique, — qui souvent succède à la forme ulcéreuse, — l'œdème qui accompagne l'ulcération prend des proportions considérables — œdème chronique et dur, hypertrophiant les grandes lèvres, les rendant irrégulières et rugueuses et chagrinées ; épaississant les petites, allongeant le clitoris..... ; montrant au fond d'un pli ou d'une dépression résultant de son irrégulière topographie, l'ulcération que nous avons décrite, et dont les anfractuosités sécrètent parfois une telle quantité de sanie purulente que l'état général finit par en être atteint — d'abord troublé, puis épuisé, et finalement cachectisé.

L'évolution est lente — par années — et la symptomatologie subjective se réduit à du prurit, et à des démangeaisons pouvant devenir même de véritables douleurs.

Anatomie pathologique. — L'épiderme et le derme sont épaissis.

Dans une première période il y a envahissement du tissu conjonctif par une grande quantité de cellules embryonnaires particulièrement groupées au voisinage des vaisseaux. — Ceux-ci sont très dilatés, aussi bien les vaisseaux sanguins que les vaisseaux lymphatiques ; ils sont gorgés de globules blancs et rouges, et ces derniers renferment des cellules endothéliales.

Dans une deuxième période ces lésions se terminent par la sclérose et par la rétractilité.

Diagnostic. — On doit s'efforcer de rechercher la nature du terrain sur lequel évoluent de pareilles lésions.

Sommes-nous en présence d'une tuberculeuse ? — voire même d'une syphilitique ?

S'agit-il d'une habituelle irritée ; d'une chronique blennorragique ?

Pronostic. — Le pronostic ne doit pas être en somme trop assombri, car si la misère physiologique est quelquefois en cause, si les fonctions sexuelles et les mouvements de la marche sont entravés, si l'épuisement et la cachexie sont l'aboutissant de l'affection livrée à elle-même ; par contre le traitement n'est pas sans influence;

on obtient aisément des améliorations par une bonne hygiène locale et le traitement général.

D'autre part la question du terrain est, ici, capitale, cela va sans dire.

Traitement. — Le traitement local consiste en la propreté la plus absolue de la région, lavages soigneux, pansements des ulcérations, cautérisations légères soit à la teinture d'iode, soit au nitrate d'argent, et même : action du thermocautère sur les points trop exubérants.

Le traitement général comprendra l'emploi des toniques et des reconstituants : l'acide phosphorique, l'huile de foie de morue, le quinquina, une bonne nourriture, l'aération.....

Il faut encore ne pas perdre de vue qu'on peut avoir à faire (après traitement de l'affection), des restaurations — et par exemple : à refaire un urèthre, à fermer des fistules, à assouplir un rétrécissement.....

VÉGÉTATIONS

Définition. — Ce sont des saillies franchement papillaires, désignées encore sous les noms vulgaires de poireaux, de condylômes acuminés, de choux-fleurs — (crêtes de coq chez l'homme) — et occupant, non seulement et surtout les diverses parties de la vulve, mais aussi les régions juxta-vulvaires. Elles siègent donc sur la peau aussi bien que sur la muqueuse.

Etiologie. — Les végétations se développent avec une assez grande fréquence chez les fillettes aussi bien que chez les adultes — et si souvent elles se montrent au cours de la grossesse en présentant des masses plus ou moins considérables, elles accompagnent aussi la vulvite et apparaissent comme conséquence de la leucorrhée.

On les croyait autrefois d'origine vénérienne, et la coexistence de la blennorragie était bien pour appuyer cette opinion ; — mais ce qui est certain, c'est que c'est à l'*irritation locale* qu'il les faut attribuer : irritation des écoulements vaginaux, de la malpropreté..... des frottements..... ; et j'ajoute que leur contagiosité n'est pas positivement démontrée.

Anatomie pathologique. — Nous avons dit qu'il s'agissait de saillies papillaires. Or celles-ci sont formées :

1° Par du tissu conjonctif qui, dans les parties les plus élevées est fréquemment embryonnaire ou muqueux, tandis qu'à la base il est fibrillaire ;

2° Par l'absence de tissu élastique, qui cependant existe quelquefois à la base ;

3° Par l'existence d'un revêtement continu d'épiderme ;

4° Parfois par une véritable infiltration leucocytaire ;

5° Par des capillaires dilatés, sanguins et lymphatiques ;

6° Par la présence de fines terminaisons nerveuses.

Le derme est peu atteint ; il s'infiltre de leucocytes lorsque la région est enflammée, et les vaisseaux en sont dilatés dans les parties superficielles.

Symptomatologie. — Les végétations se montrent surtout sur les grandes et sur les petites lèvres ; c'est même sur ces dernières qu'elles débutent le plus ordinairement. On les observe aussi sur le clitoris, la fourchette, la partie interne des cuisses et des fesses, sur la rainure interfessière, — même sur la muqueuse du vagin et jusqu'au col utérin.

Leur forme : d'abord ce sont de petites saillies papuleuses de 1 à 2 millimètres de large, rougeâtres, vasculaires, disséminées ou réunies et groupées en certains points et montrant à un faible grossissement des ponctuations plus foncées dues à la présence de vaisseaux. Elles prolifèrent assez vite pour s'agglomérer en masses bourgeonnantes et se présentent sous forme de tumeurs mamelonnées et mûriformes, ressemblant à des choux-fleurs et de dimensions très élevées.

Leur couleur : assez variable, blanche rosée ou plus foncée et vineuse.

Elles se congestionnent et s'irritent par les frottements et propagent cette irritation à la région qui les porte ; mais dans la règle, la peau elle-même est absolument normale.

Quand elles existaient déjà au moment de la grossesse, elles prennent alors une augmentation rapide de volume, pour diminuer ensuite et même pour disparaître au moment de la délivrance.

Elles donnent lieu à un écoulement plus ou moins abondant et parfois d'odeur repoussante.

Elles deviennent très sensibles par les mouvements de la marche et il s'y produit même au bout d'un certain temps une véritable douleur qui, ajoutée à l'écoulement dont nous venons de parler, rend la situation vraiment pénible.

D'autre part, il se produit souvent à leur base des fissures qui, par elles-mêmes, sont extrêmement douloureuses; il arrive même que les masses s'excorient, qu'elles se recouvrent de croûtes, et que celles-ci, détachées facilement, deviennent encore une source nouvelle d'ennuis. Mais elles ne sont pas très douloureuses au contact et saignent abondamment sous l'expression des doigts.

Diagnostic. — Il est très facile ! La seule confusion qu'il faille éviter, est celle avec certains bourgeonnements épithéliomateux. Mais il suffit vraiment d'y regarder d'un peu près pour ne pas se tromper. L'épithélioma repose sur une base dure, il s'ulcère et envahit rapidement les parties voisines, et les ganglions inguinaux sont vivement engorgés..... Je n'insiste donc pas.

Pronostic. — Les végétations sont des tumeurs de nature bénigne.

Elles peuvent disparaître spontanément après la grossesse ou même en dehors de cet état ; et, bien qu'après ablation elles puissent se reproduire, il faut les considérer comme une lésion « locale ».

Traitement. — Cette affection que nous considérons maintenant comme due à une irritation plus ou moins sordide, doit être « proprement » traitée ; nous savons, en effet, que chez les malades soigneuses d'elles-mêmes, elles disparaissent quelquefois spontanément, ou diminuent beaucoup.

Mais l'asepsie n'est qu'un adjuvant ou un moyen d'attente, et le véritable traitement consiste en l'ablation antiseptique de toutes ces petites tumeurs.

Les végétations seront donc excisées au thermocautère ou aux ciseaux ou à la cuiller tranchante ; avec le secours de l'anesthésie localisée, si les masses sont volumineuses.

Faut-il, ne faut-il pas opérer pendant la grossesse ? Il semble que d'une part en raison du traumatisme, somme toute peu important ; d'autre part en raison de la source d'infection qu'il y a en elles, l'hésitation ne doive pas exister.

KRAUROSIS VULVÆ

Définition. — Le kraurosis est une affection — pas suffisamment délimitée — rappelant la sclérodermie, et caractérisée par une atrophie spéciale et progressive des téguments génitaux de la femme.

Etiologie. — Elle est très obscure. Ce qu'on peut dire c'est que le kraurosis s'attaque à tous les âges, depuis le jeune âge jusqu'à la vieillesse, et que les femmes vierges aussi bien que les multipares y sont exposées.

Il semble que entre 25 et 50 ans la maladie soit plus fréquente, et que la condition sociale soit sans importance.

Il paraît acquis que la syphilis a certainement un rôle étiologique, — que les troubles trophiques engendrés par la castration sont encore une des causes du kraurosis, — et que l'élément irritatif domine dans les diverses conditions de développement du mal ; et c'est ce qui explique qu'on ait incriminé le rôle des écoulements vulvaires et les grattages du prurit.

Enfin on a noté le nervosisme chez plusieurs des malades.

Anatomie pathologique. — Dans le kraurosis, le derme et l'épiderme sont pris — non pas par des lésions spécifiques, mais par un envahissement embryonnaire. Le premier en est d'abord infiltré ; puis à cette infiltration succède une rétraction scléreuse qui supprime les papilles et atrophie le tissu élastique, en même temps qu'elle atteint les vaisseaux et les nerfs.

Quant à l'envahissement de l'épiderme, il a comme conséquence l'anéantissement des glandes sébacées et sudoripares, cependant que les cellules épidermiques superficielles s'hyperkératinisent.

Fréquemment le kraurosis marche avec la leucoplasie.

Symptomatologie. — Le début est insidieux — souvent c'est une simple difficulté dans le coït.

Quelquefois c'est de la gêne, une sensation de tension, de sécheresse, de véritables douleurs, puis un prurit intense et tenace désespérément, mais pouvant spontanément disparaître.

Il y a des sensations de brûlures, des névralgies localisées ou irradiées jusqu'aux lombes.

D'autres fois ce début est plus ou moins « troublé » pour l'observateur, par la coexistence de la leucoplasie vulvaire.

Bientôt les modifications locales, les déformations se produisent gênant la miction et la défécation, s'opposant au coït ; et c'est ainsi que les grandes lèvres s'aplatissent, que les petites se rétractent ou même disparaissent, que les deux lèvres tendent à s'unir et à se confondre sous forme de bourrelets plus ou moins indurés, que la région clitoridienne s'atrophie ainsi que le vestibule..... ce qui amène le rétrécissement de l'orifice vaginal et son induration — que la peau enfin prend une coloration quasi-cicatricielle. —

Un élément inflammatoire vient-il s'ajouter à la lésion kraurotique, les symptômes fonctionnels augmentent d'intensité : le prurit s'exaspère, de véritables douleurs névralgiques se montrent, et les actes naturels de défécation et de miction deviennent des plus pénibles.

Ajoutons à cela les troubles trophiques : les crevasses et fissures de la peau très douloureuses ; son aspect lisse et cicatriciel, les poils devenus cassants et friables, l'épaississement et les rugosités de l'épiderme ; quelquefois des ulcérations.....

Ajoutons encore l'état vernissé de la muqueuse et les plaques plus ou moins rouges, ardoisées d'abord, puis plus ou moins laiteuses, plus ou moins étendues et disséminées, mais n'empiétant pas ou peu sur la muqueuse vaginale, et souvent atteintes de douloureuses fissures.

L'examen direct révèle le rétrécissement de l'orifice vulvaire par la difficulté parfois très grande que le doigt éprouve à le franchir ; il montre la sécheresse et la rugosité de la peau, les indurations plus ou moins étendues.....

Diagnostic. — Il faut distinguer le kraurosis :

a) Des rétractions cicatricielles — et cela est facile car l'étude des antécédents mettra sur la voie par la mise au jour de blessures, de brûlures, de lésions ulcératives, de déchirures.....

b) De l'esthiomène vulvaire, que nous savons caractérisé par l'ulcération ou par l'hypertrophie ; ulcération serpigineuse ou perforante ; hypertrophie presque toujours existante à un degré d'ailleurs plus ou moins accentué, et parfois fort développée... Je n'insiste pas.....

c) De la leucoplasie qui, a-t-on dit souvent, le précède l'accompagne ou le suit, et qui est caractérisée par l'existence de plaques blanches opalines, avec intégrité relative des parties cutanées qui les séparent !!! — mais ce que nous savons déjà de ces deux affections nous montre une très réelle parenté.

PRONOSTIC. — Trois choses le déterminent : la difficulté ou l'impossibilité des rapports sexuels ;

les obstacles sérieux au travail de l'accouchement ;

la dégénérescence possible en épithélioma.

TRAITEMENT. — Il vise les symptômes du kraurosis et le kraurosis lui-même.

C'est ainsi que le prurit sera combattu par les lotions, les bains, les laxatifs..... les antispasmodiques.....

C'est ainsi que la sténose sera traitée par les bains, par la dilatation seule ou aidée d'interventions.

Quant à l'élément scléreux on l'a combattu par le grattage à la curette et par l'excision, par l'exérèse hâtive de toutes les parties indurées.

ÉLÉPHANTIASIS DE LA VULVE

Définition. — Le mot « éléphantiasis », qui est incomplet, puisqu'il ne signifie — on le comprend — qu'hypertrophie et rugosité, caractérise, ici comme ailleurs, une hyperplasie cutanée et sous-cutanée, une hypertrophie de la peau et du tissu conjonctif, un développement exagéré du système lymphatique, un œdème inflammatoire..... et une marche lente.

Etiologie. — Comme prédisposition, nous avons tout d'abord une question de climats, et les pays chauds..... l'Inde, l'Egypte, les Antilles..... connaissent quasi seuls cette affection.

Nous avons ensuite l'âge, qui est généralement compris entre 20 et 30 ans ; — nous avons encore, a-t-on dit, le traumatisme et les irritations locales, la malpropreté, la mauvaise hygiène, le surmenage physique, la masturbation..... la syphilis.....

Comme cause réellement efficiente, il est actuellement certain qu'il faille accuser la présence — dans le sang surtout — mais aussi, dans les mailles conjonctives, et dans les lymphatiques — de la filaria.

Anatomie pathologique. — Les lésions de l'éléphantiasis se portent sur les grandes lèvres, sur les petites lèvres et sur le clitoris ; mais elles se peuvent limiter aux grandes lèvres seules ; et c'est ainsi, du reste, que les choses se passent le plus ordinairement.

Le premier fait dont l'observateur soit frappé consiste en l'hypertrophie des parties, hypertrophie telle que l'on peut voir les grandes lèvres descendues jusqu'à mi-cuisse.

Un autre caractère consiste en la diffusion des limites des épaississements qui, loin de se présenter comme énucléables ou nettement limités, se perdent insensiblement dans la périphérie. — Dès le début même, la tuméfaction est mal limitée, mais on peut voir cependant des masses pédiculées, et cela : surtout quand elles acquièrent des proportions considérables.

Histologiquement parlant, le point principal consiste *en la dilatation* du système lymphatique, dont le liquide présente des coagulations qui forment avec les cellules endothéliales desquamées des oblitérations causes à leur tour de dilatations kystiques ; mais avec cette dilatation lymphatique on peut voir soit une prolifération considérable des fibres conjonctives, élastiques, et musculaires du derme, soit simplement un œdème plus ou moins étendu.

Il y a, de plus, hyperplasie des cellules conjonctives, et migration d'hématies et de leucocytes hors des vaisseaux ; — les vaisseaux sanguins, en effet, les veines surtout, participent au processus surtout dans leurs plus petites branches. Les capillaires sont très développés, plus ou moins contournés sur eux-mêmes ; il y a endo et périvascularite et thromboses.

Les ganglions eux-mêmes peuvent être atteints par une transformation fibreuse; et le tissu cellulaire sous-cutané, devenu induré, se soude en quelque sorte avec le derme.....

Symptomatologie. — Le premier symptôme consiste en l'augmentation de volume. Celle-ci, d'abord mal limitée, grandit petit à petit en diffusant sa base d'implantation, et lentement (du moins quand cela ne se passe pas dans les pays chauds) elle en arrive à acquérir le volume très considérable dont nous avons déjà parlé et qui déforme plus ou moins la région.

Ce volume que nous disions tout à l'heure s'attaquer plus volontiers aux grandes lèvres, peut hypertrophier avec elles aussi, et les petites lèvres et le clitoris ; parfois toute la région vulvaire jusqu'au périnée et à l'anus. Il gêne la marche et la miction, et, par le frottement qui se produit forcément entre les parties en contact, il occasionne le développement d'ulcères, d'ouvertures qui d'ailleurs ne sont pas les seules, puisque au fond des dépressions et des plis, il existe des fissures, des sortes de « fendillements » pouvant atteindre les dilatations lymphatiques et provoquer des écoulements séreux.

Il n'y a jamais de véritables douleurs, mais bien plutôt des tiraillements, des sensations de lourdeur, de poids, des irradiations névralgiques..... et une sorte d'engourdissement.....

Et souvent il existe de l'aménorrhée.

Quant à l'aspect macroscopique des lésions, il n'est pas toujours identique.

Tantôt, en effet, la peau est lisse et unie, tantôt elle est irrégulière comme une peau d'orange à dépressions accentuées, tantôt elle présente de véritables saillies papillaires.

Parfois elle est uniformément blanche et mate ; d'autres fois, elle est érythémateuse ou pigmentée en placards, et souvent l'on y voit des ectasies transparentes lymphatiques.

Au palper, le doigt éprouve la sensation d'un tissu dur,

résistant, tendineux; ou d'un tissu chargé d'œdème et gardant facilement l'empreinte de la pression. — Enfin il n'est pas possible de faire glisser le tégument cutané sur les plans sous-jacents.

Marche. — Il y a des formes qui sont tout le temps *torpides ;* d'autres qui présentent des poussées inflammatoires plus ou moins généralisées ; d'autres qui évoluent plus ou moins vite vers un état de sclérose par réapparitions fibrillaires ; d'autres enfin dans lesquelles les dilatations vasculaires (sanguines ou lymphatiques) sont fortement développées.

Diagnostic. — Avant tout il faut se rappeler l'importance de la notion climatérique et des autres manifestations possibles de la filariose

Ceci étant dit, le diagnostic doit être fait :

Avec l'œdème de la vulve, qui est plus diffus, et dont la cause assez facile à dépister est tout d'abord le chancre induré, mais peut être aussi une lésion syphilitique..... tuberculeuse.....

Avec l'esthiomène qui toujours présente des ulcérations, — ulcérations dont l'évolution (nous l'avons vu) est bien spéciale, puisqu'elles se cicatrisent d'un côté pendant qu'elles s'étendent de l'autre, et sont volontiers térébrantes ;

Avec les végétations papillaires qui n'atteignent que la surface cutanée, qui sont des productions individuelles plus ou moins groupées, et laissent la peau ellemême normale ;

Avec les fibromes et myxomes pédiculés, qui sont toujours limités, circonscrits, et dont la peau est, au contraire, molle, souple, et non infiltrée.

Pronostic. — Il est sombre, parce qu'il est fort rare que les traitements employés arrivent à modifier favorablement la marche de cette affection, surtout s'ils ne sont pas appliqués dès le début ; car lorsque l'on intervient à une période déjà avancée, il faut non seulement lutter contre une maladie plus profondément « ancrée », mais encore faire face à des complications sérieuses ou même graves : irritation locale, phlegmon, phlébites, gangrène.....

D'autre part, il peut se faire des accès aigus dont les répétitions successives ne peuvent aboutir qu'à aggraver singulièrement les choses.

Traitement. — On a recommandé pour combattre cette affection l'usage du sulfate de quinine à l'intérieur ; mais le vrai traitement est l'extirpation — extirpation faite au bistouri ou au thermocautère — et dans laquelle la nécessité d'être absolument aseptique est particulièrement pressante, en raison de la multiplicité des bouches (lymphatiques) d'absorption des germes.

Lorsqu'on se trouve dans un pays suspect, il vaut mieux s'éloigner — et il est du moins nécessaire d'éviter l'usage des eaux non filtrées et douteuses.

FIBROMES DES GRANDES LÈVRES

Définition. — Ils constituent la classe des tumeurs solides des grandes lèvres, — tumeurs dont la nature n'est pas toujours identique, puisque le tissu fibreux y est tantôt pur, tantôt mêlé de fibres musculaires ou de tissu myxomateux.

Anatomie pathologique. — Ces tumeurs se présentant donc avec quelques différences de constitution, classons les quelques types qui résultent de ces différences anatomiques, et disons qu'il existe :

A. Un fibrome dermoïde ou molluscum, ou encore fibrome mou, qui est à point de départ dermique ou sous-cutané, qui est formé de tissu fibreux à larges mailles avec cellules connectives abondantes et volumineuses et faisceaux conjonctifs minces; qui possède souvent un réseau grêle de fibres élastiques à mailles larges ; qui est enfin doué de rares vaisseaux sanguins, et se trouve assez fréquemment pourvu de filaments nerveux. Ce fibrome présente souvent dans le centre une dégénérescence myxomateuse.

B. Un fibro-myome, c'est-à-dire, une tumeur dans laquelle des fibres musculaires se trouvent mélangées aux éléments du tissu fibreux. — Or ces fibres musculaires peuvent tirer leur origine soit de la couche musculaire sous-cutanée, soit de la paroi même du vagin, soit encore des fibres du ligament rond.

C. Un fibrome pur, développé soit aux dépens du périoste, et dès lors adhérent au pubis ou à l'ischion, — soit aux dépens des éléments fibreux du sac dartoïque et avec prolongements du côté de la fesse, du rectum, du vagin.

Symptomatologie. — On peut dire que ces tumeurs ne sont intéressantes que par leur volume, car leur indolence est absolue, et leur action locale, de même que leur retentissement sur l'état général sont nuls. — Ce volume d'ailleurs est fort variable, et oscille des dimensions d'une noisette jusqu'à la grosseur d'une tête d'adulte, ou même davantage.

Il s'accroît généralement avec lenteur et régularité, et si parfois cette marche progressive reçoit une impulsion plus rapide, elle le doit à la coexistence de la menstruation ou de la puerpéralité, chose qui n'a pas lieu de surprendre lorsqu'on se rappelle cette sorte de « coup de fouet » imprimé par ces deux états physiologiques aux processus néoplasiques ; et surtout lorsqu'on sait que les fibro-myomes utérins eux-mêmes, exagèrent à ces moments-là certains de leurs effets.

A l'examen direct, ces productions se présentent le plus souvent sous l'aspect de masses arrondies, polypiformes, à lobulations plus ou moins nombreuses. Ces masses peuvent être développées en profondeur et sessiles, mais elles peuvent aussi aller vers l'extérieur et dès lors se pédiculiser au point de descendre entre les cuisses.

Généralement la consistance est dure ; mais cela n'est pas toujours ainsi, et particulièrement dans deux cas :

1° quand il s'agit de la variété molluscum ; 2° lorsque la tumeur est infiltrée de liquide ou lacunaire.

La masse se meut habituellement assez bien sur les parties profondes, mais on comprend que dans les cas d'adhérences osseuses, il n'en soit plus ainsi.

La peau est, en général, souple au-dessus de la tumeur; cependant lorsque celle-ci est volumineuse, les téguments peuvent s'ulcérer et une hémorragie assez abondante se produire.

Souvent elle est seulement amincie.

D'autre part, dans le molluscum, étant donné l'état souvent précaire des vaisseaux du pédicule, on peut voir des troubles circulatoires aboutissant d'abord à l'infiltration œdémateuse, puis à des tendances sphacéliques, puis encore à des hémorragies.....

Malgré tout, le fibrome de la grande lèvre, n'a pas, par lui-même, de retentissement sur l'état général.

MARCHE. — La marche est lente — très lente ; — mais nous ne devons pas oublier l'influence stimulante de la menstruation et de la grossesse, et ce fait particulier que parfois sous cette dernière influence, le molluscum se développe fortement.

PRONOSTIC. — Il est bénin ; mais d'une bénignité qui n'est pas absolue si l'on se rappelle l'évolution possible vers le sarcome.

TRAITEMENT. — Il faut donc pratiquer l'extirpation aussitôt qu'elle est possible. — L'opération est, d'ailleurs, des plus aisées lorsque la tumeur est munie d'un pédicule. Elle peut cependant nécessiter une dissection des plus minutieuses quand il s'agit d'un néoplasme non seulement profond, mais encore muni d'adhérences périostiques.

KYSTES DE LA GLANDE VULVO-VAGINALE

Définition. — Ces kystes résultent de l'accumulation liquide dans la glande vulvo-vaginale — liquide visqueux et incolore, souvent aussi jaune brun plus ou moins foncé ; — et ils se présentent sous forme d'une tumeur ovoïde ou arrondie, siégeant à la base de la petite lèvre qu'ils déplissent en partie.

Etiologie. — Ils sont formés par le phénomène de la *rétention ;* — cette rétention se produisant par une oblitération du conduit principal de la glande, ou bien par l'obstruction d'un canalicule. — Et cela revient à dire que la glande entière, ou plusieurs lobules, ou un seul, peuvent être dilatés.

Le plus souvent la cause première de ces obstacles réside en un état inflammatoire antérieur, résultat de l'irritation due au manque de soins, à l'eczéma..... et surtout à l'infection blennorragique presque constante pour certains auteurs ; mais elle reconnaît également des causes purement mécaniques comme une plaque de végétation, la sténose d'une cicatrice, la présence d'un bouchon muqueux, et aussi deux causes prédisposantes qu'on ne saurait oublier, je veux dire l'obliquité du canal excréteur de la glande d'abord, — la disposition valvulaire de la muqueuse à son orifice ensuite.

Symptomatologie. — Ces kystes siègent le plus souvent du côté gauche. Si l'oblitération porte sur le canal excréteur — ce qui est le cas le plus fréquent — on découvre, en examinant soigneusement la région, une tuméfaction qui occupe la partie inférieure du sillon interlabial; qui déplisse même la base de la petite lèvre, et qui, enfin, pour peu qu'elle présente un certain volume, déforme la grande lèvre elle-même dans sa partie postérieure.

Généralement cette tumeur est arrondie et régulière ; mais elle ne possède ses caractères qu'une fois bien développée ; et dès lors, elle égale le volume d'une noix et quelquefois même des dimensions supérieures.

De plus il nous suffit de nous rappeler la variété possible dans le nombre et le siège des lobules glandulaires atteints, pour nous rendre compte que si d'ordinaire la masse est uniforme, elle peut aussi présenter des granulations et des saillies.

Si l'on pratique la palpation, on constate que la peau qui recouvre le kyste du côté externe glisse sur lui, mais que la muqueuse qui le recouvre du côté interne est au contraire et parfois adhérente.

On constate encore la rénitence plus ou moins considérable, ou même la fluctuation, suivant l'état variable de tension du liquide ; et même il arrive que pendant ces manœuvres on fasse sourdre un peu de ce liquide par l'orifice du canal excréteur.

L'indolence est ordinairement la règle. Il y a seulement un peu de gêne lorsque le kyste est de grandes dimensions : gêne dans la marche, dans le coït, voire dans la miction.

L'évolution est excessivement lente. Cependant au moment des règles ou même après les rapports sexuels, on peut voir des poussées d'accroissement.

Complications. — Il y en a deux principales :

La première résulte du volume exagéré de la tumeur, et de l'entrave ainsi apportée aux mouvements, à la miction, et aux fonctions génitales ; la deuxième provient de l'inflammation de la poche, et se caractérise par une tension rapidement augmentée, la rougeur du tégument, les douleurs spontanées, et la sensibilité très accrue de la région. — Or cette inflammation elle-même reconnaît comme causes, tantôt une simple propagation de voisinage, tantôt un examen septique, quelque fois une étiologie inconnue.

Anatomie pathologique. — Nous devons étudier ici le contenant et le contenu.

Du côté de la paroi, trois couches :

La plus interne formée par la muqueuse,

La moyenne fibreuse ou fibro-élastique,

La troisième, extérieure et n'étant à proprement parler que le tissu cellulaire parenchymateux ; — couche celluleuse et très richement vascularisée par des ramifications de l'appareil honteux interne.

Mais à côté de cette description typique il est facile d'imaginer qu'il peut y avoir dans la disposition de ces couches, des modifications considérables qui relèvent surtout de l'inflammation et des altérations chroniques.

Passons au contenu : c'est un liquide clair, transparent, incolore, filant, parfois teinté par un épanchement sanguin plus ou moins abondant ; il n'est autre chose que du mucus qui, à la longue, peut devenir séreux.

Diagnostic. — Le diagnostic doit être aisément établi :

1° Par la considération du siège de la tumeur,

2° Par la lenteur de la marche,

3° Par l'état non inflammatoire.

Cependant il faudra penser à la confusion possible :

Avec les hydrocèles, qui siègent tout de même plus haut,

Avec les lipomes, qui sont fort rares,

Avec la hernie de la grande lèvre qui n'a pas la même consistance, qui donne une sensation de gargouillement, qui est réductible, et qui reçoit l'impulsion de la toux,

Avec la bartholinite chronique qui est dure, douloureuse, atteinte de poussées subaiguës.

Pronostic. — Il est absolument bénin, et tout à fait favorable quand le kyste est superficiel.

Traitement. — Il y a deux procédés de traitement :

Ou bien longue incision, expulsion du contenu, lavages soigneux, et cautérisation des parois soit au nitrate d'argent, soit au chlorure de zinc ;

Ou bien extirpation !

C'est cette dernière intervention qu'il faut pratiquer, car elle est *complète*, et les résultats sont absolus. Mais, elle est quelquefois fort malaisée :

1° A cause des adhérences vaginales,

2° A cause des adhérences assez denses et serrées à l'ischion,

3° A cause des adhérences aux muscles voisins : constricteur du vagin, transverse du périnée.....

4° A cause des vaisseaux qui peuvent donner beaucoup de sang.

KYSTES SÉREUX OU HYDROCÈLES

Définition. — Il faut entendre sous ces noms, des collections liquides limitées « enkystées » — caractérisées par leur siège dans l'épaisseur de la grande lèvre, et par la possibilité d'être réduites.

Etiologie. — Ces collections se montrent particulièrement pendant la vie génitale, mais ce n'est point à dire qu'on n'en puisse observer soit avant, soit après. — D'autre part le côté gauche est particulièrement atteint. — Enfin, les traumatismes, les contusions répétées et par exemple : les frottements continuels d'un bandage herniaire..... ont certainement un rôle dans la genèse de cette affection.

Anatomie pathologique. — Ces kystes comprennent une poche et un liquide.

La poche est généralement uniloculaire ; son aspect est fibreux ; sa surface interne est lisse et tapissée par un épithélium pavimenteux ; sa cavité est quelquefois traversée par des brides ; sa structure est conjonctivo-élastique ; sa paroi est mince.

Elle est souvent indépendante du canal inguinal ; elle y peut cependant pénétrer par un pédicule ; elle peut même, s'enfonçant plus profondément, communiquer avec le péritoine.

Le liquide qu'elle renferme est clair, jaune citrin, pouvant être légèrement hématique ; ou même purulent, après une poussée inflammatoire.

Pathogénie. — Il y a dans la pathogénie de ces formations kystiques, des interprétations qu'il faut rejeter, et d'autres qu'on doit accepter.

Il faut rejeter celle qui veut faire de ces tumeurs des hygromas de bourses séreuses accidentelles ou professionnelles.

Il faut également laisser de côté celle qui voudrait en faire des kystes d'un sac dartoïque.

Par contre on doit accepter celle dite de l'hydrocèle herniaire, c'est-à-dire de la collection siégeant dans un sac herniaire habité ou déshabité ;

Celle surtout de la collection développée, soit dans le canal de Nück, soit dans des débris de ce canal susceptibles de se distendre.

Symptomatologie. — Ces kystes apparaissent tout d'abord dans la partie supérieure de la grande lèvre ; puis, s'ils continuent leur développement progressif, ils arrivent facilement à l'envahir en totalité.

Leur volume, d'ailleurs, peut osciller entre celui d'un gros pois et celui d'un œuf de dinde ; et lorsque leur développement est accompli, ils ont la forme d'une tumeur allongée, oblique en bas et en dedans, et dont le revêtement cutané est sain.

La tumeur est mobile et sans adhérences à la profondeur. — Elle est fluctuante parce que liquide, et transparente parce que séreuse ; mais pour la constatation de ces deux caractères, il faut que le volume du kyste soit assez considérable, et qu'il y ait un certain degré de tension et d'amincissement des parois.

Si l'on tente de la réduire, on en constate l'impossibilité, à moins qu'il n'y ait communication péritonéale.

Si l'on fait l'exploration de tout son pourtour, on voit qu'elle est généralement bien limitée, mais que parfois à sa partie supérieure elle se prolonge en un pédicule qui peut être senti, et suivi jusqu'à l'orifice cutané du canal inguinal.

Enfin, si l'on fait une ponction, on en extrait le liquide que nous connaissons déjà — *liquide qui ne tarde pas à se reproduire.*

Marche. — L'évolution de ces tumeurs est excessivement lente. — Jamais, à moins de volume excessif, on ne voit apparaître de douleurs ; tout au plus les malades éprouvent-elles de la gêne.

Que si le kyste s'enflamme et subit la transformation purulente, non seulement il offre localement les phénomènes bien connus de rougeur, de gonflement, d'œdème périphérique, de tension douloureuse..... mais encore il peut présenter le tableau vrai de l'étranglement herniaire.

Diagnostic. — Lorsqu'on se trouve en présence d'une tuméfaction de la région labiale, il faut tout d'abord se demander si elle est solide ou si elle est liquide.

En fait de tumeurs solides, je ne vois guère que les lipomes qui puissent en imposer ; et pourtant, ils sont plus diffus, moins limités, de consistance non identique, et ne laissent ni voir, ni « deviner » la transparence.

En fait de tumeurs liquides nous avons d'abord les tumeurs variqueuses ; mais elles se présentent sous l'aspect de gros paquets bleuâtres, et plutôt violacés du côté de la muqueuse ; de plus, elles se rapportent tout spécialement à la grossesse.

Nous avons encore les kystes de la glande vulvo-vaginale, mais ceux-ci n'occupent pas la moitié supérieure de la grande lèvre comme cela a lieu pour l'affection qui nous occupe.

Enfin il peut être intéressant de savoir si le liquide est séreux ou hématique. — Or en faveur de ce dernier cas, il y a les commémoratifs, le manque de transparence, et parfois certaines inégalités de consistance.

Pronostic. — Il est bénin. Deux raisons peuvent pourtant légèrement atténuer cette bénignité : la première c'est la possibilité d'inflammation et de transformation purulente ; la deuxième, plus sérieuse, c'est l'invitation à la hernie, dans le cas — bien entendu — de communication du kyste avec la cavité péritonéale.

Traitement. — Comme il est difficile de savoir, d'une façon précise, si le kyste communique avec la cavité péritonéale, il vaut mieux toujours recourir à l'ablation au bistouri — à la cure radicale — plutôt que ponctionner et faire suivre les ponctions d'injections modificatrices.

CANCER DE LA VULVE

Etiologie. — Cette forme maligne peut être primitive ou secondaire.

Primitive, elle est rare ;

Secondaire, elle résulte de la propagation d'un cancer, ou utérin ou vaginal ou anal.

Le cancer de la vulve est surtout fréquent au voisinage de la ménopause ; il peut même, quoique plus rarement, se développer dans la vieillesse, et tout à fait exceptionnellement autour de la période de 20 à 25 ans.

Ici, comme en toutes régions de l'économie, les irritations sont causes prédisposantes ; et j'en dirai autant du psoriasis vulvaire, des manifestations syphilitiques, des végétations, des grossesses répétées, de l'hérédité (???).

Anatomie pathologique. — Très souvent la tumeur maligne est précédée par des plaques de leucokératose qui peuvent persister plus ou moins longtemps avant son développement.

Ceci dit, le cancer de la vulve débute soit par la petite lèvre, soit par le clitoris, soit par les environs du méat.

Tantôt le mal apparaît sous forme de nodules faisant

corps avec le revêtement cutané, nodules qui en arrivent à s'ulcérer.

Tantôt ce sont de véritables plaques hypertrophiées qui s'ulcèrent également ou de petites tumeurs verruqueuses qui finissent de la même manière ; et, lorsque le point de départ se fait aux environs du méat, la propagation à la partie antérieure du vagin est absolument et immédiatement à redouter.

On peut rencontrer ici toutes les variétés cancéreuses, mais c'est l'épithélioma qui paraît de beaucoup la plus fréquente, et particulièrement l'épithélioma pavimenteux lobulé.

Enfin les ganglions inguinaux sont rapidement engorgés.

Symptomatologie. — Le début de l'affection passe, en général, inaperçu. — Souvent cependant, avant toute autre apparition, un prurit vulvaire très intense se produit ; et des démangeaisons très vives existent, se présentant quelquefois avec des exacerbations fort pénibles.

Lorsque le mal est reconnu, il présente, ainsi que nous venons de l'écrire, la forme de plaques ou de nodules ou de tumeurs verruqueuses. — Or ces productions — qui vont s'ulcérer — peuvent, avant de le faire, se souder les unes aux autres et former ainsi de véritables dalles, dures et ligneuses.

Spontanément ou par grattage, se montre alors une ulcération qui, lorsqu'elle est définitivement constituée, se caractérise sous la forme d'une plaie terne, grisâtre ou rouge violette, dont les bords sont inégaux, rugueux et taillés à pic, puis recouverts de produits de sécrétion séchés ou sanieux, — d'une plaie qui saigne quelquefois et qui repose sur une base indurée et légèrement surélevée.

Tout autour la peau est infiltrée, et rappelle ainsi l'aspect de la peau d'orange ; l'orifice vulvaire se déforme ; il y a des troubles trophiques..... les poils se cassent et tombent ; à ce point même que la vulve peut en devenir totalement dépourvue. — Alors, à cause de la véritable douleur que détermine le frottement de la marche, celle-ci devient très difficile, les rapports sexuels très pénibles, et le passage de l'urine est cuisant et irritant. — Une fois constituée, l'ulcération évolue avec une assez grande rapidité. Elle sécrète un liquide qui se concrète en croûtes s'il n'est pas trop abondant et qui, dans le cas contraire, est sanieux et puriforme, parfois même accompagné d'un peu de suintement sanguin et d'une odeur repoussante. — Elle fait des progrès, surtout du côté de la face muqueuse, mais elle peut s'étendre soit en avant, soit en dehors, soit vers l'anus ou envahir le vagin et la vessie.

Les ganglions de l'aine se tuméfient tardivement, quelquefois ils s'ulcèrent eux-mêmes, et alors les signes de la cachexie ne tardent pas à se montrer — aboutissant à la mort — qui d'ailleurs peut encore se produire soit par la généralisation, soit par une complication : phlébite..... pleurésie..... survenant d'ordinaire deux ou trois ans après l'apparition de l'ulcération.

Diagnostic. — Au début, il est vraiment difficile, et c'est avec les accidents vénériens qu'il faut éviter la confusion.

Ainsi l'ulcération rappelle le chancre mou — mais nous n'oublierons pas que celui-ci n'est pas unique — qu'il est sans induration — que l'adénite y est précoce — que la marche enfin en est rapide.

L'ulcération ressemble au chancre induré, et par elle-même et par sa base ; mais ici encore l'adénite est précoce, il n'y a pas extension progressive, et enfin nous n'avons pas longtemps à attendre l'apparition des accidents secondaires.

Certaines syphilides peuvent être confondues avec le cancer, mais elles sont multiples, et puis elles ont pour elles l'action décisive du traitement...

Peut-on faire confusion avec les ulcérations tuberculeuses ? — D'abord celles-ci sont rares ; ensuite elles sont *douloureuses ;* d'autre part leur base est loin de ressembler à celle de la tumeur maligne; il y a des nodules tuberculeux périphériques ; il y a l'existence quasi certaine d'autres manifestations bacillaires et l'altération de la santé générale.

Traitement. — Pensons d'abord (préventivement) à la transformation des plaques leucoplasiques.

Ceci dit, le seul traitement à mettre en pratique consiste en la large ablation des parties malades, pratiquée soit avec le bistouri, soit avec le thermocautère pour éviter l'hémorragie. Mais il est bien entendu que plusieurs points doivent être présents à l'esprit :

a) Il faut que *toute* la tumeur soit enlevable ;

b) Il faut que les ganglions aussi soient extirpés ;

c) Il faut autant que possible reconstituer les orifices naturels, et pour cela il est nécessaire de songer aux rétractions cicatricielles, fatales, qui doivent suivre l'intervention ;

d) Il faut enfin savoir que la récidive est quasi inévitable, soit sur place, soit dans les ganglions inguinaux.

Quand le traitement radical n'est pas possible, on doit chercher à obvier aux inconvénients les plus graves :

1) Aux écoulements ichoreux par les irrigations

simples à l'eau bouillie ou avec les liquides antiseptiques..... au permanganate de potasse ou à l'eau oxygénée..... ;

2) Aux phénomènes douloureux, par les calmants à l'intérieur et par les pommades sédatives..... ;

3) Aux irritations voisines par la propreté la plus grande, par les émollients, et par les bains.....

DÉCHIRURE DU PÉRINÉE

Définition. — On doit entendre par déchirure du périnée, une solution de continuité, une plaie produite sur le plancher pelvien — plancher fibro-musculaire et constituant le diaphragme inférieur du bassin.

Etiologie. — Comme premières causes il faut placer les accidents obstétricaux, soit que ces accidents se produisent pendant l'expulsion du fœtus, soit qu'ils se montrent à l'occasion des manœuvres de l'accouchement.

En deuxième ligne, il faut noter les traumatismes simples qui, en somme, exercent ici leurs effets comme ailleurs, et dont je ne fais qu'énumérer les deux modes principaux, à savoir :

Les chutes à califourchon, et les coups directement portés sur la région (coups de pied..... coups de corne..... coups de fourche.....).

En troisième ligne il faut citer les prédispositions individuelles :

Prédisposition portant surtout sur l'état des tissus qui sont : ou bien non suffisamment souples pour subir impunément les dilatations obstétricales, — ou bien infiltrés et plus ou moins privés de vitalité et de résistance ;

Prédisposition résultant de l'âge même, avancé, de la primipare, et aussi du reste, prédisposition résultant du fait seul de la primiparité ;

Prédisposition due à la hauteur du périnée et à son épaisseur plus ou moins considérable ;

Prédisposition enfin relevant des dimensions trop restreintes de la vulve par rapport au volume des parties fœtales.

Anatomie pathologique. — Il y a plusieurs degrés dans la déchirure périnéale ; et ces degrés doivent être classifiés ainsi qu'il suit :

Rupture superficielle d'abord,

Rupture superficielle et profonde ensuite.

Dans la première variété, plusieurs étapes existent qui sont :

a) La déchirure toute simple de la fourchette,

b) Une lésion plus avancée et atteignant le sphincter anal sans l'entamer, ou bien en ne l'intéressant que très légèrement,

c) Enfin une plaie encore plus profonde, intéressant franchement le sphincter et faisant communiquer librement les régions anale et vaginale.

Voilà pour les ruptures superficielles !

Lorsque à celles-ci viennent s'ajouter les ruptures profondes, la solution de continuité s'insinue plus haut et plus profondément — et dès lors elle intéresse plus ou moins la cloison recto-vaginale.

J'ajouterai :

Que si dans certains cas ce sont les couches superficielles qui se déchirent les premières, dans d'autres cas ce sont les plans profonds musculo-aponévrotiques qui sont tout d'abord atteints ;

Que parfois même ces plans profonds sont seuls atteints, de telle sorte qu'au premier abord il ne paraît pas y avoir de déchirure, puisque les téguments n'ont pas cédé ;

Qu'il peut y avoir seule rupture de la cloison recto-vaginale ;

Qu'il peut y avoir enfin simples ruptures musculaires sous-cutanées, portant le plus souvent sur les fibres du releveur anal — ces deux dernières modalités rares d'ailleurs.

SYMPTOMATOLOGIE. — Dans la symptomatologie, nous avons :

Des signes fournis par la vue ;

Des signes fournis par le toucher ;

Des symptômes éprouvés par la malade.

a) Les premiers nous sont déjà connus ; nous ajouterons donc simplement que pour les bien apprécier, il faut mettre la malade en position obstétricale, et que cela fait, non seulement nous pourrons nous rendre compte de l'état de la plaie, mais encore nous pourrons constater, soit par la seule inspection, soit par les efforts qu'il sera bon de provoquer, qu'il existe un certain degré de prolapsus..... qu'il y a de l'incontinence fécale..... qu'il s'est produit un cloaque plus ou moins étendu recto-vaginal.......

b) En pratiquant le toucher, aussi bien le rectal que le vaginal, on explorera la cloison, on recherchera le degré de résistance musculaire, on appréciera enfin la force de propulsion du prolapsus.

c) Quant aux symptômes fonctionnels éprouvés par les malades, ils sont, cela va sans dire, plus ou moins accusés. Quasi-insignifiants avec les petites déchirures de la fourchette, ils amènent tout bonnement un peu d'agrandissement de la vulve, et ils ne doivent préoccuper en quoi que ce soit car ces plaies cicatrisent et guérissent spontanément. — Mais lorsque le sphincter est atteint, lorsque la division intéresse la cloison vagino-rectale, la sortie involontaire des gaz et des matières se produit ; continuellement les malades sont souillées, et il est aisé de comprendre tous les ennuis qui doivent résulter pour elles d'une pareille situation.

De plus, il y a des douleurs pelviennes plus ou moins vagues, des sensations de pesanteur dans la station verticale..... de la fatigue rapide pendant la marche..... et au bout d'un temps plus ou moins long (à moins qu'il n'y ait eu intervention immédiate), la sangle périnéale se trouvant supprimée, le prolapsus vaginal se produit — compliqué de cystocèle et de descente utérine, voire même à la longue de rectocèle — toutes lésions ne demandant qu'à s'exagérer petit à petit.

Malgré tout, il ne faut pourtant pas croire à la « fatalité » du prolapsus, et je répète ce que j'ai déjà dit en commençant — à savoir que le prolapsus relève bien plus d'une déchéance des tissus que d'une banale action mécanique.

Diagnostic. — La symptomatologie se présente assez d'elle-même *à la vue et au doigt*, pour que je n'aie pas à insister sur la facilité du diagnostic.

Je dirai donc seulement que dans les cas où les revêtements cutanés et muqueux sont conservés intacts alors que la déchirure est interstitielle, le toucher est tout particulièrement nécessaire et donne *seul* bien nettement l'état de l'insuffisance périnéale ; et qu'il faut pratiquer ce toucher en introduisant le doigt d'abord, puis en déprimant la paroi postérieure qui, dans ces cas, se laisse enfoncer sans présenter la résistance élastique classique.

Pronostic. — Le pronostic est en somme, sérieux, parce qu'il s'agit ici d'une véritable infirmité :

Infirmité si la déchirure amène comme conséquence l'incontinence des matières et des gaz.....

Infirmité à cause des poussées d'endométrite qui peuvent résulter du fait de la congestion des parties, de l'amoindrissement de leur vitalité, des infections concomitantes.....

Infirmité enfin à cause des prolapsus génitaux qui succèdent souvent à de telles lésions.

Cependant nous ne perdrons pas de vue que lorsque la blessure n'est pas profonde et le sphincter anal non intéressé, non seulement les conséquences ne doivent pas assombrir l'avenir, mais même elles peuvent rester inaperçues.

Traitement. — Ou bien la rupture périnéale n'a pas intéressé l'anus et ne s'est effectuée que sur le périnée antérieur et la paroi vaginale ; — ou bien la déchirure a été complète, je veux dire que l'anus et le rectum ont été intéressés, et que la rupture porte sur la cloison recto-vaginale elle-même.

Or, avant d'aborder l'étude des interventions qui conviennent à l'une et à l'autre de ces modalités, je voudrais dire un mot du traitement prophylactique. — Il a une importance considérable, et il me suffira, je pense, de rappeler qu'il consiste en des préparations particulières au moment de l'accouchement, ayant pour but de conserver au périnée sa souplesse et par conséquent de le soutenir au moment des efforts, de modérer et de régler ces efforts, d'agrandir les dimensions de l'orifice vulvaire si l'on redoute une rupture..... de tempérer la vitesse de l'expulsion, de diriger enfin cette expulsion.....

*
* *

Passons maintenant au traitement curatif.

A quelle époque doit-il être tenté ? — A trois époques :

A) Immédiatement si c'est possible ; je veux dire si les tissus ne sont pas trop profondément contusionnés et modifiés dans leur vitalité. — Or ce qui fait précisément cette nécessité d'agir rapidement et immédiatement après la déchirure, *c'est qu'il n'a pu encore y avoir infection.* Donc intervention immédiate (à moins que l'état général ne soit aggravé à la suite d'un accouchement particulièrement difficile).

B) Lorsque pour une raison ou pour une autre l'intervention immédiate n'a pas été possible, il sera permis d'agir — au bout de douze à quinze jours — en grattant les bourgeons charnus, après grands lavages, et en « rafraîchissant » tout d'abord la plaie. — Et il est encore bien entendu que l'on n'agira ainsi que si les suites de couches ont été absolument régulières.

C) Il est une troisième époque, celle — on peut le dire — qui se présente le plus fréquemment ; je veux parler de 3 à 4 mois après l'accouchement, c'est-à-dire à une période où les parties sont cicatrisées et peuvent avoir repris la vitalité qu'elles avaient perdue.

*
* *

INTERVENTIONS DANS LE CAS DE RUPTURE INCOMPLÈTE. — Nous devons ici restaurer le corps périnéal et reconstituer un vagin. Or pour ce faire, nous avons à notre disposition les opérations par avivement et suture, ou les opérations par dédoublement recto-vaginal et suture.

Voyons d'abord l'avivement ! — Il y a ici, bien entendu, comme dans toute méthode, un certain nombre de procédés. — Ces procédés, je ne crois pas devoir les exposer tous, car je pense que ce qu'il faut montrer, c'est comment une intervention est capable et de refaire un périnée et de rétablir une paroi vaginale ; or rien ne le montre mieux que le procédé d'Hégar qui peut être considéré comme le type de ce genre d'opérations. C'est donc lui que je vais mettre en avant :

Un avivement est fait en forme de triangle dont la base est à la peau et dont les trois côtés ne sont pas inférieurs à 6 centimètres ; — et, pour que cet avivement — qui comprend l'ablation de la seule muqueuse — se fasse aisément et sans atteinte du rectum, trois pinces placées aux trois angles de ce triangle tirent légèrement chacune de leur côté et étalent la région. — On a donc en fin de compte sous les yeux une surface cruentée, dont le suintement sanguin fort gênant est combattu par une irrigation continuelle ; et il n'y a plus qu'à faire les sutures qui seront pratiquées ainsi qu'il suit : d'abord sutures vaginales, c'est-à-dire réunion des bords latéraux du triangle ; — ensuite sutures périnéales, c'est-à-dire réunion de l'une à l'autre, des deux moitiés de la base.

La réunion des bords latéraux se fait par des fils parcourant la paroi immédiatement au-dessous du plan d'avivement ;

Celle des deux moitiés périnéales se fait par des fils comprenant une bonne épaisseur de tissus.

L'opération une fois terminée, il faut assurer la miction par le catéthérisme, et constiper la malade durant quelques jours.

La méthode du dédoublement est très clairement exposée dans le procédé dont l'origine appartient à Lawson Tait.

Ce procédé consiste : 1° à séparer — après incision transversale sur le bord inférieur de la cloison déchirée — les deux voiles rectaux et vaginaux qui constituent cette cloison ; — 2° à effectuer cette séparation jusqu'à la rencontre de deux incisions latérales de 2 à 3 centimètres de longueur environ et perpendiculaires à l'incision transversale ; de telle sorte qu'il en résulte un véritable lambeau qui peut être soulevé et abaissé ; — 3° à faire les sutures en trois temps : *a* surjet au catgut (et dans le sens antéro-postérieur) des surfaces avivées ; *b* suture de la peau au crin de Florence et dans le même sens ; *c* suture aux fils d'argent, profonds, passant sous la surface cruentée, serrés, non pas par torsion, mais par solide fixation de leurs extrémités gauche et droite, à des rouleaux de gaze ; introduits enfin dans ce but transversalement et en anse ; et de telle sorte, en définitive, qu'ils constituent, non pas des fils de constriction, mais des fils de soutien.

* * *

Il résulte de tout dédoublement tant soit peu poussé, la prise, dans les sutures profondes, des muscles releveurs de l'anus. — Or cela est un grand bien, car le vagin, et par suite l'utérus, sont ainsi maintenus, en même temps que le plancher pelvien consolidé.

Ces muscles se voient nettement après écartement profond des lambeaux vaginal et rectal, et les suturer directement l'un à l'autre, c'est supprimer la fente prérectale et constituer « en arrière du vagin une sangle musculaire très forte qui soutiendra cet organe »[1].

Cependant on a récemment fait un reproche à cette sangle [2], celui de brider la descente céphalique et d'être ainsi une cause de dystocie.

Lorsqu'il s'agit de toutes petites déchirures on peut se dispenser d'intervenir, mais ce n'est point à dire qu'il n'y ait rien à faire. — Et en effet, il faut tout d'abord veiller à une propreté méticuleuse de la région ; il faut maintenir rapprochées les jambes de la malade ; il faut enfin, si on le juge nécessaire, ne pas hésiter à réunir les bords de la plaie après l'avoir aplanie et régularisée.

*
* *

Interventions dans le cas de ruptures complètes. — Les deux méthodes d'avivement et d'autoplastie se retrouvent ici.

Deux procédés sont à connaître dans la méthode d'avivement, à savoir : le procédé de Simon Hégar et celui d'Emmet. —

Le premier consiste à tracer un avivement ayant la forme d'un papillon aux ailes déployées, dont le corps correspondrait à la partie moyenne de la cloison, dont les bords atteindraient à la face interne des grandes lèvres, dont la partie postérieure enfin passerait au devant de l'anus. — Il est terminé par trois ordres de sutures : les unes vaginales pour l'extrémité antérieure du corps du papillon ; — les autres rectales destinées à la fermeture de l'intestin ; — les dernières périnéales destinées

(1) Proust. *Chir. de l'app. génit. de la femme.* Paris, Masson, 1908, p. 17.

(2) Soc. d'obst., 20 janv. 1910. Presse méd., 2 fév. 1910, p. 86.

à réunir l'une à l'autre les ailes avivées, et par suite, profondément enfoncées. —

Le deuxième procédé ne diffère, à la vérité, du premier que par ce fait que la suture est à un seul plan et uniquement périnéale. — Elle est faite avec la grande aiguille courbe d'Emmet cheminant sous l'avivement, ressortant par un point symétrique du point d'entrée à un centimètre en dehors de lui ; et constituée par une série de fils situés les uns au-dessus des autres, le fil postérieur ayant pour mission d'affronter les parties déchirées du sphincter anal. —

Nous connaissons déjà la méthode autoplastique en ce que c'est celle du dédoublement, de Lawson Tait; dédoublement largement pratiqué grâce à une incision transversale réunissant un peu en arrière de leur milieu deux incisions latérales verticales, et de telle sorte que le décollement accompli, on se trouve en présence d'une pyramide quadrangulaire à base extérieure dont il n'y a plus qu'à affronter les parois. — Or, cet affrontement que Lawson Tait pratiquait sans intéresser la peau, a été très perfectionné par Pozzi qui, ainsi que nous le savons déjà, suture en deux plans : union des surfaces par surjets de catguts d'une part, et d'autre part, fils profonds d'argent, moyens de tassement et de soutien.

VICES DE CONFORMATION DU VAGIN

Il est indispensable — pour s'y reconnaître — de rappeler ici en quelques mots, le développement du vagin. — C'est ce que je vais faire immédiatement.

Dans les tout premiers débuts de l'appareil uro-génital, on voit partir de l'organe dit corps de Wolff, un cordon longitudinal, appelé cordon uro-génital et destiné à se terminer dans la paroi postérieure du sinus uro-génital.

Ce cordon uro-génital est formé lui-même de deux conduits, le canal de Wolff et le conduit de Müller.

Or, tandis que chez l'homme le canal de Müller s'atrophie, alors que celui de Wolff fournit l'épididyme et le canal déférent, chez la femme au contraire, celui de Wolff s'atrophie, tandis que celui de Müller persiste et forme la trompe, l'utérus et le vagin.

Et voici dès lors ce qui se produit :

D'abord les deux conduits de Müller s'accolent l'un avec l'autre dans la dernière partie de leur trajet. — Puis — et cela a lieu au commencement du quatrième mois — les parties accolées se fusionnent, de telle sorte qu'il existe à la place des deux conduits primitifs un canal impair et médian aux dépens duquel se développent en haut l'utérus et en bas le vagin.

Ces notions étant considérées pour le moment comme

suffisantes, nous allons passer à l'étude d'anomalies qui ne sont autre chose que la *persistance* d'états qui, normalement, ne devraient être que transitoires ; et somme toute, ce n'est pas « malformation », c'est « non formation » qu'il faudrait dire ordinairement.

Ces anomalies sont : l'absence de vagin ou le vagin rudimentaire, les ouvertures anormales du vagin, et le cloisonnement vaginal.

ETIOLOGIE. — Ces états sont donc dus à ce fait que les canaux de Müller se sont arrêtés de bonne heure dans leur développement. Or l'arrêt a pu porter sur un point seulement de leur étendue ou sur l'étendue tout entière.

Ils sont dus à la persistance plus ou moins complète de la soudure qui unit les parois du vagin pendant la vie embryonnaire.

Ils sont dus à ce que le vagin ne doit son développement qu'à un seul des deux Müller.....

Ils sont dus enfin à un manque de fusion des conduits.

LÉSIONS ANATOMIQUES. — Tantôt il n'existe que peu de traces du tissu vaginal, et il n'y a qu'un simple cordon fibreux, qui est fibreux dans toute sa hauteur ou fibreux seulement dans une partie et creux dans une autre.

Tantôt l'organe peut faire complètement défaut, et à la place du vagin il n'est rien qui le rappelle — à tel point que le rectum et la vessie se trouvent accolés sans la moindre interposition.

Dans les cas où le vagin n'est que partiel, tantôt c'est l'extrémité inférieure qui manque, tantôt c'est la partie supérieure qui est oblitérée, tantôt enfin c'est la partie moyenne qui fait défaut, alors qu'il existe deux trajets, l'un supérieur, l'autre inférieur.

Le plus souvent cependant c'est la partie supérieure

qui est absente, et dès lors : tandis que l'inférieure bien conformée mais plus ou moins étroite présente seulement quelques centimètres de profondeur, la supérieure se montre sous la forme d'un simple cordon fibreux aboutissant à l'utérus. —

Avec de telles anomalies, les parties génitales externes sont d'ordinaire à peu près normales. — La vulve serait ce qu'elle doit être n'étaient des petites lèvres qui sont atrophiées ou adhérentes, et un urètre plus ou moins dilaté, mais qui doit il est vrai, souvent cette dilatation, à des tentatives de coït. — Par contre, les organes internes et tout particulièrement l'utérus sont habituellement plus ou moins rudimentaires.

*
* *

S'il y a cloisonnement du vagin, ce cloisonnement sera transversal ou longitudinal.

Voyons d'abord le cloisonnement transversal ! — Il s'agit ici, ou d'une imperforation hyménale ou d'une bride, reste d'un cloisonnement longitudinal en partie disparu, ou de la persistance partielle de la soudure qui unit les parois vaginales pendant la vie embryonnaire ; et dès lors, les apparences revêtues sont diverses : brides transversales, croissants, diaphragmes plus ou moins complets..... —

Il est de règle qu'il n'y ait qu'une cloison, et que celle-ci siège à 4 ou 5 centimètres de la vulve ; mais il peut tout de même y en avoir plusieurs (3 ou 4).

L'épaisseur en est variable, et il nous suffira de nous rappeler que si elle est diaphragme ou hymen elle est aplatie, tandis que si elle résulte de la persistance d'une séparation longitudinale elle peut être d'une certaine et inégale épaisseur.

Enfin comme structure, il s'agit de tissu fibreux et quelquefois aussi de fibres musculaires lisses.

Passons au cloisonnement longitudinal ! — Par lui, nous avons affaire à des vagins doubles, et nous ne serons pas surpris que cette anomalie marche normalement avec une anomalie semblable de l'utérus. Il suffit d'ailleurs pour cela de se rappeler le mode de développement que nous avons déjà vu, et de savoir aussi que les deux états ne sont, en somme, que la reproduction exacte de ce qui se passe dans certaines espèces animales.

Si le cloisonnement est complet, il va de l'utérus à la vulve ; s'il est incomplet, c'est presque toujours à la partie inférieure qu'il existe !

J'ajoute que, des deux vagins qui résultent de cette anomalie, l'un — le gauche — est un peu plus développé et un peu plus antérieur que le droit qui peut être lui-même oblitéré par en bas.

Enfin, il arrive que la cloison qui est ordinairement épaisse et charnue, puisse être perforée en plusieurs points de son étendue.

Symptomatologie. — Deux grands symptômes dominent les anomalies que nous venons de passer en revue. Ce sont :

1° Les troubles dans l'établissement de la menstruation ;

2° Les difficultés ou les impossibilités des rapprochements sexuels !

En ce qui concerne les troubles menstruels, si l'oblitération n'est pas complète, ces troubles ne se présenteront pas avec une grande gravité. — Il y aura simplement « de la difficulté », et les règles pourront être éliminées goutte à goutte, même si l'obturation est assez marquée pour ne point permettre l'introduction d'une sonde.— Or il est bien entendu qu'il ne s'agit ici que des femmes chez lesquelles ces anomalies ne s'accompagnent pas d'autres anomalies génitales profondes, comportant l'absence de menstruation.

Que si l'hymen est absolument imperforé, il y aura fatalement rétention sanguine, celle-ci augmentant à chaque période menstruelle avec toutes ses conséquences — mécaniques et générales.

Que se produit-il alors ? — A chaque période le sang arrive dans la poche hématique..... ; comme il n'y trouve pas d'issue, il s'y accumule petit à petit jusqu'à en distendre énormément les parois — et lorsque la cloison obturante est bas située, il peut résulter de cette accumulation une poche de dimensions si considérables qu'elle remonte jusqu'à l'ombilic, qu'elle repousse la vessie, qu'elle comprime le rectum, et qu'elle refoule enfin l'utérus en haut. —

Le vagin, lui-même subit l'influence néfaste de cette distension, et ses parois s'amincissent de plus en plus, à moins cependant que les choses n'aient évolué avec une grande lenteur, auquel cas il se produit au contraire de l'hypertrophie.

En présence de telles modifications locales, il se développe fatalement une série de symptômes bien dignes de retenir notre attention ; étudions-les :

Au moment de la puberté une jeune fille se plaint, un beau jour, de douleurs abdominales ; — ces douleurs s'accompagnent de tous les troubles physiologiques de la menstruation, *mais il n'y a point issue du sang par les voies naturelles ;* la sensibilité abdominale se montre....., il existe des douleurs lombaires et pelviennes..... les seins se congestionnent...... — tout cela durant quelques jours — puis s'atténuant, diminuant, et disparaissant, sans que les règles se soient montrées.

Un mois après — quelque temps après — les phénomènes se reproduisent, mais cette fois avec un peu plus d'intensité ; les douleurs abdominales vont en croissant ; le ventre se ballonne, la tumeur du ventre se développe de plus en plus, et les règles n'apparaissent toujours pas !

Souvent au moment de ces « époques », le péritoine réagit avec violence, avec douleurs suraiguës, avec accélération du pouls, nausées et vomissements, avec menaces de syncope même.

En outre, la compression exercée par la collection sanguine sur les viscères du voisinage se traduit d'abord par de la pollakiurie, puis par de la rétention d'urine, puis enfin par de la miction par regorgement ; elle se révèle encore par de la parésie intestinale et par une sérieuse constipation. Et ce n'est pas tout ; car des hémorragies supplémentaires se produisent parfois comme pour obvier à la non évacuation d'un sang qui, bien qu'exhalé, ne trouve point d'issue. — Et c'est ainsi que des hémorroïdes ont été signalées, et que des hémoptysies, des épistaxis ont pu attirer toute l'attention.

* * *

L'impossibilité des rapprochements sexuels constitue avec l'absence menstruelle, une raison péremptoire de pratiquer l'examen direct ; et alors, ce faisant, on constate l'imperforation de la cloison, le « bombement » de la membrane, plus ou moins tendue et violacée et rénitente. — Et si, poursuivant l'examen, on pratique la palpation abdominale, on constate que la collection s'élève plus ou moins haut ; il est même possible de la sentir surmontée d'une partie plus dure, d'une sorte de noyau, qui n'est autre que le corps utérin non dilaté.

Vient-on à pratiquer le toucher rectal, on se rend

compte que l'ébranlement liquide se transmet dans toutes les directions à la main abdominale et au doigt vaginal. — Enfin si l'on fait le cathétérisme vésical, on voit bien que la vessie n'est pour rien dans ce développement.

*
* *

On doit considérer comme absolument exceptionnelle — si tant est qu'elle existe — l'extension de l'hématocolpos à l'utérus. — Ce qui est moins rare c'est l'extension aux trompes de l'hématométrie. — Or l'hématosalpinx ainsi formé peut se déverser lentement dans le péritoine et donner naissance à des poussées irritatives, origine d'accidents de périmétrosalpingites, ou s'écouler rapidement et constituer dès lors une hématocèle.

Est-il utile d'ajouter qu'avec de pareils délabrements la santé générale s'altère ? — qu'il survient un état profond d'anémie, de l'anorexie..... de l'amaigrissement..... des hémorragies supplémentaires ?.....

Il est encore un mode d'évolution exceptionnellement sérieux, je veux parler de la rupture de l'hématocolpos. — Or cette rupture peut se faire par en dehors ou par en dedans. — Si c'est par dehors qu'elle a lieu, il en résulte tout d'abord, il est vrai, pour la malade, un véritable soulagement ; mais après cette première phase, il se fait une reproduction des accidents, ce qui n'est pas pour nous surprendre si nous considérons les dimensions de l'orifice de rupture — et le sang qui s'écoule est épais, visqueux, poisseux, plus ou moins « chocolaté », contenant des globules rouges déformés.

Que si c'est à l'intérieur que se produit l'épanchement sanguin, ce pourra être dans l'estomac (mais le fait est rare), dans l'intestin, dans le péritoine, à la base d'insertion des grandes lèvres.

Or à ces épanchements extravaginaux peut s'ajouter l'infection — jadis très redoutée ; et redoutable encore si c'est spontanément que la perforation s'est produite. — Mais il est tout de même des cas dans lesquels la transformation de l'hématocolpos s'est produite malgré absence d'ouverture, et pour l'explication desquels il faut admettre, ou bien que les microbes ont pénétré au travers des parois, ou bien qu'ils ont été apportés par le torrent circulatoire.

Diagnostic. — Le diagnostic est facile, puisqu'il suffit, pour le faire, d'un examen direct, et puisque la pathogénie est si brillamment éclairée par l'étude du développement.

Je rappellerai cependant qu'il ne faut pas confondre les anomalies génitales que nous venons d'étudier avec les cas d'adhérences pathologiques plus ou moins complètes des parois, et par exemple à la suite d'une ulcération gangréneuse de compression, ou d'une ulcération par caustiques.

Ceci dit, il ne faut pas — et cela est absolument capital au point de vue thérapeutique — il ne faut pas se contenter de *constater* l'anomalie, il faut encore en apprécier le degré. —

Il faut se rendre compte de l'épaisseur des diaphragmes, de la dimension des ouvertures anormales, de la longueur des cloisons, du degré de diminution du calibre ; et pour tous ces diagnostics le toucher rectal, aidé, lorsque la chose sera possible, du toucher vaginal, rendra d'inappréciables services. —

Si le vagin fait totalement défaut, la combinaison du toucher rectal et du cathétérisme vésical sera d'un précieux secours puisqu'elle permettra de se rendre compte que les deux explorations ne sont séparées que par un simple tissu cellulaire ; et si l'on y ajoute l'examen direct avec écartement des petites lèvres on reconnaîtra qu'il résulte de cette absence complète une oblitération absolue..... une membrane rose et sans tension. —

Lorsqu'on se trouve en présence d'une malade dont la rétention menstruelle est déjà relativement ancienne, on pourra songer à une grossesse ; mais quoi qu'il en soit, il faut toujours et avant tout, songer à faire un examen *direct*, car si la grossesse existe réellement, ce qui est parfaitement possible, même avec une cloison vaginale, il peut être nécessaire d'intervenir, afin de prévenir les accidents qui se pourraient produire au moment de l'accouchement, du fait même de l'anomalie.

Pronostic. — Bien que toutes ces anomalies ne se présentent pas avec la même gravité, on ne saurait nier que leur pronostic est assez sombre.

L'absence et l'étroitesse du vagin sont, en effet, graves puisqu'elles entraînent l'obstacle à la fécondation — voire même l'impossibilité des rapports sexuels ; et d'autre part l'existence d'une cloison vaginale est la cause d'une rétention sanguine et d'une accumulation qui peut s'infecter ou se terminer par une rupture ; or nous savons les conséquences de telles éventualités. — Quant aux dangers — si redoutés jadis — de l'intervention chirurgicale, ils n'existent pour ainsi dire plus à l'heure actuelle.

Traitement. — Il faudra tout naturellement obvier aux deux grands points signalés à propos de la symptomatologie : c'est-à-dire, à la rétention sanguine, et à la difficulté des rapports.

I. En ce qui concerne le premier point, il faut avoir bien présent à l'esprit ce fait que l'évacuation sanguine doit être obtenue lentement, et que par conséquent, ce n'est qu'après cette évacuation que la minuscule incision qui a été tout d'abord pratiquée, doit être agrandie.

Il faut encore se souvenir que toutes ces manœuvres doivent être faites avec la plus scrupuleuse propreté, et d'autre part que le moment de l'intervention n'est pas indifférent ; — qu'il doit être choisi ; et que c'est plutôt après une époque menstruelle qu'on agira. — Malheureusement, pour intervenir après une époque menstruelle, il faudrait d'abord reconnaître et *repérer* celle-ci ; or ce n'est pas chose facile dans les cas anciens, où les périodes sont irrégulières et perverties et méconnaissables.

Lorsque la rétention sanguine s'étend jusqu'à l'utérus et aux trompes, il faut pratiquer la laparotomie.....

II. Supposons maintenant que nous nous trouvions en présence d'un vagin étroit, ou absent en totalité ou en partie. — Qu'allons-nous faire ?

Dans le premier cas, nous devrons pratiquer la dilatation *lente*.

Dans le deuxième cas il faudra creuser un véritable vagin, et faire ensuite sa dilatation.

Or la création du vagin peut être obtenue soit par l'incision, soit par l'incision aidée du refoulement, soit par l'autoplastie.

L'incision simple consiste à sectionner directement au bistouri tous les tissus entre le rectum et la vessie jusqu'à ce que soient atteints l'utérus ou la collection sanguine — procédé infidèle et dangereux.

L'incision combinée au refoulement consiste à inciser transversalement la région vulvaire entre l'urètre et le rectum, puis à créer avec le doigt par refoulement et par déchirure une cavité profonde qui va soit jusqu'au col, soit jusqu'à la cavité dans laquelle le sang est amassé. — Or ce procédé n'est pas toujours facilement réalisable, car dans certains cas, le tissu qu'on veut refouler présente une grande résistance.

Malgré tout, lorsqu'on est arrivé à bout, ce qui n'est obtenu qu'après plusieurs séances, il faudra entretenir l'état obtenu par des cylindres de verre ou de bois..... par des pessaires..... par des séances de dilatation temporaire.

Voyons maintenant les procédés autoplastiques !

Avec eux il s'agit : ou bien de fixer au fond du néovagin, des lambeaux de muqueuse vulvaire amenés par dissection et par glissement ;

Ou bien d'implanter dans la cavité un lambeau de muqueuse pris sur une autre femme opérée de prolapsus ;

Ou bien encore (comme Abbe) d'introduire dans la nouvelle cavité un ballon de caoutchouc revêtu de greffes de Thiersch.....

Lorsqu'il existe un cloisonnement vaginal vertical, on le fait aisément disparaître par le bistouri ou le thermocautère ; mais on ne doit pas oublier que cette malformation peut n'être point soupçonnée et partant ne s'accuser par aucun trouble, voire même n'être pas incompatible avec la fécondation.

Je terminerai enfin en disant qu'il faut mettre d'autant plus de soin dans la réfection du conduit vaginal ou dans le rétablissement de son calibre régulier que l'utérus et les ovaires paraissent bien conformés ; — et que si au contraire, on peut savoir que l'appareil génital interne est atrophié ou absent, il nous semble qu'il n'y a guère qu'à chercher à combattre les troubles fonctionnels que nous avons antérieurement signalés.

LÉSIONS TRAUMATIQUES DU VAGIN

Etiologie. — Il faut d'abord — et avant tout — incriminer la puerpéralité — et dans cette cause puerpérale primordiale il faut comprendre une foule de causes secondaires qui s'y rattachent d'une façon plus ou moins directe : depuis le coït brutal, depuis l'emploi mal appliqué des canules à injection, depuis l'action illicite des manœuvres abortives, jusqu'à l'accouchement lui-même, soit qu'il ait été spontané, soit qu'il ait été accompagné de forceps ou de version, soit encore qu'il se soit passé chez une primipare.

Les blessures vaginales se produisent encore très souvent dans les tentatives de viol ; et particulièrement lorsqu'il y a disproportion des organes.

D'autre part les débris de canules de verre brisées, la présence prolongée de pessaires plus ou moins propres, voire de corps étrangers, peuvent engendrer les mêmes effets.

Et ceci nous amène à dire qu'il est des causes purement accidentelles, car, aux corps étrangers que nous venons de citer il nous faut ajouter maintenant, les chutes sur un objet pointu, certaines chutes à califourchon, les coups de corne, les coups de pieds.....

Enfin certaines interventions chirurgicales ont pu

être incriminées, et par exemple les manœuvres de l'ablation d'un volumineux polype, celles de la réduction d'un utérus inversé..... la pression excessive d'une valve, ou encore (et j'ai vu ce dernier cas) un brossage préopératoire trop énergique.

Anatomie pathologique. — La solution de continuité siègera, on le comprend, en des points forts différents.

Mais on peut dire cependant que les blessures inférieures sont plus fréquentes que les autres.

De même la direction, l'étendue, la profondeur des plaies sont fort variables, car ces modalités relèvent non seulement de la nature de l'instrument vulnérant, mais encore du mode et de l'intensité d'action de ce dernier.

Et voilà pourquoi la plaie peut être toute petite, banale, ne pénétrant pas dans les organes voisins, ou au contraire profonde et traversant les cloisons vagino-vésicale, ou vagino-rectale, voire même le péritoine.

Enfin la cicatrisation des traumatismes graves qui atteignent non seulement le vagin, mais encore le voisinage peut entraîner par rétraction cicatricielle, des déformations et des atrésies consécutives.

Symptomatologie. — La symptomatologie doit comprendre :

L'étude des douleurs ;

L'étude des hémorragies ;

L'examen direct.

Les douleurs sont variables puisqu'elles peuvent aller de la sensation la plus légère jusqu'à la provocation de syncope.

Elles sont plus vives lorsqu'elles se produisent en dehors de la puerpéralité.

Elles sont moins vives dans le vagin lui-même qu'au niveau même de la région vulvaire.

Les hémorragies, de même que les douleurs sont variables en intensité : elles peuvent être d'une abondance inquiétante, et d'une manière générale lorsque c'est la partie inférieure du vagin qui est intéressée ; car on sait, en effet, que la vascularisation des parois vaginales est plus riche aux environs de l'orifice, et que le plexus veineux vaginal se trouve surtout développé du côté de l'extrémité bulbaire.

Suivant la disposition de la plaie, les hémorragies seront intérieures ou extérieures ; la règle est cependant que l'écoulement est à l'extérieur avec les véritables plaies, tandis qu'il est péri-vaginal dans les simples contusions.

Enfin la puerpéralité est une de leurs causes d'aggravation, à cause de l'état de congestion qu'elle apporte aux régions génitales.

L'examen direct montrera une ouverture — une plaie — une déchirure d'étendue et de pénétration plus ou moins considérables. C'est en le pratiquant qu'on se rendra compte des délabrements que nous avons déjà exposés, et qui comprennent surtout soit une perforation de la cloison recto-vaginale, soit la prolongation plus ou moins haute d'une vaste déchirure vulvaire, soit encore la rupture du cul-de-sac péritonéal — parfois même l'issue d'une anse intestinale par cette ouverture, soit enfin une communication plus ou moins large avec la vessie.

Complications. — Il est facile de les déduire de ce que nous venons d'exposer. — Les voici brièvement exposées :

1° Abondance et gravité de l'hémorragie — production d'un thrombus,

2° Larges fistules vésicovaginales ou rectovaginales,

3° Corps étrangers de la vessie,

4° Etranglement d'une anse herniée au travers de l'orifice de rupture,

5° Septicémie péritonéale plus ou moins aiguë,

6° Sténoses cicatricielles et déformations des parties.

Pronostic. — Il suffit de lire ce qui précède pour se rendre compte que le pronostic peut être très grave.

Il ne l'est pas toujours, et en réalité il est variable suivant l'étendue, la profondeur de la plaie, l'état d'intégrité des parties voisines, et aussi — ne l'oublions pas — la rigueur antiseptique des soins donnés à la malade.

Traitement. — Il faut penser tout d'abord à l'*hémostase*, puis à l'*antisepsie*, enfin à la *restauration* de la plaie.

L'hémostase s'obtiendra par la forcipressure ou par la compression, voire même par des ligatures.

L'antisepsie se fera par de fréquents lavages, longtemps et abondamment répétés.

Quant à la restauration de la plaie, elle se pratiquera par suture ; mais pour obtenir une bonne réunion, il sera souvent nécessaire de réduire une partie herniée, de régulariser des lambeaux..... de continuer enfin les irrigations antiseptiques.

CORPS ÉTRANGERS DU VAGIN

DÉFINITION. — On doit entendre par corps étrangers du vagin, des corps extérieurs, très divers d'ailleurs comme nature, et dont l'introduction a été faite soit volontairement soit involontairement.

ETIOLOGIE. — Une première variété résulte de l'introduction dans un but de masturbation, ou bien encore dans un but anticonceptionnel. — Ce seront alors des éponges, des pots de pommade, des étuis, des fioles, des bougies..... etc.......

Une deuxième variété consiste en la pénétration durant une chute.....

Une troisième appartient à la thérapeutique chirurgicale, puisqu'il s'agit de fragments de canules ou de spéculums, de pessaires, de tampons, de débris de seringues.....

J'ajouterai une quatrième variété dans laquelle je mettrai soit les corps étrangers introduits dans le vagin dans un but de recel, soit encore les corps étrangers vivants, tels que sangsues, vers, insectes..... ayant accidentellement pénétré.

ANATOMIE PATHOLOGIQUE. — Nous venons de dire

que les corps étrangers pouvaient être de nature fort différente, et nous en avons cité un certain nombre dont nous savons que les formes sont fort dissemblables ; nous avons aussi et à peine besoin d'ajouter que leurs dimensions sont également très variées.

Les uns sont pointus ; d'autres ont des arêtes tranchantes; d'autres sont mousses, et depuis les épingles jusqu'aux bouteilles, on peut voir toute une gamme d'aspérités.

Or ces corps étrangers sont sujets à des altérations qui peuvent être *la calcification* s'il s'agit des corps durs et à surface plus ou moins lisse, ou bien *l'infection* s'il s'agit de corps très poreux ou spongieux.

D'autre part ce n'est pas sans en impressionner fâcheusement les parois que leur séjour peut se prolonger dans la cavité vaginale. Il peut, en effet, résulter de leur présence une irritation de la muqueuse, bientôt suivie d'une ulcération capable de donner elle-même un écoulement fétide ou des hémorragies ; ou bien encore dans des cas exceptionnellement graves, de se terminer par une perforation, ou par un rétrécissement vaginal.

Symptomatologie. — La tolérance du vagin pour les corps étrangers peut être extrême puisqu'on en a vu séjourner pendant des années. — Mais il faut bien dire qu'il n'en est pas toujours ainsi ; et dès lors : qu'ils soient *immédiats* ou *tardifs*, les accidents se montrent généralement un beau jour. —

D'abord les accidents immédiats ! — Ceux-ci résultent surtout soit du volume, soit des aspérités ou des pointes.

Si le volume est considérable, il en résultera de la compression vésicale et rectale, compression qui si elle est étendue amènera de la stagnation de l'urine et des matières fécales.

Si le corps étranger est pointu, il en résultera des blessures douloureuses et quelquefois des hémorragies. Or ces blessures et ces hémorragies sont infiniment variables en étendue et en gravité, les unes pouvant être de véritables plaies avec lèvres plus ou moins irrégulières, de profondeur plus ou moins grande; les autres pouvant, quoique rarement, inquiéter.

Quant aux accidents tardifs, ils consistent surtout en phénomènes inflammatoires — phénomènes d'intolérance des tissus en regard du corps étranger. Et dès lors, ce sont des écoulements leucorrhéiques plus ou moins fétides ; ce sont des proliférations, des exubérances, des excroissances muqueuses pouvant en arriver jusqu'à enchatonner le corps étranger. — Ce sont encore des accidents infectieux de vaginites, de métrites, voire même de salpingites.

COMPLICATIONS. — Les unes sont en quelque sorte instantanées, et résultent des blessures mêmes occasionnées par l'introduction du corps — *ou par ce corps lui-même* peu après son introduction.

D'autres sont plus tardives et sont dues au fait même d'un séjour prolongé.

Les plaies n'ont généralement pas une grosse importance, et il est fort rare, il faut le dire, que le rectum ou la vessie soient intéressés ; mais nous savons, d'autre part que si le corps est très volumineux, il en pourra résulter de la rétention fécale ou urinaire, — que s'il est pointu, il pourra amener de sérieuses hémorragies, perforer les viscères, atteindre le péritoine, et amener consécutivement des fistules et de très graves accidents de septicité.

A la suite de la calcification du corps étranger, il peut se former sur lui des surfaces rugueuses qui grattent sur la muqueuse vaginale, qui l'irritent et qui l'entament.

Enfin certains corps, très pointus et effilés, peuvent émigrer plus ou moins loin de leur point d'entrée.

Et pour terminer, je signalerai les altérations de la santé générale, tout en rappelant qu'elles revendiquent comme origine soit une hémorragie sérieuse, soit la rétention fécale, soit les troubles fistulaires, soit les écoulements fétides, soit les grands accidents infectieux de métro-salpingites.

Diagnostic. — Le diagnostic paraît très facile à cause de la constatation directe. — Il ne l'est pourtant pas toujours, car certaines femmes peuvent avoir un intérêt non seulement à cacher la vérité, mais encore à insister sur les symptômes à côté — comme par exemple, les écoulements leucorrhéiques.

D'autre part, nous n'ignorons pas que le corps peut être enchatonné par la muqueuse ; — qu'il peut être fixé, enseveli même. — Et si je dis cela, c'est tout simplement pour montrer que l'examen direct, s'il est, en effet, de toute utilité, doit être cependant pratiqué avec grand soin, par la vue, par le toucher, par la recherche avec un stylet. —

Il faut encore se rappeler la calcification possible du corps étranger ; — et il faut enfin se souvenir que dans certains cas il est nécessaire de se débarrasser par des irrigations fréquentes et abondantes d'une fétidité très capable d'induire en erreur par évocation de la malignité.

Traitement. — Il se résume en une seule formule : l'extraction du corps étranger. — Or cette extraction n'est pas toujours aisée, soit parce que le corps siège au-dessus d'un rétrécissement, soit parce qu'il est enclavé sous un repli de la muqueuse, soit enfin parce que son volume a beaucoup augmenté par suite des dépôts successifs de stratifications calcaires.

Quoiqu'il en soit, la première chose à faire ici sera d'avoir recours à de sérieuses irrigations antiseptiques afin de ne pas agir dans une région infectée, et alors on pourra tenter l'extraction soit avec les doigts, soit avec des pinces, mais toujours avec le concours souvent fort utile du toucher rectal.

D'ailleurs il sera parfois nécessaire de fragmenter, de morceler le corps étranger, et par exemple s'il est pointu ; et pour cela on emploiera avec avantage les pinces à pansements, les pinces érignes, les pinces à faux-germes. Puis, une fois que l'intervention sera terminée, on aura soin de s'occuper des lésions vaginales, de suturer les déchirures, de désinfecter les sanies, et finalement de s'occuper des fistules vésicales ou rectales.

DES FISTULES GÉNITALES

On doit entendre par fistules génitales des orifices existant sur les parois du vagin et de l'utérus, et les faisant communiquer avec les régions voisines :

1° *Urinaires* s'il s'agit d'orifices antérieurs,

2° *Intestinales* s'il s'agit d'orifices postérieurs.

Mais il faut absolument ajouter à cette définition :

1° Que ces orifices sont anormaux,

2° Qu'ils sont ordinairement de petites dimensions ;

3° Qu'ils sont permanents, ou pour parler plus exactement : *durables.*

Il s'ensuivra que l'urine, s'il s'agit de fistules antérieures — ou bien : les matières fécales s'il s'agit de fistules postérieures, pourront pénétrer plus ou moins facilement par ces orifices.

Fistules antérieures ou urinaires

Etiologie. — I. Presque toujours elles sont dues à un accouchement laborieux, et dans lequel il s'est produit par pression — forte et prolongée — de la tête fœtale, une escharre suivie de la perte de substance, qui, une fois constituée, doit former l'orifice fistuleux.

II. Il y a d'autres causes — celles-ci « parapuerpérales », et d'ailleurs beaucoup plus rares ; je veux parler des blessures produites par les instruments obstétricaux.

III. Une troisième variété consiste dans les blessures accidentelles, celles par exemple, qui sont produites pendant l'ablation d'une tumeur ou au cours d'une hystérectomie — et dans cette variété, je dois mettre les chutes sur un objet pointu.

IV. Une quatrième consiste en les fistules faites de propos délibéré contre certaines affections vésicales.

V. Enfin à ces dernières causes que l'on pourrait appeler externes, il faudrait ajouter les ulcérations qui se terminent par une communication soit de la vessie au vagin par un calcul ou un corps étranger, soit du vagin à la vessie par un corps étranger ou un pessaire ; — puis encore les ulcérations cancéreuses ou tuberculeuses — noyées, il faut bien le dire, dans la grande symptomatologie de la maladie causale.

Anatomie pathologique. — La lésion consiste essentiellement en une communication anormale ; mais comme les voies génitales sont en relations plus ou moins étroites avec les différentes portions des voies d'excrétion urinaire, cette communication pourra se faire soit avec l'uretère, soit avec la vessie, soit avec l'urètre ; — les fistules vésicales étant les plus importantes, les plus fréquentes, les plus dignes d'intérêt et par conséquent celles dont nous allons tout d'abord commencer l'étude.

Or, en allant d'arrière en avant, nous voyons que la fistule peut mettre en communication :

D'abord le bas fond de la vessie et l'extrémité la plus profonde du cul-de-sac vaginal antérieur.

Puis, un peu plus haut, la vessie d'une part, et d'autre part les cavités vaginale et utérine; ce qui veut dire que l'orifice anormal intéresse à la fois et le col utérin et la partie toute supérieure du vagin.

Enfin, encore un peu plus haut, il y a communication entre la vessie et l'utérus — *le vagin étant intact.* — Disons donc un mot sur chacune de ces variétés.

A. Dans la première variété — celle dans laquelle la partie la plus profonde du vagin communique avec le bas fond de la vessie — le vagin se trouve entamé à son insertion utérine ; il arrive même (en manière de transition avec la variété qui va suivre) qu'il y ait une sorte de gouttière, un empiètement plus ou moins profond sur le tissu cervical.—Que si l'orifice est plus bas situé dans le vagin, c'est alors avec le col vésical qu'il est en rapport.

B. Dans la variété vésico-utéro-vaginale, la communication et les parties intéressées nous sont suffisamment expliquées par le nom ; — le col peut être détruit dans une grande partie de son étendue ; — quelquefois le trajet est tout à fait droit ; d'autres fois il est oblique ou bien tortueux ; — les parois enfin sont dures, résistantes et recouvertes d'une muqueuse nouvelle. —

C. Dans la variété vésico-utérine, la communication se fait au-dessus du point d'insertion vaginale.

Du côté de la vessie l'orifice se trouve sur le trigone ou sur la partie moyenne du bas fond ;

Du côté de l'utérus, il est plus ou moins haut situé sur le col.— De plus, étant donnée l'épaisseur du tissu utérin, nous avons ici un véritable « trajet intermédiaire » — — plus ou moins long. — De plus encore, le col est plus ou moins modifié ; quelquefois il est à peu près détruit ; toujours il est enflammé et ulcéré par le passage constant de l'urine, et il est clair que de telles lésions ne vont pas sans retentissements voisins, et on conçoit aisément que l'utérus se trouve plus ou moins immobilisé par des brides cicatricielles.

Les dimensions sont fort variables dans les fistules vésico-vaginales, et elles peuvent varier entre quelques millimètres, et un, deux ou trois centimètres.

Les bords sont minces, et sur eux se réunissent les deux muqueuses, vaginale et vésicale.

Parfois au lieu de conserver la souplesse des parties voisines, l'orifice est induré, calleux ; il est plus ou moins immobilisé par des adhérences périphériques qui le fixent, s'il est considérable, à des organes éloignés, et comme conséquence du maintien de sa béance, la capacité vésicale est diminuée ; souvent même la muqueuse de sa face antérieure vient s'appliquer sur l'orifice fistuleux, le boucher, voire aussi s'invaginer sous une apparence fongueuse.

Cette muqueuse vésicale s'irrite en même temps que s'altèrent et se sclérosent les parois de la vessie; mais il faut savoir cependant que l'urine demeure fort longtemps normale, et que parfois ce n'est qu'au bout d'un temps considérable que se produit l'infection vésicale, la cystite..... et les conséquences dont il me suffit de nommer les lésions ascendantes des uretères et des reins.

Quelquefois l'urètre lui aussi, se rétrécit ; parfois il s'oblitère sur une partie de son trajet ; souvent il se dévie par les tiraillements que provoquent les adhérences.

Et le vagin ! — Le vagin subit, il est vrai, les désordres engendrés par le passage plus ou moins régulier de l'urine ; mais cela non plus, n'est pas une fatalité, et sa muqueuse « sait se défendre », beaucoup mieux que ne le font les téguments externes. — Quoi qu'il en soit, lorsqu'il est atteint, on le voit plus ou moins sillonné par des brides, quelquefois véritablement cloisonné, généralement diminué dans son calibre, à tel point même, que parfois l'examen de l'orifice fistuleux en est devenu difficile, voire même impossible.

De plus, il résulte de cette irrégularité des parois que l'urine se dépose et stagne plus ou moins en certains points, laisse se former des concrétions calculeuses, et amène par ses altérations et la présence de ces calculs, un état préjudiciable d'inflammation pariétale chronique.

Enfin pour terminer l'étude des lésions, je dirai qu'il existe souvent une métrite concomitante, que parfois le col utérin est hypertrophié, qu'il est sclérosé, qu'il est déchiré par les causes mêmes de la fistule.

Symptomatologie. — Je veux dire tout de suite, en commençant l'étude de la symptomatologie, qu'il est des cas — que je me contente de signaler — dans lesquels on pourrait croire à une perte urinaire d'origine fistuleuse, alors qu'il n'en est rien.

Ces cas sont : 1° ceux dans lesquels l'échappement de l'urine est tout simplement dû à une incontinence d'origine urétrale ou d'origine vésicale — et 2° ceux dans lesquels le liquide — qui n'est pas de l'urine, mais de la lymphe — est issu, parfois fort abondamment, par les blessures lymphatiques qui se peuvent produire soit au moment de l'accouchement, soit pendant certaines interventions sur l'utérus, et dans lesquels il faut de toute nécessité pratiquer un examen chimique.

A. Ceci étant établi, nous avons vu que dans la variété vésico-utérine pure, le vagin n'était pas directement intéressé. Nous ne devons par conséquent trouver ici que deux signes nous mettant sur la voie :

D'abord la vue de l'urine s'échappant par l'orifice du col ;

Ensuite l'exploration directe de l'orifice anormal.

Or, pour bien voir l'urine s'écouler par le museau de

tanche, nous appliquerons le spéculum ; et, pour donner à cette constatation tout le poids qu'elle mérite, nous injecterons un liquide coloré dans la vessie, ou bien encore, nous obturerons par un tampon bien appliqué, l'orifice cervical, ce qui obligera l'urine à passer par le canal de l'urètre. — Quant à l'examen direct, il se réduit à la constatation du contact *immédiat* de deux instruments métalliques, introduits, l'un par le col, l'autre par la vessie.

B. Lorsqu'il s'agit de fistule vésico-vaginale, l'écoulement de l'urine est véritablement incessant ; mais il se présente avec quelques variantes suivant la position prise par la malade. On comprend même qu'il puisse un moment cesser — qu'il soit plus actif avec le mouvement — qu'il varie enfin de continuité avec le siège plus ou moins bas situé, de la perforation.

Il y a deux conséquences à cet écoulement : la première c'est l'irritation du canal vulvo-vaginal — irritation avec excoriations — érythème de la partie interne des cuisses, présence de concrétions dans le vagin et sur les bords de la fistule ; la deuxième, c'est l'odeur urineuse exhalée par les malades.

En présence d'un tel tableau, il faut faire l'examen direct au spéculum univalve ; grâce à cette manière de faire, on peut étudier tous les détails de la fistule — à moins qu'elle ne soit d'une extrême exiguïté ; — on doit dès lors apercevoir l'issue de l'urine ; et si l'on avait quelques doutes, il suffirait d'injecter dans la vessie un liquide teinté qui ressortant par la fistule fixerait définitivement le diagnostic exact du siège ; mais alors une bonne précaution pratique consiste à assécher tout d'abord les parois vaginales, si l'on veut distinguer nettement l'apparition du liquide à l'orifice dont on recherche la situation.

D'ailleurs — et pour confirmer ce diagnostic — il sera loisible d'introduire par l'urètre, une sonde métallique que l'on fera passer par l'orifice fistuleux, ou bien, qui se rencontrera dans la vessie avec un instrument passé par cet orifice ; et dans le cas de grandes dimensions, on pourra faire l'exploration digitale par le toucher vaginal.

J'ai dit plus haut que l'urine pouvait persister fort longtemps normale ; il n'en est pas moins vrai qu'au bout d'un certain temps elle finit par se modifier, ce qui se caractérise par son trouble, voire même par sa purulence, par la forte odeur ammoniacale qu'elle dégage — odeur urineuse fort désagréable pour la malade et pour son entourage. — Et alors, quoi d'étonnant que l'état général en arrive à s'altérer, et que des symptômes apparaissent, reflets de lésions urinaires ou génitales profondes !

Pronostic. — Il y a un pronostic très grave, c'est celui de la fistule vésico-utérine ; et cela résulte de la difficulté qu'il y a à atteindre cette fistule, de l'épaisseur et par suite, du manque de souplesse des tissus, et enfin de l'état de destruction du tissu utérin.

Le pronostic de la variété vésico-vaginale — qui est une véritable infirmité — ne devient vraiment sérieux que si la fistule se rapproche de la variété précédente ; et dès lors, dans ce cas, c'est encore par suite de la difficulté d'accès qu'il est assombri, ou bien encore si l'orifice présente de grandes dimensions.

Dans cette variété cependant, le traitement est le plus souvent efficace, sinon tout de suite, du moins après plusieurs interventions. — Ce qui est bien établi, c'est qu'il ne faut pas espérer la guérison spontanée qui cependant aurait été, quoique bien rarement, observée.

Une cause d'assombrissement du pronostic réside dans

les complications urinaires ou génitales qui se peuvent produire.

Une autre est due à l'existence de brides plus ou moins résistantes.

Enfin, lorsque le sphincter vésical a été intéressé, il pourra dans l'avenir, et malgré la guérison locale, persister un certain degré d'incontinence d'urine.

TRAITEMENT. — Disons, avant tout, qu'il y a d'autant plus de chances de succès dans le traitement :

1° Que la malade est jeune ;

2° Que les tissus sont de bonne qualité ;

3° Que la fistule est d'origine récente.

Ceci dit, il existe deux méthodes de traitement des fistules :

a) L'une directe, la vraie méthode, celle qui s'attaque d'emblée à la perte de substance ;

b) L'autre indirecte — *qu'il faut tout faire pour éviter* — et qui consiste tout simplement à fermer le canal vaginal au-dessous de la fistule.

VOYONS D'ABORD LA VOIE DIRECTE !

On peut attaquer directement la perte de substance soit par le vagin, soit par l'abdomen ; mais comme la voie vaginale est la plus communément employée, — comme dans tous les cas c'est par cette voie, plus facile, que doivent être tentés les premiers essais, nous la décrirons tout d'abord. —

Dès lors, avant d'intervenir, il y aura un premier et très réel travail, — travail quelquefois long et patient, mais aussi fort important, — travail préparatoire consistant à dilater le vagin, à assouplir ses parois, à inciser les brides traversant sa cavité ou saillant sur ses côtés : et à le libérer en somme ; à abraser des masses cicatricielles ; puis à soigner l'état infecté de la vessie, afin de ne pas exposer les points de suture à des contacts dangereux pour la réunion des parties ; à s'occuper enfin des excoriations et des érythèmes du vagin et de la région vulvaire. —

Lorsque tout aura été ainsi préparé, on s'attaquera à la fistule, et cela : soit par la méthode américaine ou méthode de l'avivement, soit par la méthode française ou méthode du dédoublement. —

Méthode américaine : La malade est placée en position génu-pectorale (cela vaut mieux) ou dorso-sacrée, ou latérale ; en somme dans la position donnant à la cavité vaginale le plus de jour possible. Le vagin est dilaté, avec des valves de Sims.

Le col est ensuite saisi et abaissé.

La paroi vaginale est attirée en bas dans sa partie malade et extériorisée le plus possible. — Alors va commencer l'avivement.

Celui-ci est pratiqué régulièrement tout autour de l'orifice fistuleux — en collerette et très obliquement — sans que soit intéressée la muqueuse vésicale, ou bien en l'intéressant tout de même, si on le veut.

La suture est faite au crin de Florence ou plutôt au fil d'argent ; et, pour qu'elle soit régulièrement pratiquée, il est nécessaire :

1° Que l'aiguille pénètre dans la muqueuse vaginale à quelques millimètres en dehors de la surface d'avivement,

2° Qu'elle chemine dans l'épaisseur même de la muqueuse,

3° Qu'elle ressorte au niveau de l'orifice sans s'inquiéter de la vessie.

Quand la suture est terminée il est indispensable de vérifier la sûreté de l'affrontement par une injection vésicale.

Méthode française : Par cette méthode on dissèque et sépare les deux muqueuses sur une hauteur de 1 à 2 centimètres en partant d'une incision horizontale faite au niveau de la fistule, c'est-à-dire, d'une incision dont les deux branches après avoir pris naissance de chaque côté au niveau du bord même de l'orifice fistuleux, s'éloignent horizontalement de 1 à 2 centimètres.

La dissection des lambeaux ainsi limités est faite en dessus et en dessous de la ligne horizontale, et dès lors on peut obturer isolément le vagin et la vessie, ou comme le font certains auteurs, ne pas s'occuper de la vessie et suturer tout simplement la plaie vaginale.

L'opération de Braquehaye qui procède des méthodes que je viens d'étudier doit être exposée ici en raison de sa valeur. — Elle consiste en une incision elliptique autour de la fistule ; en la dissection de la muqueuse ainsi limitée, dissection faite de la périphérie vers le centre et jusqu'à 2 ou 3 millimètres de ce centre ; en le relèvement de la collerette ainsi obtenue, et en la suture face cruentée contre face cruentée ; et enfin, en la réunion, comme dans le procédé américain, de la surface cruentée qui résulte de la dissection de la collerette. —

Quelques remarques encore :

1. Il est un accident auquel il faut penser, je veux parler de la blessure de l'uretère ; mais il est bien entendu que cette complication ne saurait se produire qu'avec des fistules de grandes dimensions ou avec des orifices situés dans le voisinage du « côtoiement » de ces conduits.

2. Il faut encore éviter, au cours de l'intervention, d'intéresser le péritoine.

3. Il faut se rappeler que, si l'on s'était servi de fils non résorbables, il y aurait à craindre la formation de calculs autour de ces fils.

4. Il est enfin bon de savoir que les échecs sont fré-

quents et que l'insuccès est complet ou limité à l'existence d'une simple fistulette — dont il sera quelquefois possible d'avoir raison par une légère cautérisation, et par le maintien de la sonde à demeure.

Voyons maintenant la voie haute ! — On a recours à cette voie — qui consiste en la traversée de la vessie par une taille hypogastrique — lorsqu'il est difficile d'atteindre la fistule par la voie vaginale.

Or la vessie une fois ouverte, un doigt *vaginal* pousse vers l'opérateur l'orifice fistuleux; celui-ci est incisé au niveau de l'union des deux muqueuses, de façon à ce que soit permise la dissection par dédoublement, sur une hauteur de 1 cm. 1/2 environ. — Les deux muqueuses sont ensuite suturées séparément.

DEUX MOTS MAINTENANT DES MÉTHODES INDIRECTES ! des méthodes par oblitération génitale.

Je répète encore que ces interventions ne doivent être employées que lorsqu'il n'y a pas moyen d'agir directement; car en somme on fait en agissant ainsi, un cloaque vésico-vaginal éminemment infectable et lui-même source d'infection pour les régions voisines, pour la matrice, les uretères, les reins.....

Le procédé opératoire le plus usité n'est autre que la fermeture du vagin. Elle doit être faite assez haut pour permettre le coït et pour avoisiner le bord même de la fistule, de façon à ce qu'il y ait le moins possible de cul-de-sac vaginal, et par suite, la moindre stagnation liquide.

Elle consiste en la dissection circulaire de la muqueuse vaginale et en le rapprochement des parois ainsi avivées par une suture faite transversalement. — Braquehaye a fait dans ce cas une incision circulaire du vagin, une dissection de collerette de bas en haut, un affrontement sans empiéter sur la muqueuse, enfin une réunion de l'avivement circulaire laissé par la dissection de la collerette.

Dans certains cas, en même temps qu'on a fait la fermeture vaginale, on a pratiqué l'inclusion du col dans la cavité de la vessie.

*
* *

Que faut-il faire maintenant dans la variété vésico-utérine ? S'il s'agit d'une perforation juxta-cervicale, c'est-à-dire d'une fistule dans laquelle la lèvre du col est simplement entamée, il faudra alors ou bien recourir à la suture et à l'avivement si le cas est superficiel, ou bien suturer la lèvre postérieure cervicale avec la lèvre antérieure de la fistule s'il s'agit d'un cas plus sérieux.

Si l'on a à traiter une fistule intra-cervicale, on essaiera tout d'abord de la traiter par des cautérisations répétées, — puis par avivement et suture — puis encore par sutures indépendantes après dédoublement de la cloison vésico-utérine; puis enfin comme dernière ressource, par avivement et suture des deux lèvres du col.

*
* *

La variété urétro-vaginale mettant en communication le vagin avec le canal de l'urètre, se trouve bas située, quelquefois fort rapprochée de la vulve et généralement placée à moins de 3 centimètres de son orifice.

Il y a bien toujours dans ce cas, écoulement anormal de l'urine puisqu'existe un orifice fistuleux ; mais chose capitale ici, cet écoulement *n'est pas continu*, et ne se produit que lorsque le liquide a dépassé le sphincter; c'est-à-dire, après un effort de miction.

Cette variété n'est pas aussi sérieuse que la variété

vésicale, et cela est dû à la plus grande facilité de l'intervention, dans les cas, bien entendu, où il n'existe pas de destructions considérables.

D'autre part comme l'urètre, en même temps que fistulisé, peut être rétréci ou oblitéré, il faut, avant de s'attaquer à la fistule elle-même, rendre au conduit son calibre et sa perméabilité, — après quoi l'avivement sera pratiqué, simple et suivi de suture — à moins que la perte de substance n'étant vraiment trop considérable il ne soit nécessaire d'avoir recours à une véritable autoplastie par emprunt de lambeaux soit au vagin, soit aux petites lèvres.

Quand c'est la partie toute profonde de l'urètre qui est intéressée, et qu'il faut, dès lors, lutter non plus seulement contre la fistule, mais encore contre l'état d'incontinence forcée, je ne vois comme traitement que le « rétrécissement chirurgical » du calibre urétral, rétrécissement qui doit être assez grand pour opposer à l'urine un obstacle suffisant à une certaine accumulation, mais pourtant pas assez serré pour s'opposer à son écoulement.

Après toute opération il faut éviter le contact permanent de l'urine avec la suture ; et pour cela on a à sa disposition soit la sonde à demeure, soit le décubitus latéral alternatif avec cathétérisme intermittent.

*
* *

Les fistules urétérales font communiquer le canal de l'uretère soit avec l'utérus, soit avec le vagin.

Leur variété urétéro-utérine — qui est rare — reconnaît surtout pour cause une compression fœtale.

Leur variété urétéro-vaginale — qui est bien plus fréquente, peut, il est vrai, reconnaître comme causes le pincement de l'uretère au cours de l'hystérectomie vaginale, ou la blessure de ce conduit dans l'opération de la fistule vésico-vaginale, mais elle procède beaucoup aussi d'une pression fœtale.

Les fistules urétéro-utérines, qui siègent le plus ordinairement du côté gauche — marchent, on peut le dire, avec les fistules vésico-cervicales, — ce qui n'est pas pour surprendre, étant donnée l'étiologie, qui assez puissante pour amener la destruction du col et sa communication avec la vessie, a également agi sur l'uretère, amené lui aussi à se fusionner au col par les rétractions cicatricielles consécutives. — Mais parfois, au bout d'un temps plus ou moins long, la fistule urétérale persiste seule, parce que le trajet vésico-utérin s'est oblitéré par rétraction progressive.

Quant à la variété urétéro-vaginale, on peut dire pour elle, comme pour la variété précédente, qu'il y a en même temps le plus ordinairement communication avec la vessie, — et que par conséquent la forme urétéro-vaginale pure doit être regardée comme très rare.

J'ajoute qu'au niveau même de la fistule l'uretère se rétrécit, qu'au-dessus il se dilate, parfois même d'une façon très considérable puisque le rein peut être atteint d'hydronéphrose; et enfin que, tout autour du trajet fistuleux, il existe, plus ou moins fortes, des adhérences épiploïques ou intestinales.

*
* *

L'écoulement de l'urine est *anormal par son lieu de production et par sa continuité ;* et cette urine est ordinairement plus limpide et moins colorée que celle qui passe par la vessie.

Dans le cas particulier de fistule urétéro-vaginale, l'écoulement se caractérise par plusieurs points :

1° Il est permanent ;

2° Il se produit goutte à goutte ou par petits jets ;

3° Il existe en même temps que la miction par l'urètre ;

4° La quantité de liquide est en rapport avec les dimensions de l'orifice, et s'il était possible d'apprécier exactement cette quantité, on verrait qu'elle égale environ la moitié de la quantité normale ;

5° L'orifice est minuscule, — situé en dehors du col — au fond même du vagin, parfois facilement visible par la présence d'une petite élevure bourgeonnante.

Dans le cas particulier de fistule urétéro-utérine :

1° L'écoulement continuel urinaire se fait par l'orifice même du col ;

2° Il persiste si la vessie est vidée ;

3° Une sonde introduite dans la vessie et une autre introduite dans l'utérus ne pourront pas se rencontrer et se toucher ;

4° Une injection colorée, faite dans la vessie, laissera intacte la nature du liquide fistulaire.

Cet écoulement incessant et involontaire de l'urine, engendre des conséquences qu'il est facile de prévoir, et que, d'ailleurs, nous connaissons : odeur urineuse avec tous ses inconvénients, irritations et excoriations des régions voisines, altérations de la santé générale....., etc.

Il résulte de ce que nous avons déjà dit, que le diagnostic ne peut être fait qu'à la suite de l'examen direct. Donc :

Devant tout symptôme d'écoulement anormal de l'urine, il faudra soigneusement examiner les parois vaginales et l'orifice externe du col.

D'autre part, on se rappellera encore :

1° Que les injections colorées poussées dans la vessie ne ressortent pas par la fistule ;

2° Que malgré la constance des écoulements, les mictions persistent ;

3° Que si le cathétérisme de l'uretère par la vessie peut être tenté, la sonde n'en est pas moins arrêtée bientôt par le rétrécissement et la fistule ;

4° Que la cystoscopie démontre qu'il n'y a aucun écoulement par l'uretère correspondant.

Les fistules urétérales sont graves ; et les facteurs de leur gravité peuvent être ainsi dénommés :

a) Inconvénients directs de l'écoulement constant et anormal de l'urine ;

b) Accidents possibles de l'infection ascendante ;

c) Incurabilité spontanée ;

d) Difficulté du traitement.

Et le fait est que pendant longtemps on les a considérées comme inguérissables.

Actuellement, bien que le traitement n'en soit pas moins resté fort malaisé et délicat, on agit efficacement contre elles.

Dans la variété urétéro-vaginale, on a actuellement plus de propension pour les diverses méthodes d'abouchement de l'uretère dans la vessie, soit que cet abouchement se fasse par la voie vaginale, soit qu'il soit fait par la voie abdominale. — Cependant le plus souvent on devra débuter dans ce traitement par une tentative d'oblitération directe de la fistule, soit en faisant une suture après avivement annulaire périfistulaire, soit après avoir créé une fistule vésico-vaginale juxta-urétérale — en pratiquant un avivement circulaire autour des deux fistules, et en suturant, de manière que l'uretère soit abouché à la vessie.

Quand les méthodes directes ont échoué, ou bien

quand elles n'ont pu être mises en œuvre, on a recours au traitement indirect qui consiste :

Ou bien en l'oblitération du canal génital au-dessous de la fistule,

Ou bien en la néphrectomie.

Dans la variété urétéro-cervicale, il n'y a qu'une chose à faire c'est l'abouchement de l'uretère dans la vessie.

Fistules vagino-fécales

Définition. — Ces fistules — beaucoup plus rares que les fistules urinaires — font communiquer le vagin :

Soit avec le rectum ;

Soit avec une autre région de l'intestin.

Etiologie. — Ici encore l'accouchement doit être placé en première ligne, et dès lors nous retiendrons que la fistule se produit soit à la suite d'une escharre par pression, soit beaucoup plus souvent, par une rupture immédiate — c'est-à-dire à la suite d'une vaste déchirure périnéale — d'une de ces déchirures qui ne se réparant qu'incomplètement, laissent une perte de substance plus ou moins grande dans la cloison recto-vaginale.

Après la puerpéralité, nous devons signaler les blessures par instruments obstétricaux, par des pessaires, par des forceps, par des basiotribes.....

Viennent ensuite les blessures de cause accidentelle, les blessures produites par les corps étrangers du vagin, celles produites par chutes sur un objet pointu, celles qu'engendrent les corps étrangers du rectum, celles enfin qui résultent d'ulcérations chroniques dont la nature, fort variable, peut être tuberculeuse, syphilitique..... ou simplement surmonter un rétrécissement rectal.

ANATOMIE PATHOLOGIQUE. — Tout d'abord le siège est variable et sous ce rapport on peut adopter ici trois variétés :

A. Fistules siégeant au-dessous de l'insertion hyménale ou *recto-vulvaires ;*

B. Fistules siégeant dans la partie moyenne du canal vaginal ou *recto-vaginales proprement dites ;*

C. Fistules haut situées ou *recto-vaginales supérieures.*

Nous verrons — au moment du traitement — combien grande est l'importance de ces divisions.

D'autre part, la forme et les dimensions de l'orifice fistuleux sont aussi variables que son siège.

Généralement il est étroit et se présente sous l'aspect d'un minime pertuis ; parfois cependant (et spécialement s'il s'agit d'une fistule haut située) l'orifice pourrait admettre le passage du pouce.

Les bords de cet orifice — qui sont formés par l'union des deux muqueuses — rectale et vaginale — sont minces et souples, et souvent l'on voit la paroi rectale s'y appliquer et faire hernie.

Ils peuvent pourtant être durs, calleux, et réunis par des brides à des fistules vésicales résultant de la même cause.

SYMPTOMATOLOGIE. — Un orifice faisant communiquer les cavités rectale et vaginale, doit semble-t-il, donner fatalement issue aux matières et aux gaz. — Et cependant si cet orifice est étroit, il est constaté qu'il peut s'opposer au passage de celles-là. — Voilà toute la symptomatologie ! — A cette remarque primordiale il faut ajouter deux points :

1° Il se produit forcément au contact des matières irritantes un certain degré de vaginite, c'est-à-dire d'inflammation vaginale, d'exaltation microbienne sous l'influence de l'hypérémie ; toutes lésions manifestées par les sensations de chaleur et de brûlure, et par l'exagération des sécrétions normales.

2° La gêne qui résulte pour les malades d'une infirmité si pénible, est grande ; et leur état inspire le dégoût dans les cas d'écoulements incessants et de véritable incontinence.

Diagnostic. — Le diagnostic se fait par l'examen direct ; et cela : par l'œil — par le doigt — par le stylet aidé de l'index rectal, — et par injection rectale d'un liquide coloré.

L'œil apprécie surtout les dimensions et la forme de l'orifice ; et pour cela il est nécessaire de placer la malade dans une position convenablement éclairée : la position de Sims ou la position dorso-sacrée suivant le cas.

Le doigt appréciera la plus ou moins grande souplesse des parties, les fréquentes callosités et les brides cicatricielles.

Par le stylet on s'assurera de la communication anormale recto-vaginale, et c'est dans les cas de fistules très minimes que le lavement coloré sera un excellent moyen de dépister l'orifice, et de juger sa situation et ses minimes dimensions.

Pronostic. — Le pronostic emprunte sa gravité à la difficulté du traitement opératoire — aux obstacles suscités par les callosités et les brides vaginales — à la répugnance d'une pareille infirmité, si pénible par elle-même, mais aussi par les irritations qu'elle amène.

TRAITEMENT. — Le traitement ne saurait être le même pour les diverses variétés ; et ce qu'il faut tout d'abord savoir, c'est que certaines fistulettes peuvent guérir spontanément, ou par l'aide toute simple de quelques cautérisations.

Ceci posé, quel traitement faudra-t-il opposer aux fistules inférieures, aux fistules moyennes, et aux fistules haut situées ?

S'il s'agit de la variété inférieure, d'une fistule intéressant la région ano-vulvaire, il suffira d'intervenir absolument comme on le fait dans les cas de déchirures périnéales ; et il y a d'ailleurs d'autant plus de raisons d'agir ainsi, que toujours dans ces cas, le périnée manque totalement de tonicité.

Lorsqu'il s'agit de fistules situées au-dessus du sphincter, on aura recours — et pour les mêmes raisons — à une intervention identique si la fistule est basse et juxta-sphinctérienne. — Que si l'orifice est plus élevé, il faudra s'attacher à l'obturer soit par la méthode française du dédoublement, soit par la méthode de glissement; la première, nous la connaissons ; nous savons qu'elle consiste à séparer au niveau de la fistule les parois rectale et vésicale et à suturer isolément le rectum et le vagin.

La deuxième consiste essentiellement à disséquer en rideau un lambeau de muqueuse qui, devenu libre peut être tendu au devant de l'orifice qu'il recouvre comme un voile. Or cette méthode mise en usage par Fritsch et Le Dentu avec quelques variantes, peut être schématisée de la façon suivante :

I. Décollement d'un lambeau semilunaire de muqueuse vaginale à bord convexe et juxta-fistulaire.

II. Excision d'un croissant de muqueuse de l'autre côté de la fistule.

III. Traction du lambeau flottant qui passant au-dessus de la perforation, vient se fixer et suturer, à l'avivement en croissant.

La méthode de l'avivement peut aussi être employée ici ; mais à la condition d'un avivement étendu et profond si on veut multiplier les chances de succès.

Dans les cas de fistules haut situées — et par exemple au fond du cul-de-sac postérieur — que faut-il faire ?

On a tenté d'aborder ces fistules par la voie abdominale. — Cette voie doit pourtant être considérée comme exceptionnelle, et j'entends dire par là qu'elle ne doit s'appliquer qu'à certains cas très particuliers. — Elle consiste à faire d'abord la laparotomie, à séparer le rectum du vagin, et à pratiquer une double suture à la soie fine sur le rectum, puis à drainer le vagin — telle est du moins la succession des temps, telle qu'elle a été exposée par Routier (*Soc. de Chir.*, 15 juillet 1903).

La voie périnéale est la voie du dédoublement — dédoublement qui peut être porté très haut, puisque par la périnéotomie transversale on peut atteindre jusqu'au cul-de-sac péritonéal, sans difficulté.

Ici, nombre de procédés se sont fait jour, ayant pour base essentielle cette séparation des deux conduits : rectal et vaginal, et partant : cet isolement des deux orifices.

La séparation une fois faite, les uns, comme Félizet, s'attaquent simplement à la fistule recto-périnéale, et laissent se fermer peu à peu la fistule vagino-périnéale, qui est dès lors à l'abri des écoulements intestinaux et des gaz ; d'autres s'attaquent séparément aux deux orifices.

Le procédé du Dr Legueu (*Soc. de Chir.*, 15 juillet

1903) qui appartient aussi à cette voie, mérite d'être décrit en cette place. — Il comprend les divers temps qui suivent :

Incision transversale périnéale entre la vulve et l'anus.

Décollement du vagin d'avec le rectum jusqu'au niveau de la fistule.

Incision longitudinale médiane du voile membraneux vaginal pour permettre de continuer le décollement au-dessus de la fistule.

Suture de la muqueuse rectale suivie de la suture des couches musculaires rectales.

Reconstitution enfin, dans toute sa hauteur, de la paroi vaginale par un surjet de catgut.

Reste maintenant la voie rectale. — Or celle-ci consiste essentiellement :

A placer la femme dans la position génu-pectorale ou latérale,

A faire la dilatation forcée du sphincter anal,

A étaler par des valves la cavité rectale,

A attirer et à immobiliser les bords de la fistule,

A suturer celle-ci.

Le procédé, très ingénieux, du Professeur Segond consiste *à supprimer* la fistule par ablation de la portion de rectum qui la porte; puis, à abaisser comme un rideau la paroi rectale.

Donc :

1° Dilatation rectale,

2° Incision circulaire de la muqueuse anale à 2 ou 3 millimètres au-dessus de sa continuité avec la peau,

3° Dissection et libération de la muqueuse dans toute la hauteur du sphincter,

4° Dédoublement, fait au doigt, de la cloison recto-vaginale — et cela, jusqu'à la fistule, de telle sorte, qu'il en résulte deux orifices séparés, l'un rectal, l'autre vaginal,

5° Abaissement de la paroi rectale et affrontement avec suture, après l'ablation du segment rectal inférieur à la fistule,

6° Suture de l'orifice vaginal par avivement de ses bords et par voie vaginale.

Je dirai maintenant, en manière de conclusion, que les méthodes de glissement de Fristch et de Le Dentu sont à recommander pour les hauteurs moyennes — et que la voie abdominale, si elle peut être utile dans les fistules très élevées, ne vaut cependant pas les procédés de Segond et de Legueu.

Variétés intestino-génitales

Définition. — Il s'agit ici de communications entre l'intestin d'une part, et le vagin d'autre part, ou très exceptionnellement l'utérus.

Etiologie. — Les causes de ces fistules sont :

1° L'étranglement de l'intestin dans une rupture utérine, ou dans une déchirure vaginale produite pendant l'accouchement, et dès lors les altérations produites se suivent dans les étapes que voici : étranglement d'abord, sphacèle ensuite, perforation consécutive, et enfin fistule constituée.

2° L'ouverture — simultanément faite dans l'intestin et dans les voies génitales — d'une collection ou d'une poche suppurée, appartenant à un kyste, ou à une salpingite, ou encore à une grossesse ectopique. —

2° Les traumatismes directs, soit accidentels — ce

qui est fort rare — soit chirurgicaux, comme par exemple, le pincement d'une anse dans l'hystérectomie vaginale.

Anatomie pathologique. — La fistule est constituée d'une part par l'intestin, d'autre part par l'utérus ou le vagin.

A. La partie de l'intestin qui est intéressée est ordinairement la dernière portion de l'iléon ; très rarement c'est le colon, et ce peut être même l'S iliaque.

B. La partie génitale intéressée se trouve être dans la grande majorité des cas du côté postérieur des voies génitales, je veux dire dans le cul-de-sac postérieur du vagin, ou dans la paroi postérieure de l'utérus.

Ces deux parties sont fixées par des adhérences, et le travail inflammatoire périfistuleux se caractérise encore non seulement par un degré d'irritation vaginale plus ou moins considérable, mais encore par la présence de brides cicatricielles parcourant plus ou moins sa cavité.

Une fois qu'elle est constituée, la fistule se présente sous l'aspect d'un orifice assez considérable, dans lequel la muqueuse se prolabe quelquefois, et qui est parfois aussi, mais rarement, divisé par un éperon, de telle sorte qu'il existe alors un bout inférieur et un bout supérieur, le premier ayant une tendance à se rétracter et ne se montrant quelquefois même que par un tout minuscule orifice.

Symptomes. — La symptomatologie consiste toute dans le passage des gaz et des matières.

Seulement, comme le siège *intestinal* de la perforation n'est pas toujours le même, il va s'ensuivre deux choses : la première c'est que l'heure d'apparition variera ;

la deuxième c'est que la nature même des éléments digestifs changera également.

Et en effet, le temps écoulé entre le repas et l'apparition des matières à l'orifice fistuleux oscille entre une et trois heures.

D'autre part, comment un orifice voisin de l'estomac pourrait-il avoir les mêmes conséquences — au point de vue digestif — qu'un orifice avoisinant la terminaison iléale ? — Et voilà donc pourquoi on peut recueillir soit des particules non digérées et peu odorantes, soit une sorte de purée plus ou moins teintée par la bile, soit encore de véritables matières plus consistantes et fécales, — suivant que la fistule est haut située ou au contraire qu'elle siège au gros intestin.

Il est tout naturel de penser que les garde-robes se ressentent des dimensions de l'orifice, et partant, de la quantité de liquide échappé par la fistule, et il est évident que celles-ci seront d'autant plus copieuses que la perte fistulaire sera peu abondante ou même nulle comme c'est le cas dans certains petits pertuis qui ne livrent passage qu'à des gaz. —

Pour compléter l'étude symptomatologique il faudra pratiquer l'examen direct. — Or pour cela deux choses sont nécessaires : un bon éclairage et un stylet.

Si l'orifice intestinal est grand, on l'appréciera assez facilement ; on verra l'état de son pourtour, et on se rendra compte de sa simplicité ou de sa duplicité.

S'il est petit, c'est alors qu'il faudra user du stylet, qui non seulement servira à le rechercher, mais encore, combiné au toucher rectal, montrera par absence de rencontre, que le rectum n'est pas atteint.

Par contre si on use des lavements colorés, on verra bien qu'ils ne passent pas par la fistule, et cela parce que l'orifice intestinal est généralement élevé.

Pronostic. — La guérison peut être spontanée ; mais c'est chose rare, et somme toute le pronostic est grave :

1° De par la difficulté opératoire,

2° De par l'insuffisance de l'alimentation — et l'inanition, voire même la véritable déchéance consécutives, quand la fistule est haut située sur l'intestin grêle,

3° De par la répugnance due à cette dégoûtante infirmité.

Traitement. — S'il s'agit d'une toute petite fistule, on réussira souvent à l'oblitérer par des cautérisations directes au fer rouge, au galvano-cautère, à l'acide nitrique, ou encore par le procédé de l'avivement.

S'il s'agit d'un orifice large, d'un véritable anus contre nature, le chirurgien aura encore à sa disposition un certain nombre de procédés que voici :

Le premier, le plus simple, consiste en la destruction de l'éperon, suivie dans un deuxième temps d'un avivement du pourtour fistulaire et de la suture.

Le deuxième — qu'il faut employer si l'on n'a pas réussi avec le précédent — consiste à pénétrer par la voie abdominale, à décoller l'intestin, puis à fermer directement la fistule ou à faire une résection intestinale, et une entéro-anastomose.

Le troisième enfin, consiste en la dérivation des matières en créant une large fistule recto-vaginale et en oblitérant le vagin, de telle sorte que le vagin devienne une manière de diverticule rectal.

DES VAGINITES

Définition. — On doit entendre par vaginite l'inflammation de la muqueuse vaginale, — inflammation déterminée par l'exaltation de virulence de germes qui vivent normalement dans le vagin ou qui y ont accidentellement pénétré.

Etiologie. — Il y a donc, au point de vue étiologique, des causes favorisant l'infection ;

Il y a ensuite les infections elles-mêmes.

Parmi les premières nous retrouvons quantité d'éléments qui agissent surtout par l'état congestif ; et ce sont, dès lors, les premiers rapports sexuels, la menstruation, la parturition, la ménopause, la masturbation, l'irritation des fistules vaginales, des oxyures venus du rectum, la congestion de l'arthritisme..... de la machine à coudre..... de l'équitation, des corps étrangers du vagin ; l'impression du froid, les traumatismes opératoires ou autres, certaines maladies générales ; enfin la stase sanguine des maladies du cœur, des affections du foie ou des tumeurs de l'abdomen.

Parmi les secondes il faut avant tout placer l'infection blennorragique, celle-ci survenue soit par le coït, soit par propagation d'une urétrite blennorragique, soit accidentellement et par contacts impurs : linges, vêtements, objets de toilette. — Et tout cela revient à dire que le gonocoque n'existe pas à l'état normal dans le vagin. Mais d'autres microbes que lui peuvent donner naissance à une vaginite non spécifique. — Ce sont en particulier les microbes ordinaires de la suppuration : les staphylocoques, les streptocoques, le colibacille, ou même encore de simples saprophytes chez des enfants débilités. Ce sont aussi les agents des infections secondaires dues aux sécrétions utérines des métrites chroniques, des cancers......

L'âge a-t-il une influence sur l'apparition de la vaginite ?

On peut dire que non, car nous connaissons la vaginite des petites filles, celle des vierges, celle des adultes (la plus fréquente), celle des parturientes, celle enfin de la ménopause.

On pourrait résumer ce qui précède en disant que cinq grandes voies conduisent à la vaginite : la voie cervicale, la voie vulvaire, la voie urétrale, la voie rectale, la voie directement extérieure enfin.

Anatomie pathologique. — Le vagin peut être pris en totalité ou seulement partiellement et par places. — L'inflammation peut même s'étendre au dehors. —

Quand il est pris en totalité, on a devant soi le tableau d'une inflammation muqueuse, et c'est à dire que la membrane interne est rouge et fortement vascularisée, qu'elle est tuméfiée et présente des boursouflements, des sinuosités et des rugosités ; qu'elle est plus ou moins tapissée par un muco-pus dans lequel on retrouve le gonocoque et d'autres espèces au milieu de cellules épithéliales et de globules sanguins ; que son derme enfin est infiltré et épaissi.

Quand, au contraire, l'inflammation se localise en zones — ce qui est fréquent — elle se présente sous l'aspect de taches irrégulières et saillantes séparées par des intervalles de muqueuse saine.

Quelles sont les lésions intimes qui correspondent à ces altérations macroscopiques, et qui créent, par leur installation plus ou moins profonde, les aspects divers qui se peuvent montrer ?

Tout d'abord : épaississement par places de la surface épithéliale — tuméfaction des papilles dans les points amincis — infiltration cellulaire du tissu sous-jacent — : voici un premier degré. —

A un degré un peu plus avancé (et c'est le cas le plus fréquemment observé) il y a prolifération du revêtement épithélial surtout dans les couches profondes ; les papilles sont hypertrophiées, mais les espaces qui les séparent ont disparu par suite d'infiltration, et il y a augmentation du réseau capillaire.

Avec l'accroissement inflammatoire, certaines papilles hypertrophiées voient leur épithélium se desquamer, et l'intensité de l'inflammation peut être telle que de véritables pustules peuvent en résulter — capables de se rompre et d'engendrer ainsi des ulcérations.

Quelquefois — et ceci est plus rare — il peut y avoir expulsion de véritables lambeaux d'épithélium desquamé ; voire même parfois sous la forme d'un moule vaginal complet.

La gangrène elle-même peut apparaître sous l'aspect de plaques plus ou moins étendues.

Enfin, chez les femmes enceintes la vaginite peut se caractériser par la production d'un grand nombre de petites cavités plus ou moins confluentes et d'apparence kystique dont quelques-unes renferment des gaz épanchés dans les mailles du tissu cellulaire, et finissent par disparaître soit par simple dessiccation, soit après rupture suivie d'une légère ulcération.

Symptomatologie. — Les signes qui caractérisent la vaginite franchement aiguë sont la douleur, les écoulements, la rougeur, et le gonflement.

Souvent c'est la douleur qui prélude, mais non pas toujours avec les mêmes caractères — et c'est ainsi que ce peut être une telle sensibilité locale que l'examen direct digital ou par spéculum en devient fort difficile. — Fréquemment c'est une sensation de chaleur, de brûlure ou de prurit, — c'est une pesanteur périnéale avec ténesme anal et vésical.

L'écoulement suit bientôt l'apparition des douleurs ; — séreux d'abord, puis leucorrhéique, puis plus ou moins muco-purulent ou franchement purulent. — A la longue, les pertes deviennent très épaisses, jaune verdâtres, tachant et empesant le linge — très irritantes aussi et occasionnant dès lors des érythèmes, des excoriations, de la vulvite..... et encore des démangeaisons.

Elles peuvent devenir très abondantes et d'odeur fétide et repoussante.

Quelquefois enfin et particulièrement à la suite d'examens directs elles se teintent d'écoulements sanguins.

* * *

Je viens de parler d'examen direct. Or nous savons déjà qu'il est parfois malaisé à cause de l'exquise sensibilité des parties enflammées. — Si cependant il peut être pratiqué, on verra tout d'abord le gonflement de la muqueuse — gonflement accusé jusqu'à la vulve — parsemé de granulations parfaitement senties par le doigt — accompagné de rougeur des parois, parfois d'érosions, de boursouflure et de tuméfaction du col, d'éversion d'un orifice externe laissant passer un liquide épais et verdâtre, enfin de chaleur de toute la cavité vaginale.

Fréquemment les vaisseaux lymphatiques et les ganglions inguinaux sont pris; ils peuvent même en arriver à la suppuration. Enfin dans les formes très intenses, l'état général peut être altéré.

Marche. — Cette affection, lorsqu'elle est bien traitée, doit guérir en trois ou quatre semaines; mais il faut bien savoir qu'elle peut sommeiller, qu'elle peut par conséquent se réveiller, et cela sous des influences banales.

Lorsqu'elle évolue d'une façon régulière, voici comment se passent généralement les choses : l'écoulement diminue progressivement et il tend à devenir séreux, les phénomènes aigus s'apaisent, les douleurs disparaissent peu à peu, la teinte de la membrane muqueuse se modifie, et l'examen direct est plus facile.

Complications. — Les complications sont sérieuses. C'est d'abord l'urétrite qui, on peut le dire, existe toujours avec la vaginite blennorragique, et qui s'accuse par des sensations de brûlure au moment des mictions, par le gonflement, la rougeur, et la saillie de la muqueuse urétrale, par sa sécrétion aussi.

C'est ensuite l'inflammation des glandes vulvo-vaginales, très fréquente également, et caractérisée, nous le savons, par la tuméfaction et l'inflammation labiale, et par l'existence d'un point induré.

C'est aussi la métrite du col et même la métrite totale — voire encore les salpingites et les périsalpingites, avec propagation possible, bien qu'exceptionnelle, au péritoine et production d'une péritonite aiguë des plus graves ; — nous verrons, en effet, quand nous en serons arrivés à l'étude de ces affections que très souvent il faut noter l'inflammation vaginale au début des phlegmasies génitales profondes.

Diagnostic. — Il n'est pas difficile de faire le diagnostic de vaginite, avec des signes aussi nets et aussi tangibles que ceux que je viens d'exposer.

Ce qu'il faut donc s'attacher à préciser, c'est le diagnostic étiologique ; c'est le fait de savoir la nature blennorragique (très fréquente) ou autre de la maladie ; c'est encore le diagnostic des complications.

Aussi n'oublions jamais de pratiquer l'examen direct, car il peut nous renseigner, non seulement sur l'existence d'une plaie, d'une fistule, d'un corps étranger, d'un pessaire, sur la présence d'une tumeur maligne cervicale, mais encore sur la coexistence de lésions voisines, et sur l'état de l'appareil génital interne.

Pronostic. — Par elle-même et en tant que lésion locale la vaginite ne présente pas une grande importance.

Ce qu'il faut redouter par dessus tout ce sont ses complications ou plutôt *ses propagations*, et particulièrement la propagation utérine blennorragique, puis de proche en proche, l'extension salpingienne.

D'autre part il faut songer *à la ténacité* de cette affection et à la facilité de son réveil aigu.

Traitement. — Le traitement consiste à modérer l'état inflammatoire, et à agir sur la cause.

Or on sait l'influence calmante et résolutive du

repos — repos complet et absolu, par conséquent : au lit.

Les bains viennent ensuite comme importance — bains généraux prolongés ; bains locaux aussi, voire même lotions émollientes. —

D'autre part, les compresses humides font merveille comme anticongestionnantes et sédatives — largement appliquées, dépassant de beaucoup les limites de la région vulvaire.

Les lavages et les injections seront très efficacement employés, de façon à débarrasser la femme de toutes les causes d'irritation, à maintenir la propreté locale, et à entraîner les écoulements ; et voilà pourquoi il sera bon de laver la femme après chacune des mictions, et d'user très largement des injections vaginales, plusieurs fois par jour, trois ou quatre fois ; injections aussi chaudes que la malade pourra les supporter et composées tout simplement d'eau pure filtrée et ayant subi dix minutes d'ébullition.

Les lavements émollients, les lavements laudanisés sont à recommander contre les douleurs ; et dans le même but les bromures et l'opium à l'intérieur rendront des services.

*
* *

Quand sera terminée la période d'acuité, il sera bon de remplacer l'eau simple des injections par un liquide antiseptique, soit le sublimé, soit le permanganate de potasse, soit l'eau oxygénée.

Souvent il sera très utile de nettoyer directement les parois vaginales, et pour cela de prendre des tampons de ouate hydrophile montés et imprégnés de solution permanganatée ou sublimée ; puis, avec eux, de badigeonner soigneusement le vagin et ses culs-de-sac, de tamponner ensuite avec la gaze aseptique.

*
* *

Quand les écoulements seront taris on commencera d'appliquer des poudres sur la vulve, poudre de bismuth, de talc, de lycopode, d'oxyde de zinc, en ayant le soin de les recouvrir de ouate, et d'isoler, par la ouate encore, les divers replis vulvaires.

On n'oubliera pas de régulariser absolument les fonctions intestinales, soit par les laxatifs, soit par une alimentation légère.

On rendra moins irritante l'action des urines, grâce à l'emploi des diurétiques alcalins.

Enfin on traitera les affections concomitantes, l'urétrite, la métrite, et tout corps étranger, même chirurgical comme le pessaire, sera éloigné.

KYSTES DU VAGIN

Définition. — On entend par kystes du vagin des collections liquides limitées, arrondies, de volume variable, occupant les parois vaginales, et très rarement pédiculisées.

Etiologie. — Cette affection, qui est en somme assez rare, ne paraît influencée ni par l'âge, ni par la puerpéralité, ni par l'état social. Et le fait est qu'on observe les kystes vaginaux à tout âge, et aussi bien chez les vierges que chez les femmes ayant accouché. — On s'est cependant demandé si les accouchements répétés ne seraient pas sans influence sur leur genèse.

Il existe enfin des kystes d'origine congénitale.

Pathogénie. — Comment expliquer le développement kystique ?

A. Il y a d'abord une théorie glandulaire, d'après laquelle les kystes ne seraient pas autre chose qu'une ectasie des glandes — mais cette théorie doit être rejetée, car les glandes vaginales n'existent pas. — Il est pourtant incontestable que certains kystes superficiels appartiennent à la muqueuse, — et si ce n'est pas dans les glandes qu'ils se sont développés, c'est du moins dans des cryptes de la membrane dont les orifices se sont oblitérés.

B. La théorie qu'il faut accepter comme primordiale, est celle qui porte le nom de théorie embryonnaire — théorie d'après laquelle les kystes vaginaux se développeraient le plus souvent dans les restes du canal de Wolff surtout, du conduit de Müller quelquefois.

C. On doit enfin considérer comme exceptionnelles les autres variétés kystiques, — tels les kystes par ectasies lymphatiques, tels ceux assimilés à des bourses séreuses accidentelles.....

Anatomie pathologique. — Le siège des kystes peut être en tous les points du vagin, mais ils se montrent plus particulièrement sur les parois antérieure et postérieure, siégeant du reste à toutes les hauteurs — plus volontiers cependant sur le tiers inférieur s'il s'agit de la paroi antérieure, et sur les tiers moyen et supérieur s'il s'agit de la paroi postérieure. —

Leurs dimensions sont variables puisqu'elles peuvent aller de celles d'une lentille à celles d'une grosse noisette, et déjà, d'après cette seule dimension on peut faire le diagnostic d'origine, car il paraît certain que les kystes le plus développés appartiennent à la variété embryonnaire, alors que ceux de petites dimensions sont plutôt pseudo-glandulaires.

Leur forme est naturellement régulière, puisqu'il s'agit de kystes, mais elle n'est pas toujours sphérique, et parfois la tumeur est ovalaire.

Leur nombre est très limité. — Très souvent ils sont uniques ; quelquefois en chapelet.

Ils sont recouverts par la muqueuse vaginale qui parfois leur est excessivement adhérente.

Enfin ils sont sessiles, et c'est rarement qu'ils ont tendance à soulever la muqueuse et à se pédiculiser.

*
* *

Voyons maintenant leur structure ! et d'abord la paroi !

Deux couches constituent cette paroi : une externe de nature conjonctive, une interne épithéliale.

Nous venons de voir que la couche externe peut arriver à se confondre avec la muqueuse vaginale. — Elle est essentiellement formée par un tissu conjonctif finement fibrillaire ; parfois elle renferme quelques fibres élastiques et quelques éléments musculaires lisses, ces derniers étant assez développés pour former une véritable couche moyenne. — Enfin elle est pourvue de vaisseaux.

Quant à la couche interne, elle est généralement constituée par un épithélium cylindrique tantôt simple, tantôt à plusieurs couches,— épithélium qui s'invagine quelquefois dans l'épaisseur même de la paroi en donnant naissance à des enfoncements et à des dépressions adénoïdes.

Le contenu des kystes est variable comme aspect. — Il est plus ou moins filant, plus ou moins coloré, parfois teinté par du sang, et quelquefois clair comme de l'eau de roche. — Il renferme des cellules épithéliales, des leucocytes, des granulations.

Symptomatologie. — Ordinairement les collections kystiques se révèlent par leur saillie :

Soit que cette saillie les fasse apparaître à la vulve, et hors de la vulve à l'image d'une cystocèle, et puisse même amener un degré plus ou moins accentué de prolapsus vaginal,

Soit que, se trouvant tout à fait intra-vaginale, la saillie soit seulement perçue pendant le coït.

Mais tout cela ne veut pas dire qu'un kyste vaginal ne puisse attirer l'attention par quelques sensations de gêne, de pesanteur, des tiraillements, ou même de véritables douleurs. — Cela arrive en effet, et d'autant plus sûrement que les dimensions du kyste sont plus élevées.

D'autre part, il peut, par compression, occasionner des troubles de la miction, et parfois il entraîne un peu de leucorrhée.

Par contre il est des collections absolument silencieuses, et qui, dès lors, ne sont découvertes que tout à fait par hasard. — Dans ces cas le toucher révèle une tumeur arrondie, molle, élastique, s'abaissant un peu avec les efforts, et bien que pouvant faire corps avec la paroi, souvent susceptible d'une certaine mobilité.

Examinée directement au moyen du spéculum, elle apparaît recouverte d'une muqueuse normale, ou qui paraît amincie et de teinte violacée.

Marche. — La marche est excessivement lente, — mais à la suite d'un traumatisme, d'un accouchement, du coït..... on peut voir survenir des poussées d'accroissement.

Dans d'autres circonstances le kyste peut s'enflammer et passer à la suppuration ; et alors on le voit se tendre et rougir et devenir douloureux ; puis sa paroi s'amincit, s'ulcère et livre passage au contenu qui s'est abcédé ; après quoi l'inflammation s'apaise et, petit à petit la poche se referme — à moins qu'une fistule ne vienne à s'organiser par l'orifice de laquelle suinte un liquide plus ou moins abondant.

Diagnostic. — Le diagnostic est facile.

Je ne fais que rappeler qu'il faut penser à la cystocèle et à la rectocèle, affections procidentes et mollasses, réductibles et se reproduisant après cessation de la pression exercée sur elles.

D'autre part l'entérocèle vaginale sera également distinguée par sa consistance pâteuse, par son volume, par sa réductibilité, et enfin par un gargouillement caractéristique que produit son refoulement.

PRONOSTIC. — Le pronostic est somme toute bénin — et les deux seuls « inconvénients » à signaler ici, sont : 1° la reproduction si le kyste est simplement ponctionné ou accidentellement vidé, et 2° la possibilité de transformation purulente. — Mais d'autre part la curabilité est certaine.

TRAITEMENT. — L'idéal du traitement est d'enlever la masse kystique soit par la ligature du pédicule, *soit par la dissection*, en ménageant le mieux possible la muqueuse vaginale.

Mais dans le cas où cette dernière manœuvre ne pourrait être exécutée, il faudrait, après avoir fendu la tumeur, exciser une portion de ses parois, bien vider tout le contenu, et cautériser toute la cavité par badigeonnages caustiques.

TUMEURS BÉNIGNES DU VAGIN

Définition. — On doit entendre sous le nom de tumeurs bénignes du vagin des productions fibromateuses — *fibromes et beaucoup plus souvent fibro-myomes.* — On a même vu des myomes.

Etiologie. — Ces tumeurs sont rares.
Elles se montrent à l'âge moyen de la vie.

Anatomie pathologique. — Nous avons expliqué par la définition même, ce qu'est la nature intime de ces tumeurs. Elles sont donc ordinairement composées de tissu conjonctif et de fibres musculaires lisses — chose qui s'explique bien par l'existence de ces éléments dans la constitution du vagin — et elles nous rappellent absolument la structure des corps fibreux utérins ; c'est dire que les fibres conjonctives peuvent ici prédominer, ou même qu'il peut y avoir prédominance des éléments lisses, cette dernière variété étant la plus rare de toutes.

Ajoutons dès maintenant que la tumeur siège de préférence dans la paroi vaginale antérieure, au voisinage de l'urètre et de la vessie avec lesquels elle a souvent des relations ; et que son volume — très variable — peut aller de celui d'une noisette à celui d'une tête de fœtus.

Symptomatologie. — Comme il n'existe pas de retentissement sur l'état général, ces tumeurs peuvent demeurer longtemps méconnues ; et ce n'est donc qu'au bout d'un certain temps qu'elles se révèlent par une gêne qui est due à leur présence d'abord, et à l'augmentation de leur volume ensuite.

Plus tard, des sensations de tiraillements se produisent, ensuite des accidents de compression urétrale pouvant aller jusqu'à la rétention d'urine, et consistant en modifications du jet urinaire, et en phénomènes dysuriques.

Parfois, il se produit une leucorrhée plus ou moins abondante due à l'irritation vaginale déterminée par la présence du fibrome.

Il peut même y avoir des hémorragies lorsque la tumeur présente un volume considérable.

L'examen direct révèle l'existence d'une saillie qui se présente à la vulve, ou bien qui apparaît plus profondément dans le vagin. — Cette saillie est arrondie, lisse, plus ou moins tendue et dure, et recouverte par une muqueuse qui est normale ou simplement légèrement congestionnée. — Enfin elle est plus ou moins mobile.

Diagnostic. — *Il faut distinguer ces productions :*

1° D'avec les kystes. Or cela est aisé, tout d'abord par la différence de consistance.

D'autre part, le kyste est toujours mobile sur la paroi vaginale sous-jacente, tandis que le fibrome est le plus souvent fixé. — Puis enfin, si l'un se présente avec une sensation ferme, l'autre a une consistance mollasse; et nous avons encore le secours de la ponction pour déterminer ce diagnostic.

2° D'avec les polypes fibreux utérins. Il suffit de rechercher le point d'implantation et en somme de pratiquer un minutieux examen direct.

3° D'avec le cancer. Ceci peut être quelquefois délicat, parce que la tumeur peut s'œdématier et s'ulcérer et prendre par suite un aspect sanieux ; mais il faut alors songer à l'âge, et tenir compte de la marche et de l'état général. Nous savons d'ailleurs que dans le cancer la nature des écoulements est toute spéciale, de même que les douleurs ; que la nutrition est singulièrement compromise ; que la cachexie se produit sous forme de modifications de teinte spéciale, de troubles digestifs, d'irradiations douloureuses, de propagations voisines..... etc..... etc.....

4° D'avec les prolapsus vésical ou rectal dont la consistance est si particulière — qui sont, de plus, réductibles — qui sont enfin explorables par une sonde introduite dans la vessie, pour la cystocèle, ou par un doigt introduit dans le rectum pour la rectocèle.

Traitement. — Il faut pratiquer l'énucléation de la tumeur. Pour cela, on décapsulera — on incisera l'enveloppe du fibrome — on décortiquera la masse, soit avec les doigts, soit avec une spatule, en détruisant toutes ses adhérences, et il est bien entendu que, dans ces manœuvres on songera à ne pas blesser l'urètre ; et qu'une fois qu'elles seront terminées, la plaie sera régularisée, et le vagin tamponné.

CANCER DU VAGIN

Etiologie. — Le cancer envahit le vagin :

Soit secondairement — et alors il y arrive par l'utérus, par le rectum ou par la vessie,

Soit primitivement — variété seule dont nous ayons à nous occuper ici.

Or cette dernière variété, beaucoup plus rare que l'autre, n'est cependant pas à dédaigner, si l'on veut bien tenir compte :

1° Des statistiques qui ont été publiées,

2° Des cas ayant passé inaperçus tout d'abord, et seulement examinés lorsque les divers envahissements de la tumeur ne permettent plus de distinguer à quelle variété — primitive ou secondaire — on a affaire.

L'état congestif — qu'il s'agisse de l'irritation des corps étrangers..... ou des pessaires ; qu'il relève de coïts immodérés ou de la masturbation; ou qu'il soit dû à l'état de prolapsus — n'est pas bien prouvé comme influence étiologique.

D'autre part, s'il n'a pas été démontré que l'hérédité ait une réelle valeur causale, la grossesse paraît devoir être sérieusement incriminée ; et quant au rôle de la leucoplasie vulvo-vaginale, il est incontestable.

Enfin c'est en pleine vitalité, c'est-à-dire, de 30 à 50 ans, et même à 60 ans, que se montre cette affection.

Anatomie pathologique. — Ordinairement, le cancer débute tout en haut, au niveau du cul-de-sac et sur la paroi postérieure. — Il peut cependant se montrer sur les autres parois ; il peut même débuter sur tout le tour en même temps, et constituer dès lors la forme *en anneau*.

Les lésions que l'on peut y constater sont ou bien végétantes, ou bien infiltrées. — Dans le premier cas, les bourgeonnements qui sont en choux-fleurs, sont mous, friables, fongueux ; dans le deuxième cas la paroi s'indure et se blinde. — Puis, avec les progrès de la maladie, la prolifération se fait exubérante, et, comme la forme infiltrée se met elle aussi, à bourgeonner, il en résulte que toujours la masse néoplasique envahit la cavité et peut en arriver à remplir le vagin tout entier.

La tumeur se ramollit bientôt et s'ulcère ; elle s'étend en même temps, elle se propage aux organes voisins, et c'est ainsi qu'elle atteint l'utérus et que après avoir infiltré toute l'épaisseur de la paroi vaginale, et envahi le tissu cellulaire périvaginal, elle s'attaque à la vessie, comme le font d'ailleurs les cancers utérins, prostatiques ou intestinaux ; à l'urètre, au rectum ; qu'elle englobe les uretères, les comprime et provoque leur dilatation au-dessus de la partie rétrécie ainsi que les lésions rénales consécutives ; qu'elle cause enfin l'épaississement du péritoine et la formation d'adhérences protectrices.

Toujours les ganglions lymphatiques sont envahis — ganglions qui peuvent devenir plus tard l'origine de cancers secondaires, et ce sont les pelviens qui sont pris ; mais lorsqu'il s'agit d'une forme inférieure ou vulvaire, les inguinaux sont intéressés. — Histologiquement parlant, il s'agit d'un épithélioma pavimenteux lobulé, dont les cellules épithéliales peuvent tomber en dégénérescence colloïde ou muqueuse.

Symptomatologie. — Le plus souvent les malades ne s'aperçoivent de rien tout d'abord. Elles ne viennent donc demander conseil que très tard. C'est qu'en effet sont apparus alors des phénomènes devant fatalement attirer leur attention ; et ces phénomènes sont des douleurs et des écoulements.

Les douleurs occupent le vagin lui-même ou bien elles sont lombaires. Elles sont sourdes, accompagnées de démangeaisons, de tiraillements et d'irradiations ; et parfois, surtout lorsque le mal est assez avancé, elles sont vives, cuisantes, et rappellent les sensations de brûlures. Quelquefois elles sont complètement absentes.

Quant aux écoulements, ils consistent en une leucorrhée plus ou moins consistante, dont la couleur est jaune verdâtre, et qui est parfois striée de sang ; voire même très facilement hémorragique, je veux dire sous les moindres influences : après un toucher, après le coït, après l'acte de défécation par exemple.

Peu à peu cet écoulement devient excessivement fétide et charrie des fragments et des débris cancéreux ; c'est qu'alors nous en sommes arrivés à la période d'ulcération ; et voilà pourquoi les pertes sont séreuses, roussâtres, « cancéreuses » et révélées par une odeur toute particulière et des particules de « chair », et aussi par leur extrême abondance.

La malade est ordinairement constipée et souffre de sa vessie ce qui est la preuve des compressions vésicale et rectale.

Si l'on vient à pratiquer l'examen direct, on sent des saillies plus ou moins irrégulières comme disposition et comme consistance ; c'est ainsi que le doigt percevra soit un bourgeonnement pariétal, soit une masse considérable et fongueuse, soit une sorte de rétrécissement si la tumeur est annulaire; tout cela plus ou moins induré ou ramolli, et parfois tellement exubérant qu'il peut se faire que le doigt ne puisse pénétrer.

Marche. — Habituellement, le cancer primitif du vagin a une évolution rapide. — Assez vivement l'état général se prend, et la mort se produit, soit par cachexie, soit par l'une des complications que nous allons passer en revue.

Complications. — Il y a d'abord les complications rectales et vésicales, qui se dévoilent par la constipation, la rectite, les selles douloureuses, les fistules, les douleurs violentes vésicales, la dysurie, les accidents de cystite.

Il y a ensuite l'envahissement urétéral et par suite l'hydronéphrose et l'urémie, c'est-à-dire des accidents d'une extrême gravité succédant à la distension des uretères, des bassinets et du rein, et à la suppression des urines ;

Il y a encore la phlegmatia alba dolens qui, de même que les intolérables douleurs, indique nettement la propagation pelvienne et l'envahissement ou la compression des vaisseaux et des nerfs.

Il y a les hémorragies qui peuvent inquiéter par leur fréquence ou leur abondance.

Il y a enfin les métastases, rares d'ailleurs ici.

Diagnostic. — Il suffit de pratiquer le toucher pour faire le diagnostic — ou plutôt : *pour faire le diagnostic de cancer ;* mais ce n'est pas tout ! — Et non seulement il faudra déterminer le degré des lésions, leur étendue, *leur opérabilité*, mais encore il importera de ne pas confondre avec des propagations cancéreuses du voisinage, et particulièrement issues du rectum, de la vessie, ou de l'utérus.

Le diagnostic du cancer et du sarcome est parfois bien difficile, et seul l'examen histologique pourra trancher la question.

Enfin on ne prendra pas pour une forme annulaire un simple rétrécissement vaginal.

Pronostic. — J'en ai assez dit pour montrer la gravité excessive du pronostic. J'ajoute que la récidive doit être considérée comme normale.

Traitement. — Le traitement ne peut guère, hélas, qu'enrayer la marche du mal.

Avant tout, lorsqu'on est décidé à l'entreprendre, il faut se rendre compte du degré d'envahissement des lésions, de l'état des territoires lymphatiques, et n'intervenir en somme, que dans les cas limités, c'est-à-dire en tissu apparemment sain.

Plusieurs voies s'offrent pour l'attaque de la néoplasie vaginale : la voie sacrée d'abord, qui conviendrait plutôt aux masses étendues, mais dont l'intervention me paraît difficilement tolérable pour des sujets déjà plus ou moins affaiblis.

La voie vaginale ensuite, qui pèche par manque de jour et dans laquelle on est, par suite, obligé d'agrandir les dimensions de la vulve au moyen d'incisions pratiquées latéralement ;

La voie périnéale enfin, dans laquelle on fait une incision transversale du périnée et dédouble la cloison recto-vaginale jusqu'au cul-de-sac de Douglas. Or par cette voie, non seulement on voit bien toute la tumeur, mais encore on se trouve presque tout le temps en dehors de son contact.

*
* *

Lorsqu'on se trouve en présence de cas absolument inopérables il faut agir palliativement ; je veux dire qu'on devra combattre les hémorragies, les douleurs et les écoulements fétides :

Les hémorragies, en pratiquant le curage des champignons cancéreux, et en cautérisant par la chaleur.....

Les écoulements fétides par les injections antiseptiques, permanganatées, oxygénées, etc..... par les injections très chaudes et abondantes, et prises ainsi qu'il a été déjà dit ;

Les douleurs, par la fréquence des pansements et des irrigations ; par les suppositoires opiacés et belladonés ; par la morphine enfin.

MALADIES UTÉRINES

LÉSIONS TRAUMATIQUES DE L'UTÉRUS

Définition. — Nous devons entendre ici les plaies atteignant l'utérus par causes violentes et rapides, en n'y comprenant pas les ruptures de nature puerpérale.

Etiologie. — *Déterminante.* — Divers instruments peuvent occasionner ces plaies :

a Les uns chirurgicaux : et alors il s'agit soit de l'hystéromètre, soit de la curette.....

b Les autres criminels : et alors il s'agit de ceux qui servent aux tentatives d'avortement.....

c Les autres accidentels : et alors il s'agit des suicides, des assassinats, et tout spécialement par armes à feu dont les projectiles atteindront beaucoup plus facilement un utérus gravide à cause de ses dimensions et de son ascension au-dessus des pubis ; — mais il s'agit encore de blessures purement fortuites, telles par exemple que celles qui s'effectuent dans une chute.

Prédisposante. — Dans une foule de cas l'utérus est prédisposé aux lésions traumatiques. Il l'est parce que son tissu présente alors une consistance molle engendrée elle-même par des troubles de nutrition dus à un état pathologique concomitant et plus ou moins ancien, ou à une incomplète involution post-puerpérale — de telle sorte que sa friabilité est plus ou moins facile, et se réalise parfois sous des violences toutes minimes.

ANATOMIE PATHOLOGIQUE.— D'abord les voies d'accès! — Il suffit de se reporter aux causes pour se rendre compte que l'agent vulnérant atteint ordinairement l'utérus, soit en traversant la ceinture pelvienne, soit en passant au travers des parois abdominales, soit par l'intermédiaire de la voie vaginale.

S'il s'agit de sabres, de poignards, de couteaux, la plaie pourra être de dimensions considérables ; mais nous savons aussi qu'elle peut être tout simplement une lésion par piqûre accidentelle ou chirurgicale, une plaie par ponction.

S'il s'agit, au contraire, de coups de feu, les perforations résultantes seront variables comme netteté suivant la distance et la force de propulsion, mais toujours ayant l'apparence d'un trou plus ou moins régulier avec un véritable trajet et souvent un orifice de sortie.

Les plaies peuvent d'ailleurs être multiples : elles peuvent aussi s'accompagner de lésions voisines : lésions de l'intestin, lésions de la vessie, des vaisseaux, du mésentère, de la cavité péritonéale, — lésions surtout de l'utérus gravide avec comme conséquences, les énormes hémorragies d'abord, puis des procidences fœtales, des issues de cordon ombilical.....

SYMPTOMATOLOGIE. — Ces lésions traumatiques sont parfois inoffensives et cela se comprend si l'instrument était aseptique et si la plaie est de petites dimensions. Il existe cependant toujours une perte de sang et des phénomènes douloureux, et nous venons de voir que les hémorragies produites peuvent être terribles s'il s'agit d'un utérus en état de gravidité, — hémorragies conduisant au collapsus..... à l'état comateux..... au refroidissement des extrémités..... à la mort rapide si la malade est sans secours immédiat.

Souvent une métrite aiguë succède à la perforation, et une péritonite suraiguë rapidement mortelle la suit de très près.

D'autre part, si la plaie porte sur un utérus non gravide, sa symptomatologie est complètement noyée dans celle des plaies vésicales, intestinales, péritonéales et vasculaires, dont les signes sont bruyants ou dramatiques et dans la réaction infectieuse qui si fréquemment les accompagne.

Diagnostic. — On diagnostique une plaie utérine par la notion de la cause, par le siège de l'orifice pariétal d'entrée, et si on le peut, par la notion de violence et de direction de l'agent vulnérant.

D'autre part, en chirurgie, on peut sentir ou redouter une plaie utérine par la notion d'une résistance plus ou moins forte vaincue, ou encore par la longueur disparue de l'instrument ; et si vraiment l'ouverture anormale existe elle peut être diagnostiquée par l'absence de retour du liquide de l'injection (Rebreyend).

Si la perforation est vésico-utérine on pourra encore la reconnaître par l'écoulement de l'urine; c'est au contraire la simple direction de l'instrument — et bientôt la réaction péritonéale — qui font diagnostiquer la perforation postérieure.

Je ne fais enfin que mentionner les utérus très développés pour que ne soit pas faussement interprété l'enfoncement profond de l'instrument.

Pronostic. — Le pronostic est en somme très sombre, car si des perforations chirurgicales hystérométriques ou par curette sont souvent bénignes, elles sont rares aussi, alors que combien septiques et compliquées sont les causes accidentelles !

Traitement. — L'opérateur qui intervient sur l'utérus doit toujours songer à la possibilité de la rupture ; et cela : soit au cours de l'hystérectomie, soit dans la pratique du curetage, soit pendant l'énucléation d'un fibrome ou la traction sur un polype, ou même le raclage de fongosités cancéreuses, ou encore la dilatation rapide de la matrice.

Lorsqu'une perforation est produite, par exemple, par l'hystéromètre, comme il y a des chances pour qu'elle soit aseptique, il faudra observer, ordonner au malade le repos absolu..... et attendre.

Quand on a seulement des doutes sur les dimensions de la plaie, sur les pertes de sang, sur l'état de septicité, il faut immédiatement laparotomiser et pratiquer une suture rapide.....

PROLAPSUS GÉNITAUX

Définition. — On doit entendre sous la dénomination de prolapsus les déplacements utérins qui se produisent au-dessous de la situation normale ; et cela : par opposition à d'autres déviations — que nous étudierons aussi — et qui se font en avant ou en arrière de cette même situation normale.

Ces déplacements — disons-le tout de suite — font partie d'un vaste ensemble pathologique essentiellement révélé par une faiblesse particulière des tissus génitaux — (et même des autres tissus) — de telle sorte qu'il n'est pas possible de séparer les prolapsus utérins des prolapsus vaginaux, des chutes vésicale et rectale..... et aussi de l'allongement hypertrophique du col.

Etiologie. — Les causes des prolapsus se rangent sous deux chefs de valeur inégale :

A. Faiblesse particulière des moyens de fixité ;

B. Pression abdominale.

Deux mots d'abord sur la première de ces causes !

Nous y trouvons toutes les raisons d'affaiblissement du plancher pelvien et toutes les causes qui modifient la tonicité des parois vaginales : telles les grossesses répétées et rapprochées, les déchirures périnéales, les lésions infectieuses post-puerpérales qui constituent un obstacle si grand à la bonne involution de l'appareil génital ; telles les lésions chroniques de l'utérus ; telle encore la reprise prématurée des occupations.

Puis, à la base de toute cette étiologie, et lui servant en quelque sorte de substratum : cet état particulier de déchéance des tissus et de relâchement des liens qui relève, en somme, de la même origine que les hernies, les éventrations, les ptoses viscérales..... et qui dénote un trouble si profond dans la vitalité des tissus.

Ce trouble peut, d'ailleurs, être amené lui-même par l'affaiblissement général de la chlorose, de l'anémie, des maladies consomptives, de la misère, du surmenage, de l'onanisme, par la dégénérescence de la sénilité, par l'évolution de la ménopause.....

N'est-ce pas dire, après tout, que toutes les causes de débilitation générale seront ici des causes prédisposantes ?

*
* *

Quant à la deuxième cause — la pression abdominale — elle se présente quelquefois sous forme d'accès de toux, ou d'efforts de toute nature : efforts répétés, efforts progressifs, efforts de l'accouchement par exemple (et dans ce dernier cas, le prolapsus peut se montrer d'une manière aiguë) ; efforts de constipation, de ténesme rectal et vésical, de professions pénibles enfin.

La distension vésicale qui, en se produisant, repousse l'utérus en arrière, l'éloigne des pubis, le redresse, et le déplace dans le sens de l'axe vaginal, agit dans le même sens.

Certaines tumeurs abdominales amènent une augmentation de pression cause prédisposante du prolapsus.

D'ailleurs la pression abdominale, *elle toute seule*, n'est-elle pas une sorte d'effort permanent ?

Anatomie pathologique. — Les causes que nous venons de passer en revue ayant exercé leur action, on voit se produire des lésions dont la succession régulière peut être présentée comme il suit :

D'abord prolapsus du vagin avec cystocèle et rectocèle ;

Ensuite abaissement de l'utérus lui-même avec (comme conséquence) l'allongement hypertrophique de son col — conséquence qui n'est d'ailleurs pas fatale. —

Prolapsus vaginal avec cystocèle et rectocèle. — Il y a ici affaiblissement des parois qui, *en se laissant aller*, finissent par se présenter à la vulve et même par y faire hernie.

Le plus souvent la vessie ou le rectum accompagnent cette chute des parois ; mais cela n'est pas absolument constant ; et, si le phénomène ne se produit pas, le péritoine s'insinue seul soit dans le cul-de-sac postérieur, soit dans le cul-de-sac antérieur, et y reçoit des anses intestinales qui constituent dès lors, une variété de hernie — *hernie vaginale.*

Des deux descentes : rectale et vaginale, la première est moins fréquente que la deuxième.

Lorsqu'il s'agit de cystocèle, la paroi vésicale suit la dépression de la paroi vaginale, et s'allonge en une sorte de diverticule qui, descendant progressivement, finit par apparaître à la vulve, coiffé de la partie antérieure du vagin.

Si c'est la rectocèle qui est en cause, elle suit également la dépression de la paroi postérieure du vagin ; elle vient aussi saillir à l'orifice vulvaire, et peut ainsi arriver à former une tumeur du volume du poing.

Il y a évidemment des degrés dans ces divers états, depuis *le simple abaissement*, jusqu'aux lésions vraiment typiques que je viens de décrire et jusqu'à celles qui vont suivre ; — depuis la descente peu accusée du col devenu simplement plus accessible au toucher, depuis le degré un peu plus marqué dans la profondeur des culs-de-sac, jusqu'au véritable déroulement vaginal et aux altérations subséquentes.

Prolapsus vaginal avec prolapsus utérin. — Ordinairement le prolapsus vaginal n'est qu'une première étape ; c'est dire que l'appareil plus profond en arrive à suivre, et que l'utérus finit par être poussé en bas par la pression abdominale.

Quelquefois cette descente utérine est très accentuée. C'est une preuve de sérieuse insuffisance de l'appareil suspenseur utérin et d'un état de déchéance, dont on trouve encore la preuve dans un certain degré d'allongement simultané du vagin, qui se dilate inférieurement comme la vulve elle-même, et dans l'atteinte à l'intégrité même des uretères qui subissent d'être tiraillés, allongés, voire même dilatés.

Allongement hypertrophique du col. — Lorsque l'utérus est fixé supérieurement, le col finit par subir une élongation progressive ; il se laisse même envahir par une hypertrophie qui se développe avec d'autant plus de facilité, qu'il n'est pas, ordinairement, sans passé morbide.

Deux mots sur cette hypertrophie !

Tout d'abord sa réalité est prouvée par les mensurations utérines qui peuvent donner une augmentation de 3 à 12 centimètres ; — mais bien que — ainsi que cela a été dit — elle soit intimement liée aux prolapsus, auxquels elle succède le plus souvent, elle peut être aussi primitive, et cela n'est pas contestable.

L'augmentation de volume n'est pas toujours répartie à toute l'étendue du col, et il est aisé de comprendre que sa configuration extérieure soit diversement modifiée suivant le siège sus ou sous-vaginal de l'hypertrophie, suivant sa limitation à une seule des lèvres, suivant aussi que l'épaississement est transversal ou longitudinal.

* * *

Pour compléter cette étude anatomique des prolapsus, je dois ajouter que l'utérus lui-même n'est pas normal, et que non seulement son corps se trouve ordinairement dévié de sa situation régulière — surtout en arrière ; — mais encore qu'il est atteint de métrite profonde, muqueuse et parenchymateuse, et par suite infiltré et alourdi.

Les trompes et les ovaires, altérés ou non, participent au prolapsus ou plutôt sont entraînés dans le cul-de-sac de Douglas.

Le vagin, lui-même, subit les conséquences de la déchéance de ses parois et de leur extériorisation. — Aussi celles-ci sont elles hypertrophiées, infiltrées, tapissées par une muqueuse dont l'épithélium s'est cutisé, — voire même ulcérées par suite des irritations extérieures et des inflammations consécutives.

Il résulte de pareilles altérations une distension ligamenteuse qui porte sur les ligaments ronds, sur les ligaments larges et sur les liens utéro-sacrés. — Ces ligaments sont relâchés et ils participent, de même que le plancher périnéal, de la déchéance pelvienne accrue par la fréquence des déchirures. — D'ailleurs les tissus musculaires sont flasques et atrophiés et par suite sans résistance; et comme pour bien prouver l'influence dystrophique de ces lésions, les vaisseaux sont également affaiblis dans leurs parois ; ils sont dilatés, flexueux et variqueux.

La vessie qui, par suite de sa disposition en bissac ne peut qu'incomplètement se vider est sujette à une infection que favorise la stagnation de l'urine et qui se propage par marche ascendante aux uretères et jusqu'aux reins.

Symptomatologie. — Le prolapsus du vagin est découvert par hasard.

L'examen de la région vulvaire montre alors, le plus souvent en arrière de l'urètre puisqu'il s'agit de cystocèle, un bombement spécial muqueux, qui est constant ou qui n'apparaît que par l'effort dans la vulve largement béante.

Un peu plus tard — plus ou moins tard — la saillie devient absolument permanente, la vulve demeure entr'ouverte ; et il suffit de la moindre impulsion pour augmenter et faire saillir cette sorte de ballon muqueux.

Il est mou, facilement refoulable, et l'on comprend que si la saillie est constamment extérieure la muqueuse en arrive à se *cutiser.* — Enfin une sonde introduite par l'urètre pourra passer dans la poche extérieure prolabée.

La rectocèle est — nous l'avons dit — beaucoup plus rare que la cystocèle. Elle est plus douce, plus molle, *plus refoulable*, et se reproduit aussi avec une plus grande facilité. Elle est également moins développée, et la muqueuse qui la recouvre est plus fine, moins plissée. De plus, le doigt introduit dans l'anus peut pénétrer dans le diverticule rectal, et la réduction du prolapsus donne lieu à du gargouillement.

* * *

Avec un tel état vaginal, une descente utérine finit par se produire : et cette descente est :

Ou bien, peu marquée — et alors il faudra pratiquer un toucher, grâce auquel le doigt sentira un utérus, soit tout simplement abaissé, soit abaissé avec rétroflexion ;

Ou bien, très marquée — et il suffit alors d'écarter simplement les parties avec les doigts pour apercevoir le col ;

Ou bien encore, absolue, je veux dire avec issue hors la vulve d'un bloc utérin, piriforme ou cylindrique, terminé par un orifice ordinairement élargi, et plus ou moins excorié — recouvert par une muqueuse cutisée sèche et privée de sensibilité — facilement réintégré par pression douce et soutenue — la malade se mettant en position dorsale ; — ressortant enfin avec la plus grande facilité par un simple effort ou dans la station debout.

* * *

Eh bien — avec de telles modifications physiques et un tel changement dans la statique pelvienne, quels sont les signes fonctionnels ?

Il est singulier de constater combien sont facilement tolérés des déplacements même énormes. — Dans ce cas, les douleurs sont minimes et sont plutôt représentées par des sensations de pesanteur, de tiraillements, par une fatigue extrême, et par une sorte d' « avachissement » général. De plus la menstruation peut être conservée et la grossesse est possible. Souvent même — très souvent — les règles deviennent plus copieuses en raison même de la congestion que la déclivité et la déchéance provoquent dans ces parties.

Que si maintenant, au déplacement pur et simple,

viennent se joindre des lésions utérines, des ulcérations cervicales, des phénomènes de métrite, il en résultera, indiscutablement, de véritables douleurs, des écoulements, avec constipation..... avec ténesme vésical.....

Il y a d'ailleurs des malades qui souffrent beaucoup et qui sont très gênées par un prolapsus même au début, — par un abaissement utérin très peu prononcé. — Ces malades éprouvent des tiraillements douloureux, elles ont de la difficulté à marcher, la *station* verticale est pour elle quasi impossible, et il ne faut pas leur demander de faire un effort. — Par contre, le décubitus les soulage bien.

Les troubles de la miction sont, on peut le dire, la règle. — Tout d'abord ils consistent en besoins fréquemment renouvelés. — Souvent aussi la malade présente un léger degré d'incontinence, soit surtout sous l'influence des efforts, de quelque nature qu'ils soient, soit même dans des cas plus sérieux, par un simple changement d'attitude. — Nous savons enfin qu'une partie du réservoir vésical est diverticulaire, que l'urine y stagne, et que des accidents infectieux peuvent y trouver leur point de départ.

D'autre part les effets de la « ptose » se font sentir, non seulement par le ballonnement du ventre, par la dilatation stomacale, par la « mobilité » du rein, et par l'abaissement du foie..... ; mais encore par la fréquence de la constipation, les douleurs du côté du rectum, voire même les accidents de rectite, qui s'accompagnent d'efforts très préjudiciables à la maladie elle-même puisqu'ils aggravent la poussée viscérale.

Il existe enfin un état général qui naît d'une sorte de déchéance nerveuse révélée par des douleurs plus ou moins vagues et diffusées, par un nervosisme intense, par des perversions dans le caractère, par des phénomènes gastralgiques, par des palpitations cardiaques..... et quelquefois par des troubles tels que certaines femmes s'imaginent que leur sexe n'existe plus.

Marche. — J'ai dit déjà qu'il existe un prolapsus aigu. Celui-ci peut se produire chez des vierges, et dès lors, indépendamment de la violence d'un effort, il lui faut des conditions prédisposantes sur l'importance étiologique desquelles il n'est pas nécessaire de nous appesantir ici à nouveau.

Il peut se produire aussi pendant la période puerpérale, dans laquelle il est préparé par le relâchement des parties, et effectué par les « poussées » de cette période. Dès lors il apparaît brusquement. — Au point de vue symptomatologique, il se révèle par une douleur aiguë et par des symptômes de réaction péritonéale ; au point de vue local il se caractérise par l'apparition subite à la vulve de l'utérus et du vagin plus ou moins inversé ; — au point de vue des lésions enfin, outre ce fait qu'il s'accompagne souvent de ruptures vasculaires, et d'hématomes consécutifs, on peut dire qu'il constitue une singulière prédisposition à des accidents ultérieurs.

*
* *

Dans les cas *classiques*, l'évolution est lente — très lente même, puisqu'il faut compter par années; et c'est généralement fort longtemps après les premiers incidents que les malades se viennent montrer. — Or elles se présentent parce que quelques causes d'aggravation sont apparues.

De ces causes nous connaissons la plupart ; je ne ferai donc que citer les métrites, les ulcérations cervicales, les accidents de cystite aidés par la stagnation et l'accumulation de l'urine dans le diverticule vésical prolabé, l'accumulation aussi de matières fécales plus ou moins durcies dans le diverticule rectal ; enfin — et beaucoup plus rarement — la compression des uretères avec mort par accidents urémiques, je veux dire par dysurie, rétention d'urine, intoxication urineuse.

On a encore signalé la possibilité de gangrène utérine par les mauvaises conditions circulatoires d'un utérus très abaissé et par exagération des troubles trophiques parenchymateux dont il est si souvent atteint. —

J'ai dit, je crois, que dans les premières périodes de la maladie la réduction spontanée était possible par le simple décubitus au lit, et que, en tous cas, il suffisait d'une pression légère et soutenue pour réduire un déplacement qui ne demande d'ailleurs qu'à se reproduire. Or, au bout d'un certain temps — et particulièrement lorsque la tumeur est totale — elle peut devenir absolument irréductible; et le fait s'explique, en ce que les tissus peu à peu s'enflamment et s'épaississent, que des ulcérations se produisent ensuite — dont les adhérences sont la conséquence toute naturelle.

Diagnostic. — Il est facile de reconnaître un prolapsus et d'éviter de le confondre avec les états qui pourraient présenter quelques points de ressemblance avec lui.

Mais ce qu'il est vraiment intéressant de connaître et d'apprécier, c'est le degré du prolapsus, c'est aussi l'état de l'appareil de soutien de l'utérus. —

Il faudra donc examiner la malade couchée, debout, sur le spéculum, pendant les efforts, et se rendre compte du degré de la déchirure.

Il faudra pratiquer le toucher rectal et cathétériser la vessie.

Il faudra constater la facilité plus ou moins grande de réduction et la force de contention, apprécier la tonicité musculaire, surtout par la recherche des ptoses, des faiblesses des autres muscles, et des déchéances ailleurs localisées..... introduire un doigt dans le rectum, un autre dans le vagin, se rendre ainsi compte de la solidité et de la tonicité périnéales, sentir la résistance de la sangle musculo-aponévrotique, constater l'abaissement des cloisons par les efforts d'impulsion, rechercher enfin le degré d'allongement du col.

PRONOSTIC. — Il peut être sérieux, il n'est jamais bien grave.

Quand il s'agit d'un accident partiel, isolé, dû *à la seule déchirure*, il n'y a pas lieu de s'alarmer. Mais si cet accident vient accroître un cortège de déchéances dépendant d'une faiblesse particulière des tissus, le pronostic est beaucoup plus sombre, car il n'y a pas grand chose à espérer même des traitements les plus sérieux.

TRAITEMENT. — Une grosse partie du traitement consiste en la prophylaxie. — Cela résulte tout naturellement de la nécessité de conserver intactes la tonicité du plancher pelvien, la solidité des ligaments, et la vitalité des tissus.

Donc — chez les malades suspectes — il faudra ordonner un repos prolongé après les couches, et redouter par dessus tout les complications septiques. — Or, que doit-on entendre par repos prolongé? Quelle doit être la durée de cette inaction ? — La question est d'importance à l'heure actuelle, où l'on n'envisage plus de la même manière que jadis la nécessité du séjour au lit, des accouchées.

Playfair, parlant de la femme accouchée, a écrit :

« Plus longtemps elle conserve la position horizontale, plus l'involution utérine est complète et satisfaisante [1] ». Or on s'éloigne nettement maintenant de cette opinion.

On reconnaît en effet, et l'on admet, au contraire, que le lever précoce modifie favorablement la circulation intra-abdominale et facilite le rétablissement des fonctions, tandis que le décubitus trop prolongé détermine sur le fond de l'utérus, surtout si celui-ci est en rétroflexion, une congestion hypostatique tout à fait assimilable à la pneumonie du même nom, — que ce même décubitus favorise la rétention des lochies — et qu'il s'oppose enfin à un drainage efficace de l'utérus. — DE TELLE SORTE QUE, si on n'a pas de sérieuses raisons de redouter l'infection, s'il n'y a pas eu de lésions locales, de déchirures..... ce n'est pas le repos prolongé et dans la station horizontale qu'il faudra rechercher, mais au contraire une série lente et progressive de mouvements amenant la femme d'une façon en quelqu e sorte insensible vers l'activité normale de la vie [2].

Malheureusement, ce n'est pas ici notre cas, et nous avons affaire, nous le savons, à des ruptures, à des tiraillements, à des élongations, à des solutions de continuités en tissus plus ou moins dégénérés, et c'est pourquoi l'importance du repos nous apparaît dès lors tout entière si nous voulons éviter la production de l'affection que que nous étudions en ce moment.

* * *

(1) Traité théorique et pratique de l'art des accouchements (trad. Vermeil, 1879, p. 743. O. Doin).

(2) V. L. Bouchacourt, *Presse Médicale*, 1907, nos 39, 48, 52.

Et puisque nous parlons ici de la nécessité d'une bonne involution pour le rétablissement de la statique génitale normale, n'oublions pas de faire remarquer, dans ce même but, combien utile est l'allaitement maternel ; — combien, lorsque la mère allaite, les organes reviennent plus régulièrement et plus complètement sur eux-mêmes, — combien se fait dans ces régions le rétablissement d'une circulation régulière, et par suite, la cessation de l'état congestif.

* * *

Il est encore un autre point du traitement prophylactique qu'il faut avoir bien présent à l'esprit, je veux dire la surveillance du périnée pendant l'accouchement, afin que soient évitées les ruptures et les lésions dont nous connaissons maintenant l'influence dans la genèse du prolapsus. — Que si une déchirure se produit malgré tout, il faudra que soit pratiquée la restauration immédiate, la périnéorraphie, à moins, bien entendu, qu'il n'existe des craintes toutes particulières d'infection. — C'est là le vrai moyen de reconstituer le plancher pelvien lésé.

* * *

J'en arrive maintenant au traitement de la maladie constituée et je dis tout de suite que nous disposons de moyens médicaux et de procédés chirurgicaux.

Moyens médicaux. — Il s'agit d'abord de réduire le prolapsus, ce qui est plus ou moins difficile, à cause de l'épaississement, de la « cutisation » des parois, — à cause aussi des adhérences profondes. — Cependant, pour atteindre à ce résultat, le massage peut être d'une grande utilité, étant donnée la décongestion qu'il produit, — la diffusion qu'il amène et la disparition de l'œdème.

Une fois la réduction obtenue, il s'agit de la maintenir, or il n'y a pas à compter sur autre chose que sur les ceintures et surtout sur les pessaires.

Les ceintures n'agissent que *très indirectement*, en ce sens qu'elles ne soutiennent pas l'utérus. Cependant si elles ne maintiennent pas l'appareil génital interne, elles empêchent tout au moins le paquet intestinal de peser sur lui, — et c'est bien quelque chose chez les femmes grasses et ptosiques.

Les pessaires — eux — retiennent directement l'utérus ; certains même le redressent en même temps qu'ils le soutiennent : mais il y a deux inconvénients sérieux, à leur emploi : le premier c'est qu'il faut qu'ils trouvent eux-mêmes un point d'appui sur un périnée suffisamment « tonique », ce qui malheureusement, nous le savons, n'est pas le cas habituel ; — le deuxième, c'est qu'ils constituent des corps étrangers — qu'ils sont facilement « infectables » — qu ıls peuvent amener de l'irritation et des ulcérations, — qu'ils peuvent enfin entraver l'évacuation de la vessie et celle du rectum.

Procédés chirurgicaux. — Nous sommes ici en présence de tissus élargis, d'orifices à béance trop considérable et de parties qui ne se maintiennent plus en place normale. Il nous faut donc recourir à des interventions ayant pour but de supprimer une partie d'étoffe, de restreindre les dimensions de l'orifice, de refaire enfin un soutien.

C'est bien là le but des colpopérinéorraphies dont nous avons déjà vu les variétés, et qui ont pour effet d'amener une étroitesse vaginale et une reconstitution périnéale d'autant plus efficaces que l'avivement ou le dédoublement ont été bien poussés, que l'affrontement a été très exact, et que les sutures ont pris une bonne épaisseur de tissus.

Nous savons encore qu'avec un dédoublement suffisamment poursuivi, les releveurs de l'anus sont pris dans les sutures, et que, si grâce à cette prise le plancher pelvien est raffermi, le vagin et l'utérus sont eux-mêmes soutenus. —

C'est assez dire le rôle de cette myorraphie dans le traitement des prolapsus, et c'est pourquoi elle mérite de retenir quelque peu notre attention. — Or lorsqu'a été suffisamment faite la séparation vagino-rectale, et que le bord inférieur des releveurs a été découvert, on sectionnera (procédé Duval et Proust) la bandelette recto-vaginale à son insertion vaginale afin de faire cette séparation plus profonde, et c'est ainsi que se trouvera largement dénudée la face interne des releveurs, — c'est par cette face interne qu'ils devront être affrontés l'un à l'autre, et c'est au moyen de fils passant également dans la paroi vaginale, mais à un niveau un peu inférieur au niveau musculaire, que cet affrontement sera fait — de telle sorte que lorsque la constriction des fils sera effectuée, cette paroi non seulement sera sanglée et soutenue, mais encore sera légèrement remontée.

*
* *

J'ai parlé tout à l'heure de tissus élargis, et de la nécessité qu'il y a de supprimer une partie de l'étoffe exubérante ; mais avec les seules manières de faire qui ont été exposées déjà, nous ne saurions agir sur la cystocèle, —sur la chute de la paroi vaginale antérieure. — Et pourtant c'est quasi constamment qu'existe la nécessité de la colporraphie antérieure. Aussi, si l'on veut faire une intervention complète, il est d'usage de combiner aux reconstitutions dont nous venons de nous occuper, le rétrécissement de la paroi vésicale du vagin.

On l'obtiendra par dissection d'un lambeau muqueux. Ce lambeau qui sera — cela va sans dire — plus ou moins étendu, aura généralement une forme ovalaire, puisque la partie la plus procidente ne répond pas à la région vulvaire. — Les bords seront suturés par des points séparés.

*
* *

Il est un autre moyen de combattre les « chutes », et qui consiste, non plus en la réfection du soutien, mais bien en celle des moyens de suspension. Or on peut s'attaquer à la suspension soit en agissant sur les ligaments ronds, soit en fixant directement l'utérus.

L'opération qui consiste à raccourcir les ligaments ronds — et qui porte le nom d'Alquié-Alexander — est absolument insuffisante si elle est employée toute seule ; et, s'il est vrai que la découverte des ligaments, leur résection et la fixation de leur bout utérin à la région pubienne arrivent à redresser l'utérus, et à porter son fond en avant, elles n'aboutissent pas à combattre *l'abaissement* lui-même.

Toutes différentes comme résultat sont les hystéropexies, qui ont pour but de fixer le corps même de l'utérus et dont la seule à retenir ici est l'hystéropexie abdominale antérieure, qui comprend : une laparotomie — la recherche et l'élévation de l'utérus jusqu'à la paroi — la fixation enfin de la face antérieure de l'organe par des sutures utéro-pariétales.

Elle ne tonifiera en rien — cela est bien entendu — des tissus en état de déchéance ; mais comme après tout, elle s'attaque directement aux manifestations les plus pénibles de cette déchéance, je veux dire aux prolapsus de l'utérus et du vagin ; comme d'autre part, elle est parfaitement « combinable » à la restauration périnéale, elle doit être considérée comme très avantageuse.

* * *

Un troisième moyen — celui-là radical — s'attaque aux prolapsus complets et plus ou moins irréductibles ; je veux parler de la suppression de l'utérus. Mais considérée en elle-même, cette intervention est-elle vraiment radicale ? — Je sais bien qu'elle invoque l'irréductibilité ; — je sais bien qu'elle considère comme prédominante ici non pas l'insuffisance des soutiens, mais les lésions utérines elles-mêmes et les souffrances qu'elles occasionnent, et que, d'autre part, elle s'adresse fréquemment à des femmes ménopausées ; mais ce qui est non moins vrai, c'est que par cette opération on supprime, *on ne restaure pas ;* or dans tous les cas, surtout dans ceux que nous envisageons actuellement, la restauration périnéale doit être considérée comme l'acte capital, celui qui s'attaque seul et le mieux à l'état de « laisser aller » des parties, et d'insuffisance de l'étoffe. — C'est dire, en somme, que toute intervention, quelle qu'elle soit, ne garde toute sa valeur que si elle s'appuie sur une réparation périnéale.

Et voilà pourquoi, même dans un prolapsus très marqué et sur lequel on prévoit l'insuffisance de la simple colpopérinéorraphie, il faut tout faire — avant l'intervention radicale — pour se rapprocher de cet idéal de soutien.

C'est dans cet esprit qu'on a ajouté le cloisonnement du vagin à la réfection périnéo-vaginale [1].

C'est dans ce même but que Marion a récemment pro-

---

(1) *Journal de Médecine de Bordeaux,* 1er sept. 1907.

posé l'oblitération du cul-de-sac de Douglas par des fils rapprochant et unissant les faces postérieures du vagin et du col d'une part, et la paroi antérieure du rectum d'autre part.

J'ajoute enfin que si l'amputation du col est souvent ici pratiquée, ce n'est point dans un autre dessein que dans celui de diminuer la pression sur ce faible soutien ; car si en l'exécutant on supprime un organe hypertrophié, on provoque aussi par cette suppression même, la diminution de volume du corps utérin conservé.

DÉVIATIONS UTÉRINES

Définition. — En l'état de déviation, non seulement l'utérus n'occupe plus sa situation normale, mais encore il présente plus ou moins de stabilité dans cette position vicieuse ; et il résulte de tout cela que sa circulation devient défectueuse, que des phénomènes de compression se produisent, et enfin, que des réflexes sont suscités.

Ceci posé, chez l'adulte, — et la femme étant debout — on peut dire que le corps de l'utérus est presque horizontal, le fond se trouvant dirigé vers la symphise pubienne ; le col, au contraire étant tourné en arrière, et la continuité entre le corps et le col se faisant par une ligne légèrement concave en avant ; et c'est ainsi que l'ensemble utérin se trouve fortement incliné sur le vagin sur lequel le col est quasi perpendiculaire.

Ce qu'il faut bien savoir encore, c'est que, normalement, cet organe est éminemment doué de mobilité.

Dès lors — et tout ceci étant une fois pour toutes bien établi : —

Il y aura version (celle-ci anté, rétro, ou latéro — les mots s'expliquant suffisamment d'eux-mêmes), lorsque dans son ensemble, l'organe se trouvera dévié :

a) Soit encore plus en avant qu'il ne l'est normalement ;

b) Soit plus ou moins en arrière,

c) Soit latéralement.

D'AUTRE PART IL Y AURA FLEXION (celle-ci anté, rétro, ou latéro) lorsque cette même inclinaison — antérieure, postérieure ou latérale — sera obtenue *par le corps par rapport au col*, montrant bien qu'ici la modification se fait, non plus dans la situation respective de l'utérus et du vagin, mais bien, dans la situation respective des deux segments de l'utérus.

ETIOLOGIE. PATHOGÉNIE. — Les causes des déviations utérines sont prédisposantes, effectives, et « fixatrices ».

PRÉDISPOSANTES. L'âge d'abord, et c'est dans la période d'activité sexuelle qu'on les observe ;

La réplétion vésicale et rectale qui habituent l'utérus à se maintenir en arrière dans le premier cas, en avant dans le second cas ;

La fréquence des accouchements qui agit, d'une manière générale, par les modifications ligamentaires et par les laxités qui en résultent.

DÉTERMINANTES. — L'insuffisance des soins, du repos, de l'asepsie..... après accouchement ou après avortement, d'où involution utérine incomplète, c'est-à-dire persistance de *l'engorgement* de ses tissus et incomplète reprise de la forme et de la situation primitives, régression musculaire inachevée, atrophie imparfaite des éléments conjonctifs et élastiques, et résorption lente des infiltrations liquides..... toutes causes auxquelles il faut ajouter l'état flasque des parois abdominales.

CAUSES MAINTENANT LA DÉVIATION. — Ce sont, non seulement l'insuffisance des moyens de suspension et de soutien, mais encore et surtout les adhérences inflammatoires.

C'est encore le gros volume des lésions salpingiennes.

Ce sont enfin les lésions périmétritiques et péri-annexielles.

SYMPTOMATOLOGIE. — Il semble qu'étant données les perturbations intimes qu'amènent fatalement les attitudes vicieuses dans la statique pelvienne (stagnation... état congestif.....) il doive *toujours* se produire des troubles très marqués et des réactions très évidentes. Eh bien, il n'en est pas ainsi chez nombre de malades, chez lesquelles les seuls signes cliniques appartiennent à l'examen local — chez lesquelles par conséquent, il n'y a pas le moindre trouble fonctionnel.

Mais, je me hâte d'ajouter que ceci, n'étant pas une règle, chez beaucoup d'autres femmes, une série de phénomènes existent qui relèvent très nettement de la position vicieuse, et qui disparaissent radicalement lorsqu'elle est corrigée, et maintenue corrigée.

Ces phénomènes consistent spécialement en réactions douloureuses et en retentissements généraux.

Les réactions douloureuses se reproduisent fréquemment; et au moment des périodes menstruelles, elles présentent des exacerbations. — Elles consistent en sensations de lourdeur pelvienne dans la station debout prolongée et avivées pendant la marche ; en irradiations aiguës dans le petit bassin, dans les lombes, et dans la région sacrée.

Et quant aux retentissements généraux, ils nous sont ici, une nouvelle preuve de l'influence bien connue de l'état génital sur l'organisme total de la femme, par les modifications que nous montrent ses diverses fonctions, et particulièrement celles des appareils digestif et nerveux.

Du côté de l'appareil digestif, en effet, on voit survenir des troubles dyspeptiques, de la gastralgie, des vomissements, et des phénomènes de constipation parfois opiniâtre.

Du côté du système nerveux : des vertiges, des migraines à forme variée, des névralgies diverses..... intercostales..... dentaires..... faciale.....

D'autres fois, toutes ces manifestations reposent sur un fond d'excitation ou de dépression.

Pour expliquer cette symptomatologie bigarrée, on s'est demandé deux choses :

1° Relève-t-elle de la déviation seule ou d'une lésion inflammatoire concomitante ?

2° Ces deux causes ne joueraient-elles pas plutôt le rôle d'adjuvant *sur un terrain particulièrement prédisposé ?*

Or il faut admettre que s'il est hors de doute que les lésions inflammatoires soient capables de produire de tels effets, il est non moins certain qu'il est des cas indiscutables dans lesquels la déviation est seule en cause.

D'autre part, l'excellente influence du traitement chez des sujets normaux et équilibrés, démontre que — à lui tout seul — le vice de position de l'utérus est très capable d'un retentissement général qui pour être moins accusé que sur un fond, un tempérament, un « terrain » nerveux, n'en est pas moins évident.

Diagnostic. — Pour faire le diagnostic de déviation utérine, on est mis sur la voie par les phénomènes subjectifs que nous avons passés en revue, et qui se résument en douleurs, en sensations de pesanteur, ou plus simplement de gêne.

Mais on n'aura vraiment une certitude qu'en ayant recours à l'examen direct par le toucher et le palper combinés.

Traitement. — Dans le traitement, il y a deux buts à remplir. Il y a d'abord la déviation elle-même qui demande instamment à être corrigée. — Mais il y a aussi à n'en pas douter les affections concomitantes, qui ont une influence réelle sur cette déviation. Pourtant, il faut bien dire que le maximum de l'effort du traitement devra porter sur la position vicieuse elle-même, et c'est uniquement par des moyens mécaniques ou chirurgicaux — lents ou rapides — qu'il faudra presque toujours intervenir, ainsi que nous l'allons voir ci-dessous.

Antéversion

DÉFINITION. — Nous avons déjà vu que la situation normale de l'utérus est une véritable déviation en avant avec légère concavité. — Or donc, pour qu'il y ait antéversion, — C'EST-A-DIRE ÉTAT PATHOLOGIQUE — il faut :

1° Que cette situation soit accentuée,

2° Qu'elle soit plus ou moins maintenue.

ANATOMIE PATHOLOGIQUE. — L'utérus est couché sur la vessie ; et dès lors son fond regarde en avant la face postérieure des pubis, tandis que son col est dirigé en arrière, et que sa face antérieure est couchée sur la face antérieure du vagin.

De plus, à cause de la métrite si fréquemment concomitante, le corps est augmenté de volume, il est plus épais et par conséquent plus lourd ; il a aussi perdu de sa flexibilité. Je n'insiste pas davantage sur ces lésions.

Quant au maintien dans cette position vicieuse, il est dû :

1° A l'augmentation du poids de l'organe,

2° A l'existence d'exsudats périmétritiques existant surtout en arrière et fixant tout particulièrement le col.

Etiologie. — L'antéversion — la moins fréquente des déviations utérines — relève de plusieurs causes que nous allons passer en revue :

1re Cause. — Etat inflammatoire, le plus souvent *post partum*, et congestion utérine ayant assez duré pour déterminer des modifications structurales, une mauvaise involution utérine et par suite, une augmentation du volume de l'organe et un amoindrissement de sa flexibilité.

2e Cause. — Extension de l'inflammation (puerpérale ou non) à la région postérieure, dont elle épaissit et *raccourcit* les ligaments ; et ce qui explique cette localisation postérieure, c'est le décubitus, c'est la déclivité rétro-utérine, ce sont les lésions annexielles.

3e Cause. — Production d'adhérences soit antérieures, soit surtout postérieures, — ces dernières fixant le col en haut et en arrière.

Symptomatologie. — Comme il est rare que la déviation soit seule — et par conséquent, comme il existe en même temps des phénomènes qui relèvent de cette déviation, et des phénomènes provoqués par la métrite, on est suffisamment averti, et tout naturellement amené à pratiquer l'examen direct. — En effet les phénomènes dus à la déviation proprement dite sont les réflexes nerveux attribuables d'ailleurs à toutes les déviations utérines, l'exagération des ténesmes, c'est-à-dire des retentissements sur la vessie et sur le rectum et la dysménorrhée ; — et quant aux phénomènes métritiques proprement dits, ce sont les douleurs....., le catarrhe utérin..... les troubles de la marche..... les retentissements à distance..... et les ténesmes rectaux et vésicaux.

Donc on est conduit à l'examen direct. Or par le toucher, il est difficile d'atteindre le col, qui est beaucoup plus facilement senti par le rectum. Il faut, si l'on veut y arriver, remonter très *en arrière*, sous peine de tomber sur une surface qui n'est autre que la face antérieure de l'utérus sentie à travers le cul-de-sac vaginal antérieur.

D'autre part, la main placée sur l'hypogastre qu'elle déprime immédiatement au-dessus du pubis, sent et reconnaît le fond de l'utérus que soulève, s'il le faut, une poussée du doigt vaginal.

Quant au spéculum, il n'atteint le col que s'il est dirigé très en arrière — mais avec douceur — comme si on voulait tout d'abord traverser la cloison recto-vaginale ; et encore ne montre-t-il souvent que la lèvre antérieure cervicale.

Diagnostic. — On ne confondra pas la face antérieure de l'utérus qui est si facilement sentie par le toucher, avec une tumeur située dans le cul-de-sac antérieur, et si des doutes existaient, le contrôle par le cathétérisme utérin aiderait à les dissiper, mais cela sera rarement nécessaire, du moins dans les cas non compliqués, car on n'aura pas pu ne pas remarquer : 1° la situation très élevée et très postérieure du col ; 2° la situation toute opposée du fond de l'utérus, abaissé derrière les pubis.

Pronostic. — Le pronostic n'est pas grave du fait de l'antéversion toute seule ; mais comme celle-ci est généralement engendrée par une involution défectueuse, par une inflammation parenchymateuse, par des adhérences et des exsudats..... il s'ensuit qu'il est impossible de ne pas tenir compte, dans son appréciation, de ces lésions étiologiques et concomitantes.

Traitement. — Le véritable et primordial traitement curateur devant s'adresser à la cause elle-même, c'est l'état congestif, c'est l'état inflammatoire utérin et péri-utérin, ce sont les conséquences de ces états et particulièrement les exsudats et les adhérences que nous devrons tout d'abord chercher à combattre.

Mais il est également nécessaire de corriger un vice de position constitué, — de replacer, par conséquent, puis de soutenir et de fixer après correction la matrice qui se trouvait en antéversion.

Donc tout d'abord nous entreprendrons le traitement métritique. — Nous verrons ultérieurement l'importance de ce traitement, et nous apprendrons que la médication résolutive y est surtout représentée par les injections chaudes, le repos, les applications locales décongestionnantes et les traitements intra-utérins.

D'autre part rien ne pourrait mieux aider à cette résolution que la reposition de l'utérus en sa situation normale, son immobilisation et partant : la reconstitution de la statique pelvienne. — Or pour ce faire nous pouvons penser à l'intervention chirurgicale fixant directement l'utérus, ou aux pessaires qui le maintiennent, ou aux ceintures abdominales qui soutenant la masse intestinale s'opposent à sa pression sur l'organe. —

Mais vraiment l'intervention sanglante ne saurait être employée que dans des cas particulièrement rebelles, car dans la majorité des cas, l'antéversion n'a sa gravité, nous l'avons vu, que dans ses causes génératrices ; et non pas dans le vice de position lui-même. Ce sont donc ces causes qui doivent surtout attirer notre attention, et ce n'est que pour les combattre plus utilement que nous recherchons ce redressement utérin. — Or les pessaires suffisent à remplir ce but. — Je ne crois pas devoir décrire tout ceux qui furent préconisés, car j'estime que le meilleur est le plus simple, le pessaire annulaire, d'une introduction et d'un retrait faciles — bien supporté — et facilement nettoyé.

Antéflexion

Définition. — Dans l'antéflexion, le fond de l'utérus est basculé en avant, comme cela a lieu dans l'antéversion. Seulement ici, *le col ne suit pas le mouvement inverse*, PARCE QU'IL Y A FLEXION AU NIVEAU DE L'ISTHME — ou si l'on préfère : parce qu'il y a exagération de la courbure normale utérine.

J'ajoute que cette position en flexion est stable.

Etiologie. — Il y a deux grandes causes de flexion : une première résultant d'un trouble dans le développement génital — une deuxième d'origine inflammatoire.

La première est due surtout aux modifications de croissance qui se produisent à l'époque de la puberté — modifications que nous savons si caractérisées dans la sphère génitale ; — et de même qu'il se produit dans le larynx à cette époque, des inégalités de développement qui amènent un fonctionnement défectueux et d'ailleurs momentané de l'organe, de même *il se peut* produire ici des développements inégaux qui aboutissent à l'antéflexion.

Il est juste d'ajouter cependant que lorsque de telles lésions se réalisent, elles ne sont souvent qu'une des manifestations locales d'un état plus ou moins général d'infantilisme.

*
* *

Il y a surtout une antéflexion d'origine inflammatoire, congestive, infectieuse ; et celle-ci agit en modifiant le tissu utérin, soit par l'infection de la métrite, soit par une insuffisante involution post-puerpérale, soit encore par les congestions et inflammations para-utérines et particulièrement annexielles, qui établissent des brides, des adhérences, des tiraillements, et des vices consécutifs dans la position.

Au fond, cette cause inflammatoire doit être considérée comme existant toujours, même dans l'origine congénitale ; et s'il est indiscutable que la déviation reconnaisse parfois la congénitalité comme origine, il est non moins certain que c'est à l'état phlegmasique qu'elle doit sa confirmation et sa stabilité.

*
* *

A ces causes primordiales et déterminantes, je voudrais maintenant ajouter quelques causes adjuvantes, — les unes d'ordre général comme le lymphatisme, et comme cette sorte de déchéance totale de l'organisme d'où dépendent les ptoses, les éventrations, ou les prolapsus..... ; les autres d'un ordre local et pouvant se résumer en un mot : la pression ; — pression par la station debout — pression des efforts répétés, de la toux, de la constipation, des exercices excessifs — pression due au corset, ou au poids des jupes trop lourdes.....

Anatomie pathologique. — On peut comparer l'utérus antéfléchi à un compas dont les deux branches sont plus ou moins rapprochées l'une de l'autre suivant le degré de la flexion.

Or, dans cette comparaison il est facile de se rendre compte que cette flexion a lieu soit parce que la branche supérieure (le corps) va vers la branche inférieure (le col) — soit parce que la branche inférieure est portée en avant, la supérieure (le corps) étant restée en situation normale, soit enfin parce que les deux segments se sont rapprochés l'un de l'autre, comme les branches d'une pincette — et c'est ainsi que Gaillard Thomas a distingué trois variétés d'antéflexion.

Dans la majorité des cas, le point de flexion se trouve au niveau même de l'union du col et du corps ; mais il faut savoir qu'il a été signalé soit un peu au-dessus, soit un peu au-dessous. — Quant à la flexion elle-même, elle est variable ; elle peut être très marquée, mais elle peut aussi l'être si peu qu'il est permis de se demander où commence vraiment l'état pathologique.

Quel est l'état de l'utérus antéfléchi ?

D'ordinaire son fond est caché derrière le pubis, et son corps repose sur la vessie dont la réplétion peut le repousser en arrière. Le tissu en est tantôt ramolli, tantôt, au contraire, très consistant. Si l'on a affaire à une forme aiguë l'organe est volumineux et alourdi; tandis que si l'on a affaire à une variété congénitale il est plus ou moins ratatiné et atrophié, — la paroi antérieure vaginale étant raccourcie, le cul-de-sac antérieur à peine développé, le col petit.

Le cathétérisme utérin révèle deux points rétrécis : l'un à l'orifice externe, l'autre au niveau de l'angle de flexion. Le calibre total de la cavité utérine est diminué et celle-ci est allongée.

Parfois la muqueuse est atteinte d'un certain degré d'inflammation. Enfin il peut exister des adhérences inflammatoires péri-utérines — adhérences dont quelques-unes se peuvent développer, d'après Delbet, entre les deux surfaces fléchies.

Symptomatologie. — La symptomatologie — du fait même de l'antéflexion — n'est pas bien étendue, puisque beaucoup de femmes n'accusent que la stérilité, et ne s'adressent à leur médecin que pour cette seule cause, et puisque nombre d'autres ne se plaignent que de sensations de pesanteur vésicale et périnéale, de réplétion rectale et parfois de parésie des membres inférieurs si l'utérus est volumineux, — tandis que s'il s'agit d'un état congénital, elles arguent de l'établissement tardif de leurs règles, des difficultés de ces mêmes règles et de leurs douleurs, même avec une abondance suffisante — douleurs consistant en coliques, crises paroxystiques, irradiations rénales, lombaires, inguinales, et suivies d'une leucorrhée particulièrement copieuse.

Mais il est bien évident qu'aux débuts même de l'établissement de la position vicieuse les allures sont souvent beaucoup plus tapageuses, précisément parce qu'elles relèvent de l'existence du syndrome utérin et de la paramétrite. — Il y a donc des douleurs, de la dysurie très marquée ; les rapports conjugaux sont pénibles..... ; il existe des phénomènes réflexes plus ou moins accentués; — au moment des règles de vives douleurs lombaires apparaissent et c'est par flux que vient le sang. — Et pour certains auteurs ces douleurs seraient dues à l'obstacle à l'écoulement sanguin, qui siège au point de flexion ; — pour d'autres ce sont simplement des douleurs de métrite ; pour d'autres enfin il s'agirait de douleurs péri-utérines. — Pourquoi n'admettrait-on pas l'influence de toutes ces causes réunies dans l'interprétation de ce phénomène ?

Par le toucher vaginal il n'est pas difficile d'atteindre le col et même de constater qu'il est parfois porté *très avant* ; et si le doigt déprime le cul-de-sac antérieur, il y trouve une saillie régulière qui n'est autre que celle du corps antéfléchi. — D'autre part, si l'on veut pratiquer le cathétérisme, ce ne pourra être qu'en imprimant à la sonde une forte courbure en avant et en abaissant fortement le manche vers le périnée. — Il y a donc, parfaitement constatée, une antéflexion dont l'angle de courbure sera *facilement* senti par le doigt vaginal si une profonde pression de l'hypogastre abaisse suffisamment l'utérus.

DIAGNOSTIC. — C'est la palpation bimanuelle qui le fait, en recherchant le fond — le col — l'angle de courbure ; et aidée s'il le faut par le cathétérisme, à moins — bien entendu — que l'on ait le moindre doute sur l'existence d'une grossesse.

C'est, en effet, en repérant les trois points ci-dessus qu'on reconnaîtra l'antéflexion et qu'on la différenciera d'avec l'antéversion. — On ne confondra pas cette affection avec la seule que j'aie à signaler ici, avec un fibrome antérieur.

D'autre part, puisque nous savons qu'il ne faut pas seulement position vicieuse, mais encore stabilité dans cette position, nous rechercherons aussi le degré de cette stabilité.

PRONOSTIC. — Le pronostic est variable suivant le degré des lésions concomitantes.

Lorsque l'antéflexion n'est pas très accentuée, la grossesse peut avoir sur elle une bonne influence. Mais il n'en va pas de même si elle est très marquée, car alors, du fait de la subinvolution, de la métrite, des complications périmétritiques..... l'angle de flexion s'exagère et la maladie s'en trouve aggravée.

Il faut enfin songer à la stérilité qui peut — non pas fatalement — succéder à cette affection, surtout quand il s'agit de la variété congénitale; et qui relève : 1° de l'obstacle au point de flexion ainsi qu'à l'orifice externe lui-même rétréci, — 2° des lésions de la métrite, — 3° de l'abondante leucorrhée, — 4° de la concomitance des lésions annexielles, — 5° de l'état infantile.

Traitement. — Le traitement de l'antéflexion doit s'adresser surtout à la métrite, car c'est elle, nous le savons, qui est la grande cause des symptômes observés.

On traitera cette métrite ainsi que nous apprendrons prochainement à le faire, et en somme, par les moyens facilitant le plus rapidement possible l'involution de l'organe. — La déviation elle-même se trouvera donc fort bien de ce traitement; mais il ne saurait pourtant lui suffire — car une fois bien constituée, elle s'invétère dans son irrégulière position, s'accompagne de douleurs menstruelles et modifie le fonctionnement vésical.

Il faut partant faire autre chose! et pour ce faire, deux pratiques se présentent à nous :

a Ou bien les redresseurs mécaniques,

b Ou bien l'action directe sur le tissu utérin.

A. La première consiste en les ceintures hypogastriques et les pessaires — moyens d'ailleurs le plus ordinairement insuffisants.

Les unes agissent d'une façon très indirecte puisqu'elles n'exercent leurs effets que sur la masse intestinale elle-même dont elles empêchent la pression sur l'utérus et puisqu'elles n'ont pas d'action effective sur l'organe lui-même qui est en effet dissimulé dans le petit bassin. — Les autres agissent bien directement sur l'utérus ; malheureusement les résultats sont là pour démontrer leur très insuffisante efficacité. — Car en somme pour contenir le redressement utérin, il faudrait à ces instruments une solidité de point d'appui qu'ils ne trouvent pas chez les femmes antéfléchies.

B. Il est donc préférable d'agir directement sur le tissu utérin.

On l'a fait par le massage dont les effets décongestionnants ne sont pas douteux, dont l'action est réelle sur toute la circulation pelvienne, et dont les résultats *par régression* sont venus démontrer la valeur.

Mais on l'a fait aussi — et mieux — par la dilatation intra-utérine — soit rapide (et faite alors par les bougies ou les dilatateurs), soit au contraire lente et progressive (et faite alors par les tiges de laminaire).

Cette dilatation doit être considérable : 1° parce que son action sur le tissu utérin est ainsi plus efficace ; 2° parce qu'elle permet alors de s'occuper aussi de la métrite.

De plus, il est bon de la recommencer après quelques semaines de repos, en ayant soin de la maintenir chaque fois pendant quelques jours.

Ce n'est d'ailleurs pas tout ce qu'on peut tenter sur l'utérus antéfléchi. — On a proposé, en effet, des interventions ayant pour but *la guérison* de cet état, et dont la plus pratique me paraît être l'hystéropexie abdominale qui redresse fort bien et maintient l'utérus. Mais on a aussi proposé d'enlever à la paroi postérieure de l'organe un fragment losangique de façon à raccourcir cette paroi, et à obtenir par suture des bords de la plaie le redressement désiré.

Déviations en arrière

Définition. — J'ai l'intention de ne pas étudier séparément la rétroversion et la rétroflexion — car le fait capital est la déviation en arrière — que l'utérus soit fléchi ou qu'il soit simplement basculé.

Cela n'est point à dire que dans cette déviation (la plus importante des déplacements utérins), rétroflexion et rétroversion soient égales. Loin de là ! et celle-ci est bien plus rare que celle-là.

Ce qui les différencie, en effet, c'est que dans l'une le corps est porté en arrière *parce qu'il est fléchi sur le col* et qu'il s'est donc formé sur la face postérieure utérine un angle ouvert en arrière et en bas ; — tandis que dans l'autre, l'utérus tout en ayant son fond situé en arrière, conserve souvent sa légère courbure normale antérieure, et dans tous les cas, est basculé en totalité.

Enfin, j'ajouterai encore une fois, que ces attitudes vicieuses sont stables, et aussi, qu'il peut y avoir combinaison des deux variétés.

Etiologie. — La déviation en arrière est excessivement fréquente, car elle est le symptôme d'un nombre considérable de maladies ou d'états constitutionnels.

A. Elle appartient à un utérus qui n'est pas complètement et régulièrement revenu sur lui-même après l'accouchement.

B. Elle est symptomatique de cet état particulier de relâchement déjà maintes fois traité dans cet ouvrage, et que décèlent les prolapsus, les ptoses viscérales, les reins flottants, les hémorroïdes, les éventrations, les hernies, les pieds plats..... et auquel le lymphatisme, l'anémie, l'onanisme, la diathèse arthritique..... prêtent l'appui de leur prédisposition.

C. Elle relève de causes inflammatoires — et ayant agi soit par congestion, soit par augmentation de poids, soit par adhérences : lésions métritiques, lésions périmétritiques, lésions annexielles.....

D. Elle est singulièrement *aidée* par le poids de tumeurs développées dans le voisinage du fond de l'utérus ; par la pression abdominale s'exerçant très efficacement sur un utérus non complètement régressé ; par les chutes, par les brusques efforts.....

E. Elle existerait aussi *congénitale*, exceptionnellement d'ailleurs, et serait due dès lors, à une perturbation dans les développements utérin et vaginal.

Anatomie pathologique. — Rétroversion signifie utérus renversé de telle sorte que son fond est tourné plus ou moins franchement en arrière, soit vers le promontoire, soit plus bas encore; et que le col est tourné en avant vers le pubis.

Rétroflexion signifie encore renversement en arrière, mais le col n'ayant pas suivi le mouvement; de telle sorte que la charnière de renversement se trouve à l'union du corps et du col, et non pas à l'union de l'utérus et du vagin.

Ce ne sont pas là les seules lésions, et nous trouvons autour d'elles d'autres altérations dont les plus importantes relèvent des mêmes causes que le déplacement utérin, mais dont certaines relèvent aussi de ce déplacement lui-même. — C'est ainsi que les ligaments de l'utérus sont plus ou moins étirés et flaccides, de même que sont relâchés les muscles périnéaux, prolabés les annexes et le vagin, hypertrophié et souvent ramolli l'utérus, aussi bien dans son corps que dans la région cervicale.

Les rôles *de la déchéance* et *de l'inflammation* se voient bien encore dans le fait que l'utérus est lui-même plus ou moins prolabé, accompagné même d'allongement hypertrophique du col, — et dans l'existence de reliquats phlegmasiques sous forme d'adhérences immobilisantes de péritonites localisées ; simples brides souvent, mais fréquemment aussi lames épaisses, fermes, résistantes, surtout développées en arrière, et plus ou moins directement liées à l'existence d'annexites.

Il suffit de relire attentivement ces quelques développements anatomiques pour comprendre comment une déviation s'installe, s'accentue et s'aggrave progressivement ; et comment d'abord mobile et réductible, elle se consolide petit à petit, finit par en arriver à l'état de fixité, et cause ainsi, non seulement un déplacement permanent des annexes, mais encore une compression continue du rectum avec toutes ses conséquences.

Symptomatologie. — Nous avons à décrire ici trois ordres de symptômes :

1° Symptômes locaux ;

2° Symptômes à distance ;

3° Résultats donnés par l'examen direct.

1° Les symptômes locaux consistent d'abord en phénomènes douloureux, localisés au bas-ventre, aux lombes, à la région périnéale, à la région sacrée..... du côté du rectum ou de l'anus, surtout dans la station debout mais aussi pendant le coït, et au moment des garde-robes.

Ces douleurs sont d'ailleurs très variables. — Certaines femmes ne souffrent pas qui n'ont qu'une rétrodéviation mobile, et chez elles il n'y a pas d'autres moyens de diagnostic que l'examen direct. — Quelques-unes n'accusent que peu de douleurs ; — quelques autres se plaignent d'une simple lourdeur ou d'une sensation de corps étranger repoussé dans le bassin lorsqu'elles s'assoient ; — chez beaucoup, les douleurs se produisent avec des intermittences ; — chez toutes elles sont exagérées par la marche et par les fatigues de la menstruation.

Enfin elles relèvent, non seulement de l'état de l'utérus, mais encore de tiraillements exercés sur les ligaments, et très souvent aussi de l'existence d'une complication inflammatoire, et par exemple, de la présence d'annexites plus ou moins volumineuses, uni ou bilatérales, et parfois confondues avec l'utérus en une même masse.

A côté de ces douleurs — toujours dans l'étude des phénomènes locaux — je dois placer les troubles dans les fonctions pelviennes ; et c'est ainsi que la constipation est de règle, qu'elle est parfois tellement marquée que les garde-robes ne sont pas facilitées comme on le pourrait croire par l'usage des lavements, et que les malades retardent même le plus possible le moment d'aller à la selle. D'autre part les envies d'uriner sont fréquentes et parfois accompagnées d'accidents de rétention d'urine. —

Enfin les règles sont longues, abondantes, répétées, et la leucorrhée est fréquente.

2° Passons maintenant aux symptômes à distance ! Ce sont surtout des irradiations douloureuses dans les membres inférieurs — irradiations se présentant soit sous forme de véritables crises, soit simplement sous forme de fourmillements — des deux côtés ou d'un seul — irradiations vers les épaules..... — Ce sont encore de véritables troubles réflexes : migraines, phénomènes gastralgiques et vomissements, toux, névralgies à distance, chorée, hystéro-épilepsie, troubles de la sensibilité, zones d'anesthésie inégalement réparties, et tout le tableau de la neurasthénie.....

3° Lorsqu'on pratique le toucher, on doit sentir une masse plus ou moins consistante dans le cul-de-sac postérieur — qui n'est autre que le corps utérin — masse arrondie et ferme — participant des mouvements imprimés au col et vice versa — masse également perçue par le toucher rectal. Par contre la main qui déprime l'hypogastre ne trouve pas le fond de l'utérus à sa place normale.

Si l'utérus est complètement libre d'adhérences on peut lui faire exécuter des mouvements *de sonnette*, en appuyant alternativement sur le col et sur le corps ; mais s'il est au contraire immobilisé et fixé (ce qui est la règle dans les formes avancées, mais ce qui peut aussi se produire d'emblée) il est impossible de corriger la déviation. Rappelons-nous enfin que ces recherches peuvent déterminer de la douleur.

Marche. — L'évolution de cette affection se fait avec lenteur ; et c'est peu à peu que la maladie s'établit, n'ayant aucune tendance à la guérison spontanée.

Sous l'influence des congestions menstruelles, il se produit de véritables poussées avec recrudescences douloureuses et coliques utérines. La marche devient pénible — impossible même — car avec les troubles de sensibilité dont je parlais il n'y a qu'un instant, il existe une réelle faiblesse musculaire.

Parfois il se produit de longues périodes de calme, brusquement interrompues par des poussées de vives douleurs, assez intenses pour s'opposer absolument à la station debout, et suffisamment expliquées par la production d'adhérences plus ou moins fermes.

Chez certaines malades il y a des troubles digestifs dont les plus remarquables sont les accidents d'obstruction intestinale. Chez d'autres il y a une prédominance marquée des phénomènes nerveux..... de l'excitation..... ou de l'abattement.

Enfin il existe une forme particulière de rétrodéviation, forme aiguë, caractérisée par :

L'apparition brusque d'une vive douleur ;

Des épreintes vésicales et rectales,

Une constipation sévère ;

Et un état général que caractérisent les vomissements, les traits altérés, la petitesse du pouls..... tous symptômes disparaissant avec le redressement de la matrice, et consécutifs d'ordinaire à une cause qui est elle-même aiguë..... une chute par exemple, un effort.....

Diagnostic. — Il est de toute nécessité pour faire un bon diagnostic d'avoir recours, avant tout, à la palpation bimanuelle — de ne pas négliger l'examen par le spéculum — et même d'employer le cathétérisme. Par ces moyens on obtiendra des résultats d'une réelle précision.

S'il y a rétroversion, le col devra se trouver très en haut et en avant, et plus ou moins rapproché de la symphyse pelvienne ;

S'il y a rétroflexion, comme le col n'a pas suivi le mouvement du corps, il se trouvera plus ou moins en angle avec lui ; il pourra même regarder en arrière, de telle sorte que le doigt sera introduit dans l'angle de flexion ainsi formé.

Trois causes d'erreur sont à signaler :

1° D'abord une accumulation rectale de matières —

et je pense qu'il est inutile d'y insister, étant donnée la dépressibilité et l'absence de réaction qui résulte de la pression exercée sur elles.

2° Ensuite l'existence d'un fibrome de la paroi postérieure de l'utérus. — Ici, au contraire il faut insister et par la palpation bimanuelle, et par la recherche des mouvements imprimés aux deux segments utérins, et par le cathétérisme — celui-ci n'étant pas toujours d'une exécution aisée, car si la rétroversion est accentuée, il sera nécessaire de pratiquer un abaissement du col, afin de rendre plus facile l'introduction de l'instrument et de redresser l'axe de l'organe — et si c'est de rétroflexion qu'il s'agit, le cathéter pourra être arrêté à l'angle de flexion, même si l'abaissement est pratiqué.

3° Enfin, il existe souvent, en même temps que la déviation utérine, une lésion juxta-utérine qui peut être plus ou moins confondue avec elle, et dans tous les cas — ne l'oublions pas — amenant une plus ou moins grande immobilité. — Or cette lésion voisine, il est nécessaire de la reconnaître ; et pour cela on interrogera le siège de la sensibilité douloureuse ; on tiendra le plus grand compte du point précis du maximum de douleurs ; on consultera avec soin les antécédents ; on appréciera la forme, et la consistance de la masse para-utérine (et dès lors le toucher rectal pourra être d'un très précieux concours) ; on recherchera le degré plus ou moins marqué d'immobilité utérine; enfin on saura que l'existence de poussées aiguës, tout particulièrement au moment des règles, sont la preuve suffisante qu'il existe une lésion voisine de nature inflammatoire.

Pronostic. — Si l'on ne considère que la rétrodéviation en elle-même, on peut dire que l'affection n'est pas sérieuse — et qu'il ne s'agit que d'une infirmité ;

encore faut-il pour cela qu'elle soit suffisamment invétérée. —

D'autre part, les variétés adhérentes sont plus inquiétantes que les variétés mobiles, de même que les rétroflexions sont plus élevées en gravité que les rétroversions.

Enfin l'horizon s'assombrit si l'on songe non plus seulement à la rétrodéviation, mais aussi aux affections inflammatoires qui la compliquent si souvent, et si l'on se rappelle que la stérilité a été fréquemment observée.

Traitement. — Avant tout, il faut penser au traitement prophylactique ; — je veux dire qu'il faut prendre, après l'accouchement, les soins très minutieux que nécessite un état si éminemment et si sérieusement infectable.

Nous savons, en effet, que le repos doit être suffisamment observé et très surveillé, car il est nécessaire que l'involution utérine soit régulièrement faite, que les ligaments reprennent leur état normal, et qu'ils ne soient plus en somme, en état de relâchement ; mais nous savons aussi qu'il ne faudrait pourtant pas que ce repos fût exagéré, et dépassât certaines limites, car on aurait dès lors à lutter ensuite contre la stase sanguine, et contre une inaction, une *inertie*, très préjudiciables aux échanges d'une parfaite involution.

Indépendamment de la question repos, il serait bon, pendant les premières semaines, de recommander le port d'une ceinture — de veiller à lutter contre la constipation — et d'éviter enfin la distension vésicale.

Supposons maintenant que la femme ne soit plus en période génitale ; deux cas se peuvent présenter : ou bien la déviation ne la gêne pas, ne l'incommode pas; et il s'agit d'un de ces vices de position silencieux et latents, que le hasard seul fit découvrir ; de ce cas nous ne nous occuperons pas.

Mais s'il s'agit, au contraire d'une forme qui se révèle par des effets plus ou moins pénibles, qu'allons-nous avoir à faire au milieu des cas en somme très divers qui se peuvent présenter à nous ? —

Ces cas peuvent être ramenés à quatre que je vais exposer ainsi qu'il suit :

A. Ou bien la déviation est mobile et réductible, c'est-à-dire que l'utérus peut non seulement basculer et se mouvoir dans son ensemble, mais qu'il peut encore redresser son axe et reprendre sa direction normale. Or ici il n'y a plus qu'à corriger la déformation et à fixer l'organe en bonne position.

B. Ou bien l'utérus est mobile dans son ensemble, mais non pas dans la charnière de flexion, c'est-à-dire dans le redressement de son axe, et ici il faudra avant de le fixer, s'occuper de ce redressement, c'est-à-dire traiter la péri-endométrite qui le maintient.

C. Ou bien encore l'utérus est parfaitement redressable dans son axe; mais dans son ensemble, il se trouve fixé par des adhérences que nous savons dues le plus souvent, à des phlegmasies péri-utérines, salpingiennes — et auxquelles il faut tout d'abord s'adresser.

D. Ou bien enfin les lésions sont plus sérieuses parce que plus profondes et plus étendues, et il faut lutter non seulement contre l'immobilité et la fixité utérine, mais encore contre les changements de structure qui ont modifié l'axe utérin et qui maintiennent la stabilité de ces modifications.

Si nous voulons bien prendre la peine de relire la thérapeutique que je propose en ses grandes lignes dans ces quatre cas, on verra que tout se résume en somme : 1° à réduire ; 2° à maintenir la réduction.

Réduction. — Il est incontestable, qu'une réduction n'est vraiment efficace que pratiquée sur de bons tissus. — Or ici nous opérons sur un terrain de déchéances et de ptoses viscérales. — Nous devrons donc nous occuper de ce terrain, nous devrons nous souvenir que nos malades sont des arthritiques..... des neurasthéniques.... qu'il est nécessaire de les tonifier, de leur appliquer un traitement général, de faciliter chez elles les échanges trophiques, en évitant les causes de congestions locales et en activant la circulation générale.......

Ceci dit, lorsqu'on veut pratiquer la réduction, on peut le faire soit par la palpation bimanuelle, soit par le moyen des instruments.

Si l'on a recours à la palpation bimanuelle on fera placer la femme en position genupectorale, et même aussi parfois dans le décubitus normal. — Dès lors deux doigts ayant été introduits au fond du vagin, accrochent le col et le repoussent en arrière cependant que la main appliquée sur l'hypogastre déprime la paroi, recherche le fond de l'utérus, l'accroche également et le ramène en avant, c'est-à-dire en sens inverse du mouvement cervical.

Je n'ai pas besoin d'ajouter que toutes ces manœuvres doivent être pratiquées avec précautions et prudence, et même qu'il est souvent très utile d'appeler le chloroforme à son aide, car il ne faut ni brusquer les adhérences qui peuvent exister, ni provoquer par leurs tiraillements des réactions douloureuses.

Lorsqu'on a recours aux instruments pour pratiquer la réduction utérine, c'est par l'application des bougies d'Hégar qu'il faut procéder — avec lenteur et progression, cela va sans dire — de sorte que le mouvement de bascule imprimé à l'utérus gagne petit à petit du terrain et ne cherche en aucune manière à violenter les obstacles.

Il est bien certain qu'ici les bougies d'Hégar n'agissent pas seulement comme un levier modifiant la position de l'organe, mais encore comme un modificateur des tissus utérins, et comme un agent trophique agissant assez sur les échanges organiques pour aider efficacement à la bonne direction de son axe ; et d'ailleurs il est très bon de faire précéder ces manœuvres d'une dilatation utérine, car elle agit dans le même sens, quelquefois même si bien, qu'elle est alors suffisante à elle seule.

Fixation. — Lors donc que la réduction est obtenue, il s'agit de la maintenir fixée ; et pour ce faire, deux moyens seront à notre disposition : les pessaires et les interventions sanglantes.

Pessaires. — Les principaux et les plus usités de ceux-ci sont les pessaires dits indifférents — pessaires qui ne doivent être gardés que s'ils sont bien tolérés et s'ils ne causent aucune douleur — pessaires qui, à cette condition, sont d'un très bon secours, non seulement pour le maintien de l'utérus, mais encore pour la conservation du terrain gagné dans le cas où le résultat thérapeutique n'est pas encore complètement établi.

Ces pessaires doivent rester assez longtemps en place ; ils doivent être maintenus plusieurs mois, voire même une année ; mais il est dès lors assez facile de comprendre que si on ne recommandait pas aux malades les injections fréquentes et les ablations momentanées et périodiques de l'instrument, on risquerait des irritations fatalement dues au manque de propreté, et d'autre part, il ne serait pas possible d'éprouver les résultats donnés par leur application.

Interventions. — Avec elles, l'utérus est vraiment fixé dans sa bonne position. — Or les « fixations » ainsi obtenues sont indirectes, c'est-à-dire agissant sur les ligaments, ou directes, c'est-à-dire agissant sur l'utérus lui-même.

Voyons d'abord les indirectes ! — Que veut-on faire par celles-ci ? — On veut raccourcir les ligaments ronds ; car ce raccourcissement a pour effet d'amener en avant le fond de l'utérus et par conséquent, de le relever de sa rétroposition. — Or il y a bien des moyens d'obtenir ce raccourcissement soit qu'on agisse en dehors du péritoine, comme dans l'opération d'Alquié-Alexander dans laquelle on isole les ligaments par l'orifice inguinal externe, les saisit, et les attire au dehors de la quantité nécessaire, après quoi on les fixe aux piliers inguinaux ; soit que l'on agisse dans la cavité péritonéale elle-même où l'on entrevoit bien des manières d'arriver au résultat recherché, depuis le plissement du ligament sur lui-même avec suture des surfaces en contact, jusqu'à l'union en un seul cordon, d'une certaine longueur des deux ligaments et de telle sorte qu'il n'y ait plus là qu'une seule corde dès lors fixée à la plaie pariétale. —

Si j'étudie maintenant les fixations directes, je vois qu'elles portent le nom d'hystéropexies, et qu'il en existe deux grandes variétés suivant que l'utérus est fixé au vagin ou à la paroi abdominale.

Les hystéropexies vaginales consistent à suturer à la paroi vaginale incisée — en n'oubliant pas de ménager la vessie, — soit un point de la région cervicale, soit le corps de l'organe; mais il faut bien dire que les fixations cervicales sont actuellement délaissées à cause de l'insuffisant soutien obtenu ainsi, et de la gêne qui en résulte plus ou moins pour le développement de la grossesse. Elles cèdent donc la place aux fixations abdominales pour lesquelles on fait tout d'abord une laparotomie, on libère l'utérus si la chose est nécessaire, on le redresse ensuite, et puis le fixe à la paroi soit par son fond soit par sa face antérieure, et par plusieurs points de suture. — Or s'il est nombre de femmes ainsi traitées dont les grossesses ont été interrompues avant leur terme ou dont les accouchements ont été sérieusement « compliqués », il en est d'autre part beaucoup d'autres qui se sont parfaitement comportées.

*
* *

Ajouterai-je en terminant que dans ces dernières années on a proposé d'agir sur l'utérus lui-même — et par excision d'une portion de sa face antérieure comme le veut Jonnesco, ou par *tassement* de la paroi, grâce à la constriction d'un fil enfoncé d'abord horizontalement à deux niveaux différents puis suffisamment serré pour que ces deux niveaux se rapprochent l'un de l'autre comme le fait Doyen ?

LES MÉTRITES

Définition. — La métrite est l'état inflammatoire de l'utérus — état débutant par la muqueuse qui est donc atteinte primitivement ; disons aussi : atteinte *avec prédilection*, car son inflammation n'est, en somme pas isolée, et le parenchyme est toujours pris à un degré plus ou moins marqué dans cette affection.

Etiologie. — La véritable cause de la métrite c'est le microbe. En d'autres termes : toute métrite doit être considérée comme étant d'origine infectieuse. — C'est là un fait universellement admis ; et s'il est parfaitement établi pour la métrite blennorragique, il n'a plus besoin de démonstration pour l'endométrite puerpérale.

Si la cavité de l'utérus normal ne renferme pas de germes, — par contre le vagin renferme habituellement un grand nombre de microbes dont quelques-uns sont pathogènes, mais dont l'action cède le pas — comme fréquence — à celle des microbes venus de l'extérieur. Et ceci étant posé, les germes peuvent être :

Ou bien exaltés (s'il s'agit de ceux qui colonisent normalement dans les voies naturelles),

Ou bien, directement apportés (s'il s'agit des éléments extérieurs).

L'EXALTATION sera due soit au traumatisme (et j'entends parler ici des incisions, des dilatations, de l'action des pessaires ou des redresseurs utérins, etc.....), soit à une cause débilitant l'organisme ou l'utérus lui-même (et j'entends dire ici, et d'une façon toute spéciale, les excès vénériens, puis les maladies antérieures, les états chétifs et souffreteux, l'hygiène défectueuse....... les prolapsus, les déviations, les tumeurs.....), soit à la menstruation qui hypérémie l'utérus et amène de la stase, soit à la ménopause qui agit encore par l'élément congestif, soit au coït exagéré qui produit les mêmes effets, soit encore à la puerpéralité.....

L'APPORT sera dû : aux doigts de l'accoucheur ou de ses aides, aux instruments, aux canules, aux linges, aux liquides et aux récipients non suffisamment aseptiques, aux poussières..... au coït enfin. —

DEUX MOTS MAINTENANT AU SUJET DES MICROBES ! — Quand l'infection ressortit à une origine puerpérale, c'est le streptocoque qu'il faut incriminer ; quelquefois il s'agit du staphylocoque ; d'autres fois enfin on a trouvé des saprophytes.

Quand il s'agit de métrite blennorragique, on sait qu'il faut incriminer le gonocoque de Neisser.

Les autres formes — inflammatoires, traumatiques, ou autres — reconnaissent le plus fréquemment les streptocoques et les staphylocoques. — Nous ne saurions pourtant considérer ces germes comme les seuls observés, puisqu'on a vu encore le bacterium coli, le pneumocoque, le vibrion septique.....

J'ajoute que les microbes ne sont pas toujours isolés, et que l'on peut rencontrer plusieurs espèces réunies : gonocoque et streptocoque, gonocoque avec staphylocoque, gonocoque avec saprophytes, streptocoque et staphylocoques, streptocoques et saprophytes, streptocoque et colibacille.....

L'étiologie qui précède est suffisante à prouver que dans l'immense majorité des cas, les métrites appartiennent à la vie génitale de la femme.

ANATOMIE PATHOLOGIQUE. — Nous avons déjà dit que la muqueuse est prise tout d'abord. — Nous allons donc en étudier : 1° les altérations macroscopiques ; — 2° les altérations microscopiques.

ALTÉRATIONS MACROSCOPIQUES. — *A*. La muqueuse du corps est plus ou moins congestive ; de telle sorte que, au lieu de blanc jaunâtre elle est d'un rouge plus ou moins foncé, voire même par place : ecchymotique.

Elle est épaissie à cause des lésions interstitielles.

Sa surface est irrégulière, parfois villeuse, ou même encore véritablement fongueuse, au point de constituer une forme spéciale dite polypeuse, si les saillies sont très développées ; et quant à sa face profonde, elle est unie par transition insensible avec la couche musculeuse (ainsi qu'il est facile de le voir par une coupe), et cependant elle se laisse assez facilement détacher. — Dans la cavité utérine dilatée, il existe du liquide plus ou moins puriforme, et mêlé de sang en quantité parfois relativement considérable.

B. Entre le corps et le col, il n'y a pas indépendance absolue ; cependant il peut y avoir prédominance des lésions dans la région cervicale, et l'on y voit alors l'exagération des plis de l'arbre de vie, la hernie plus ou moins accentuée de la muqueuse, rouge, congestionnée, fongueuse, le développement de kystes dans les glandes muqueuses, des villosités et des fongosités comme dans le corps, et finalement : l'apparition sur le museau de tanche d'altérations particulières auxquelles on a donné le nom *d'ulcérations*.

Ces « ulcérations » sont loin d'être toujours semblables, mais on peut ramener à deux les différentes variétés observées ; et c'est ainsi qu'il y a d'abord la variété *érosion*, qui consiste en un aspect rouge et simplement dépoli avec substitution d'épithélium cylindrique à l'épithélium pavimenteux normal ; puis, la véritable dépression à surface rouge, lisse, ou villeuse.

Altérations microscopiques. — Elles se résument en ces mots : prolifération cellulaire abondante, remplissant le tissu interglandulaire au point d'envahir toute la place ; — glandes peu modifiées ; cellules du revêtement épithélial très altérées ; vaisseaux très dilatés avec grande diapédèse et infiltration embryonnaire sous-muqueuse. — Telles sont les altérations de la métrite en période d'acuité.

Lorsqu'il s'agit au contraire de lésions chroniques, on voit que les altérations sont variables et qu'elles correspondent aux différentes variétés macroscopiques dont nous avons déjà parlé. —

Et en effet, si l'abondante prolifération cellulaire interstitielle dont il est question ci-dessus en arrive à la sclérose, à l'état cicatriciel, les glandes subiront fatalement par compression ou par étranglement l'influence d'une telle transformation — d'où l'atrophie et la tendance à la disparition, ou encore transformation kystique par étranglement.

Si les glandes sont multipliées, ou si elles sont simplement hypertrophiées et devenues tortueuses, on aura affaire à la variété dite glandulaire, dans laquelle la multiplication se caractérise par de telles proportions que nous lui devons les fongosités que j'ai déjà citées — tandis que l'hypertrophie allonge les glandes dont les culs-de-sac pénètrent dans le tissu parenchymateux ou qui sont, elles-mêmes tortueuses et quasi tirebouchonnées.

Si les vaisseaux sont dilatés — ce qui arrive très fréquemment — et s'il existe des néoformations vasculaires — qui peuvent s'étendre jusqu'au sein du muscle utérin — il en résulte des ecchymoses et l'explication de la fréquence des hémorragies.

* * *

Sur la muqueuse cervicale, les lésions sont les mêmes que sur celle du corps. — A noter seulement la présence des œufs de Naboth — dilatations glandulaires — kystiques vraies par rétention — dont le volume oscille entre le grain de millet et la noisette ; mais, à noter surtout les certaines plaques, — les ulcérations — dont nous avons déjà dit un mot. —

Or ces plaques sont de forme et d'étendue variable ; leur surface est tantôt lisse et tantôt granuleuse ; et comme elles sont revêtues d'épithélium cylindrique, on ne peut dire qu'il y ait là ulcération vraie. — Cependant (Fishell et Dœderlein) il pourrait exister des points réellement ulcérés, et par conséquent sans revêtement épithélial au niveau de certaines papilles hypertrophiées. —

On s'est, du reste, demandé comment on pourrait expliquer la genèse des « ulcérations », et dès lors deux théories ont pris naissance :

A. Celle de l'érosion.

B. Celle de l'ectropion.

Celle de l'érosion veut que la phlegmasie ait occasionné une altération et une desquamation des cellules *superficielles* épithéliales, de telle sorte qu'il demeure en définitive la seule couche cellulaire profonde dont l'activité s'exerce en invaginations glandulaires, sources possibles de formations kystiques.

Celle de l'ectropion veut que les plaques « ulcérées » ne soient autre chose que l'éversion de la muqueuse intra-cervicale hypertrophiée — théorie qui ne saurait être acceptée si un pont de muqueuse saine sépare *l'ulcération* de l'orifice cervical. —

Les lésions muqueuses étant maintenant connues, voyons les lésions parenchymateuses !

Elles ne sont vraiment marquées que dans les formes suffisamment invétérées.

L'infiltration embryonnaire et l'œdème se montrent tout d'abord, ce qui amène l'épaississement des parois utérines. — Il y a ensuite une véritable congestion des tissus avec dilatation des vaisseaux irrégulièrement engaînés de cellules de diapédèse — vaisseaux interstitiels et vaisseaux intra-musculaires. — Il y a encore hyperplasie conjonctive entre les faisceaux musculaires, et les lymphatiques sont dilatés. — Et il résulte en somme de cette description que les éléments musculaires ne sont point directement intéressés, et que les lésions portent spécialement sur le tissu conjonctif qui leur est interstitiel.

Symptomatologie. — Invasion aigue.

Le point capital ici c'est la douleur ! douleur hypogastrique, mais souvent aussi : douleur iliaque, et plus particulièrement : iliaque gauche ; douleur lombaire aussi ; douleur spontanée, parfois réduite à une pesanteur et partant sourde et peu profonde, — augmentée par toutes les causes de fatigue, exacerbée par la pression, l'exploration et la station debout ; douleur gravative, obligeant parfois la malade à rester courbée, et faisant craindre, en somme, les menaces inflammatoires du voisinage ; — douleur enfin débutant avec un bruyant cortège de frissons, de fièvre, de vomissements et de tympanite, ou bien, simplement avec de la gêne et de la pesanteur dans le petit bassin, quelques tiraillements lombaires, des irradiations inguinales et crurales, et des sensations de brûlure vaginales avec ténesme anal et vésical.

Peu de temps après le début, apparaît un écoulement gluant, qui progressivement devient trouble, opalin, purulent, voire même sanguinolent ou sanglant. — Cet écoulement — dit leucorrhéique — est d'une constance absolue dans la métrite, chose qu'il est facile de retenir, si l'on veut bien se rappeler que la leucorrhée — plus ou moins intense d'ailleurs — existe à peu de chose près chez toutes les femmes comme une sorte d'exagération morbide des sécrétions normales utérine et vaginale. — Mais, à certains moments, elle peut passer inaperçue, et par exemple, lorsque la femme prenant des injections fréquentes, entraîne par les irrigations qu'elle fait ainsi, les produits de sécrétion de l'endomètre.

D'autre part, si cette leucorrhée est constante et continuelle, elle subit aussi régulièrement des poussées qui sont dues à ce que les produits de sécrétion ne sont rejetés que par crises.

Souvent les règles sont difficiles et douloureuses ; et, si nous avons dit qu'il se produit fréquemment un véritable écoulement sanguin en dehors d'elles, nous devons ajouter que leurs flux eux-mêmes peuvent être prolongés.

Dès lors il est impossible qu'un pareil ensemble symptomatique n'amène pas des réactions de voisinage ; et voilà donc pourquoi on constate des phénomènes de cystite, des accidents de constipation, des douleurs de défécation, et constamment aussi, on peut le dire, des accidents dyspeptiques, des flatulences, du tympanisme..... des troubles de dilatation stomacale. — Voilà pourquoi encore on a noté du côté du cœur des palpitations, phénomènes réflexes ou résultat de l'anémie, — une toux sèche, quinteuse, toux utérine sans signes stéthoscopiques — des névralgies intercostales, faciale, sciatique, sacrée; des phénomènes neurasthéniques enfin.

* * *

Passons maintenant à l'examen physique, et par conséquent :

I. Aux résultats de la palpation bimanuelle ;

II. Aux résultats de l'examen par spéculum. —

Quand on pratique la palpation bimanuelle on constate d'abord une élévation de température locale au-dessus des pubis, voire sur les fosses iliaques, et aussi la chaleur très vive du vagin qui donne au doigt une sensation de sécheresse. —

De plus le col paraît gros et œdémateux ; on sent que son orifice externe est entr'ouvert légèrement ; sa consistance est inégale, et s'il donne en un point une sensation de granulations, en un autre il donne une sensation veloutée. — L'utérus enfin est douloureux au contact vaginal, comme il l'est à la pression hypogastrique. —

Lorsque l'examen au spéculum est possible (et il faut attendre pour le faire que les acuités douloureuses soient apaisées), il permet de voir que le col est d'un rouge plus ou moins vif, et que le simple examen direct est capable de provoquer un peu de sang ; qu'il y existe des « ulcérations », que celles-ci sont plus ou moins recouvertes de mucosités ; que souvent enfin l'ulcération est plus étendue sur la lèvre postérieure, plus allongée aussi et apparaissant dès lors comme produite par l'écoulement baveux des mucosités septiques. — On constate également que le col a réellement changé de volume et de forme ; de volume parce qu'il est enflammé et œdémateux ; de forme parce que l'orifice externe lui-même est modifié et que les déchirures y existantes peuvent être fort étendues, parfois simples ou doubles, parfois multipliées ou allongées jusque à la paroi vaginale.

*
* *

Devant un tableau tel que celui que je viens de produire, il ne faut pas s'attendre à l'évolution vers la résolution. — En effet : ou bien de grandes complications se déclarent que nous étudierons d'ailleurs ultérieurement ; ou bien (et c'est le cas le plus fréquent) la maladie passe à la chronicité, elle s'installe ; et, lorsque cela est fait, il persiste, malgré la cessation du tableau dramatique que nous connaissons, certains caractères subjectifs et physiques qui sont comme la marque de cette nouvelle évolution. — C'est d'abord, et dès le début, la leucorrhée surtout ; ce sont ensuite les douleurs.

Cette leucorrhée, qui peut être fort longtemps le seul signe remarqué, s'écoule en plus ou moins grande abondance. — Elle est trouble, épaisse, visqueuse. — Elle est muco-purulente, et parfois les taches qu'elle laisse sur les linges sont accusées par des stries sanguinolentes. —

Les douleurs — qui sont ordinairement sourdes et gravatives, se présentent avec des poussées et des exacerbations. Elles sont — cela va de soi — accrues par le coït, par les fatigues, les marches, les travaux ménagers, et toutes les causes débilitantes générales ; par contre, elles sont soulagées par le repos au lit. — Mais ce qui est vraiment particulier ici, c'est qu'elles ne sont plus diffuses — plus « réactionnelles » ; qu'elles sont, au contraire, locales, attestant alors la souffrance de tel ou tel organe, et non plus la réaction bruyante de la région et la révolte de tout l'organisme.

D'autre part, la vessie et le rectum souffrent de ce voisinage génital ; la preuve en est que les malades ont des envies fréquentes d'uriner, que quelques-unes se plaignent de brûlures vésicales pouvant même attirer toute l'attention — qu'elles ont du ténesme rectal, ou retiennent leurs garde-robes par crainte de l'ébranlement d'un utérus douloureux, — ou encore émettent par l'anus des mucosités et des glaires.

Il est enfin des femmes qui rendent à chaque époque menstruelle des débris plus ou moins importants de la muqueuse utérine. — Les règles sont d'ailleurs complètement perverties, soit qu'une véritable hémorragie prolonge leur durée et leur abondance, soit que cette hémorragie se produise dans leur intervalle, soit encore qu'elles affectent une allure traînante.

* * *

Quels sont les signes physiques correspondant à ces symptômes de chronicité ?

Le toucher révèlera tout d'abord la douleur plus ou moins sourde ou gravative du ballottement utérin ; il montrera aussi un col augmenté de volume, plus ou moins entr'ouvert, et éprouvera une sensation différente suivant le nombre et l'étendue des ulcérations, l'abondance de la leucorrhée ou l'existence de kystes ; — sensation gluante, velvétique, chagrinée ou irrégulière. —

Le spéculum sera indispensable pour contrôler l'examen digital et pour rectifier les véritables dimensions du col, parfois très faussées, — nous le savons — par le toucher employé seul.

Il renseignera sur la disposition, la forme, la couleur, les écoulements, sur les ulcérations, leurs aspects, et les modifications à elles imprimées par le temps ou par le traitement.

* * *

Je termine ce paragraphe en disant que la symptomatologie de l'état général peut prendre ici une importance toute particulière, en raison de la durée des accidents, de l'installation plus ou moins profonde des lésions et des complications, dont les plus remarquables sont les annexites — complications si fréquentes qu'on a le droit de se demander (en comptant les cas atténués) si elles n'accompagnent pas fatalement les métrites.

Aussi n'est-il pas étonnant de voir au bout d'un certain temps, la santé générale s'altérer, par réactions nerveuses, par dyspepsies « utérines », par hémorragies, par douleurs, etc., etc.....

Diagnostic. — Le syndrome utérin est d'une fréquence extrême car ou bien il est le début d'un état infectieux profond, ou bien il évolue conjointement avec une autre inflammation pelvienne que celle de la métrite, ou bien il constitue à lui seul toute l'affection. — D'autre part, les éléments qui le constituent — je veux dire la douleur, les pertes, les réactions voisines et les retentissements éloignés — ne pouvant vraiment demeurer inaperçus, il apparaît évident que lorsqu'une femme est « gynécologiquement » atteinte, le diagnostic de la localisation utérine doit être on ne peut plus facile.

Ce qui est vraiment délicat parfois, c'est l'appréciation juste de la part des envahissements voisins dans le complexus pathologique ; c'est de savoir si la métrite prédomine ou si elle n'est qu'une simple complication. — Ce qui fait cette difficulté, c'est que souvent les éléments du syndrome sont inégalement développés, et qu'il se peut faire même que l'un d'entre eux soit absolument prédominant.

Voilà donc pourquoi il est des erreurs quasi fatales, et l'illusion d'une grossesse, d'un corps fibreux, d'une tumeur maligne..... ou même d'un état bien plus éloigné.

S'il y a doute sur la grossesse, il est de toute nécessité d'attendre une évolution plus avancée, et de s'abstenir d'explorations intra-utérines.

Quand il s'agit de cancer, l'écoulement observé sur une femme âgée, est séreux ou séro-purulent et fétide. — Ce n'est point à une pseudo-ulcération que l'on a affaire, mais à une ulcération véritable et qui saigne avec la plus grande facilité ; et, s'il n'y a pas d'ulcération, on trouve un col dur et ligneux. — Il est pourtant des cas douteux; il me suffit de citer la sclérose utérine, et partant la nécessité d'une biopsie.

On songe forcément à la fibromatose dans les formes hémorragiques; et si recherchant le fibrome on ne parvient pas à le découvrir, il faut s'attacher à l'âge, à l'abondance des pertes, à la consistance utérine, et aux dimensions de l'organe.

Il faut absolument se rappeler encore que s'il est des malades accusant des troubles génitaux internes qui n'existent que dans leur imagination, d'autres ne sont frappées que par des symptômes à distance, ne provoquent que de ce côté l'examen médical et aggravent ainsi les difficultés diagnostiques.

On sait pourtant d'autre part, que de consciencieuses recherches ne donnent pas *in situ* des raisons suffisantes de ces manifestations locales, et que d'autre part une exploration générale permettra toujours de trouver en l'appareil génital la raison de troubles qui en sont éloignés et qui lui sont secondaires.

J'ai parlé ci-dessus de biopsie ; — or le curetage est lui aussi, capable de donner des renseignements de premier ordre, puisque dans les cas d'hésitation, il ramène des débris dans lesquels le microscope reconnaîtra soit les divers éléments de la muqueuse et du parenchyme normaux, soit au contraire des éléments modifiés et nouveaux.— Je ne crois d'ailleurs pas nécessaire d'insister davantage sur l'importance de pareilles constatations.

Pronostic. — Voici une affection qui est longue, et qui non seulement ne guérit pas toute seule, mais tend au contraire à s'installer de plus en plus, à s'entourer de complications, et à s'enraciner.

L'avortement, la stérilité la reconnaissent pour une de leurs causes. Elle est donc d'un pronostic très sérieux.

Traitement. — L'idée qui doit être absolument dominante dans le traitement d'une métrite de forme aiguë est l'idée de lutte contre l'infection, et contre les propagations de celle-ci ; surtout : contre les propagations annexielles. — Mais il est aussi nécessaire de combattre les conséquences de l'infection — conséquences plus ou moins immédiates, et dont les deux principales sont les congestions viscérales suivies d'hémorragies d'une part, et les douleurs d'autre part. — Or plusieurs médications s'adressent à l'ensemble de ces indications :

Et d'abord le repos ; — repos général par décubitus de la malade ; repos local par immobilisation des viscères au moyen d'une ceinture ; par cessation des rapports sexuels, et par suppression de l'état de constipation.

Puis, les injections, voire même les irrigations — faites

tout simplement avec de l'eau stérilisée par une longue ébullition et portée à une température aussi élevée que possible — administrées en grande quantité et sous faible pression — pratiquées dans le décubitus horizontal — et prises deux ou trois fois dans les vingt-quatre heures.

Ensuite les médications calmantes, soit sous forme de lavements sédatifs ou de suppositoires — soit sous forme de glace sur le ventre — soit encore sous forme d'émissions sanguines.

*
* *

Lorsqu'aux symptômes aigus a succédé la phase chronique, il est permis d'aborder un organe moins douloureux, d'exercer une thérapeutique plus directe, je veux dire intra-utérine ; et de réaliser cette thérapeutique :

A. Par les pansements intra-utérins, sous forme de crayons antiseptiques, de topiques liquides à l'iode, ou à la créosote, ou même de véritables cautérisations au chlorure de zinc ou au caustique de Filhos.

B. Par les injections intra-utérines, véritables lavages aseptisant l'utérus après l'avoir débarrassé de ses produits de sécrétion, et renfermant soit du sublimé à 1 p. 3000, soit du biiodure de mercure à 1 p. 4000, soit du permanganate de potasse à 1 p. 1000, du thymol à à 0,30 p. 1000, du formol à 1 p. 2000, de l'eau oxygénée dédoublée. — Et il est bien entendu que tous ces modes de traitement ne peuvent être appliqués qu'après dilatation préalable de la cavité utérine.

C. Par l'action de tampons médicamenteux sur le museau de tanche.

Ces tampons — *de ouate hydrophile* — appliqués au fond du vagin, alors qu'ils ont été imbibés ou saupoudrés, possèdent une action complexe. Ils agissent, cela va sans dire, par le médicament dont ils sont les vecteurs, et par lequel on recherche d'habitude un effet décongestionnant et en même temps sédatif ; — mais ils agissent également par eux-mêmes soit en absorbant les écoulements septiques de l'utérus, soit en soutenant les parties à la manière d'un pessaire, à la condition, bien entendu, qu'ils aient un volume assez considérable.

Et d'autre part, pour que l'application des tampons médicamenteux donne dans les métrites tous les résultats que l'on est en droit d'en attendre, il faut :

1° Nettoyer soigneusement le museau de tanche par des injections préalables, voire même par *essuyage* à la ouate si cela est nécessaire ;

2° Ne pas laisser le tampon plus de vingt-quatre heures, en règle générale ;

3° En renouveler l'application deux fois par semaine ou mieux : tous les deux jours ;

4° Combattre en même temps toutes les causes de congestion pelvienne et avant tout : la constipation. Et ceci étant dit, deux substances me paraissent surtout recommandables, la glycérine d'abord, qui agit à la manière d'une saignée blanche et que sa facilité d'obtention rend véritablement pratique — le thigénol ensuite, dont j'ai vanté ailleurs les vertus remarquablement sédatives, décongestionnantes, voire même cicatrisantes [1].

Récemment Jayle et Lœwy [2] ont préconisé l'application de ventouses sur le col dans le but très net d'agir par évacuation de la cavité utérine, et de décongestionner les organes pelviens. Ce traitement qui consiste à faire tous les jours, tous les deux jours, tous les trois jours, des séances de cinq minutes de vide complet, n'est d'ailleurs

(1) Batigne. *Gaz. des Hôpitaux,* 27 oct. 1904.
(2) Voy. *Presse Médicale,* 11 déc. 1907.

pas sans provoquer quelques douleurs ; et je pense que le vieux curetage, qui est une opération sanglante, mais si bien réglée, si précise et si efficace, remplira longtemps encore et parfaitement le but qu'il se propose d'atteindre en opérant l'abrasion de la muqueuse infectée, et partant la renaissance d'une membrane nouvelle et saine.

*
* *

Il se peut faire que le col utérin soit le siège de lésions très étendues ou profondes — lésions y attirant presque toute l'attention, et étant elles-mêmes l'indice d'une métrite intense, et par conséquent d'une atteinte parenchymateuse totale.— Dans ces cas, certaines interventions sont nécessaires ; elles le sont, du reste, d'autant plus que la métrite toute entière en bénéficie. Or ces interventions consistent en la suppression de la zone cervicale atteinte, c'est-à-dire d'une partie de terrain comprenant la muqueuse, le tissu sous-muqueux, voire même une portion du parenchyme, et le type en est donné par l'opération de Schrœder — opération faite au bistouri, mais dont le but peut être également atteint par la destruction lente des tissus, obtenue au moyen des caustiques énergiques, particulièrement du caustique de Filhos, récemment remis en honneur par Richelot.

Nous savons trop l'atteinte profonde de l'organisme dans les cas invétérés des métrites pour oublier le traitement général qui leur convient, je veux dire les reconstituants, l'hydrothérapie, et la médication hydrominérale ; et nous avons trop bien appris à redouter la marche envahissante et la tendance à s'invétérer de cette affection pour ne pas rappeler en terminant qu'il aut instituer le traitement prophylactique (qui n'est autre que l'application rigoureuse de l'asepsie) — chaque fois que la femme a des raisons de craindre qu'elle ne se montre.

INVERSION DE L'UTÉRUS

Définition. — L'inversion de l'utérus consiste en un « retournement » — un renversement en doigt de gant — une invagination de l'utérus — de telle sorte que : le fond se déprimant de plus en plus dans la cavité même de l'organe, en arrive finalement à sortir entre les lèvres du col.

Etiologie. — Deux causes peuvent donner naissance à cet état :

La première consiste en une altération particulière du tissu utérin,

La deuxième consiste en une action — traction ou pression — exercée sur le fond de l'organe. — Et il me semble que cette classification rappelle quelque peu les hernies de faiblesse et les hernies de force.

Dans la première cause nous rangerons la puerpéralité, si remarquable par la diminution qu'elle produit dans la consistance du tissu utérin, par l'augmentation de la cavité utérine, par l'amincissement de ses parois, par l'état d'inertie, surtout celle du segment inférieur, et enfin par l'action des anesthésiques qui ont pu être employés.

Dans la deuxième cause nous trouvons les tractions

exercées sur le cordon, — celles qui sont pratiquées dans les extirpations difficiles de tumeurs, les efforts, les contractions utérines s'exerçant sur un polype qui détermine l'inversion par sa procidence progressive, et celles qui agissent après un début d'inversion pour la compléter — ; enfin, la présence d'une tumeur du fond de l'organe, qui dès lors, agit par son propre poids.

Anatomie pathologique. — Nous étudierons dans ce paragraphe les degrés de l'inversion d'une part — les lésions parenchymateuses d'autre part.

Au point de vue des degrés on peut dire que le premier n'est qu'une ébauche de renversement, ou mieux : un renversement en cul-de-bouteille ; — que le deuxième consiste en une inversion assez accentuée pour que le fond de l'utérus invaginé atteigne ou même dépasse l'orifice du col ; — que le troisième enfin (qui constitue l'inversion totale) résulte du retournement complet, absolu, de l'organe. — Mais il faut reconnaître que cette division — d'ailleurs fort claire — présente quelque chose de trop schématique puisque le premier degré n'existe que de façon transitoire et n'est jamais observé à l'état de stabilité, et puisqu'on doit considérer le troisième comme très rare (si tant est qu'il existe).

Une fois constitué le renversement, la surface extérieure de l'utérus est devenue interne — des adhérences peuvent s'établir à la longue dans cette cavité par l'orifice « abdominal » de laquelle les annexes sont toujours plus ou moins passées — voire même l'intestin si les dimensions en sont suffisantes.

* * *

Lorsqu'on étudie les lésions d'un utérus inversé, on voit, si l'inversion s'est rapidement produite, qu'il ne présente tout d'abord que celles qu'il avait avant qu'elle ne fut effectuée, je veux dire les altérations d'un organe non complètement regressé, ramolli, œdémateux et plus ou moins vascularisé ; — ce ne sont donc pas là des lésions dépendant *du renversement lui-même*, et pour ces motifs je ne dois pas insister.— Que si, au contraire le renversement s'est progressivement établi, il s'y fait par le fait même du vice de position et de l'étranglement de l'anneau contractile cervical, des modifications trophiques, auxquelles s'ajoutent d'une part les lésions engendrées par le prolapsus concomitant, d'autre part celles qui résultent de l' « exposition » plus ou moins complète de l'organe, et enfin celles de l'ancienneté.

Et voilà pourquoi le parenchyme est peu à peu devenu fibreux ; voilà pourquoi la surface en est cutisée ; voilà pourquoi l'utérus devient plus ferme dans sa consistance qui rappelle celle des productions fibro-myomateuses.

Symptomatologie. — L'inversion utérine peut s'accomplir rapidement ou d'une façon progressive. — Si le début est aigu, il se caractérise par une violente douleur accompagnée de phénomènes réflexes d'une haute intensité, je veux dire de vomissements, de nausées, de frissons, d'angoisse, d'état syncopal même, et en somme, d'un ensemble symptomatique grave dont les irradiations locales — inguinales et sacrées surtout — sont un élément important.

Mais il est bien certain que la gravité de ces manifestations ne tient pas devant l'importance de l'hémorragie, symptôme d'une fréquence extrême et souvent d'une gravité excessive, et toujours symptôme dominant, bien capable de causer la mort, soit directement par la quantité du liquide soustrait, soit plus tardivement par les reproductions successives des pertes.

Lorsque l'inversion se fait progressive la symptomatologie ne présente plus cet appareil bruyant. — Les accidents se succèdent sans acuité. — On dirait même parfois qu'il s'agit d'un simple prolapsus, n'était la fréquence de l'hémorragie — hémorragie plus ou moins abondante, apparaissant à des intervalles irréguliers, exacerbée au moment des règles, et dont les reproductions finissent par devenir inquiétantes.

Il y a de plus, dans le fait même de l'inversion utérine, une raison primordiale d'infection, soit parce que de profonde qu'elle était la face interne de l'utérus s'est en quelque sorte extériorisée, soit parce que cette position vicieuse amène fatalement des altérations parenchymateuses, soit surtout en raison même de la cause de l'inversion. Et voilà pourquoi on voit rapidement s'installer une leucorrhée plus ou moins abondante, constante, existant donc dans les intervalles des hémorragies; voilà pourquoi il existe des douleurs, soit spontanées, hypogastriques, lombaires pelviennes, inguinales, soit provoquées par les recherches de l'examen direct, soit encore produites pendant la miction et les efforts de défécation, voire même dans les moindres mouvements.

*
* *

Au point de vue de l'examen direct je dirai que : ou bien le col n'a pas livré passage au fond de l'utérus, ou bien il a été franchi.

Dans le premier cas il a plus ou moins bien conservé ses caractères normaux. Dans le cas contraire, le vagin est plus ou moins envahi par une masse piriforme à extrémité effilée supérieure enserrée par un bourrelet circulaire qui n'est autre que la portion vaginale du col utérin — masse rougeâtre et qui, suivant le degré de l'inversion est plus ou moins procidente, c'est-à-dire intra-vaginale ou exubérante à la vulve.

Marche. — L'inversion ne se résout pas volontiers d'elle-même, et il suffit pour s'en convaincre de se rappeler d'une part l'état de sclérose des utérus anciennement inversés, et d'autre part l'existence des adhérences tapissant l'infundibulum et très capables d'opposer aux tentatives de réduction une sérieuse résistance.

Complications. — En première ligne nous devons placer l'abondance et la succession des hémorragies dont nous avons déjà signalé la gravité, et qui sont dues soit à l'état congestif de l'utérus puerpéral, soit à la gêne circulatoire qui résulte de la constriction du pédicule par le bourrelet cervical.

Cette même constriction est capable de deux autres effets :

Elle accroit le volume de l'utérus *relourné*, et contribue par conséquent ainsi à son irréductibilité ; — elle peut provoquer encore le sphacèle de l'utérus.

Si des adhérences se sont développées entre un intestin prolabé et les parois de l'infundibulum, les accidents de l'occlusion intestinale sont à redouter.

Enfin l'inversion de l'utérus peut s'allier au prolapsus du vagin.

Or de telles dispositions sont éminemment favorables au développement ou à l'exagération d'une métrite. Il se produit des irritations, fatales mêmes en dehors de tout prolapsus, des excoriations aussi, voire même de véritables ulcérations.

Diagnostic. — La première chose à faire en présence du tableau que nous venons d'esquisser, c'est de pratiquer la palpation bi-manuelle. Elle doit nous permettre, en effet, de constater :

1° Qu'il existe une masse dans le vagin,

2° Que le globe utérin n'est plus dans le petit bassin.

Si maintenant l'utérus est procident à l'extérieur, il ne faut pas croire pour cela que le diagnostic en soit lumineux ; et je n'en veux pour preuve que les difficultés de la distinction avec un polype, soit qu'il s'agisse simplement de savoir s'il s'agit d'un polype ou de l'utérus seuls, soit qu'on cherche à reconnaître ce qui revient aux deux dans les cas où polype et inversion existent simultanément.

Ces difficultés sont réelles parce que l'examen n'est par lui-même pas très aisé, et aussi parce que les *soudures* se produisant parfois soit entre le pédicule et le col qui l'étrangle, soit entre la masse vaginale et les parois du vagin, sont forcément des causes d'erreur.

Voici donc les signes qui permettent de se guider dans le doute et de rechercher si le tissu examiné est utérin ou anormal :

a) Une piqûre d'aiguille provoque de la douleur en tissu utérin ; ce n'est pas le cas pour le tissu fibreux ;

b) Le tissu utérin est moins consistant et sa couleur est moins claire ; le tissu fibreux est au contraire ferme et sa couleur plus atténuée. — D'autre part, comme ces moyens peuvent être malheureusement infidèles, évertuons-nous, par un toucher bien fait :

à chercher le bourrelet cervical à la partie supérieure, enserrée, du pédicule, — l'orifice des trompes, parfois d'ailleurs fort difficile à déceler;

à pratiquer un toucher rectal, qui permettra d'accrocher l'infundibulum, et de sentir aussi, *directement*, le contact d'un instrument introduit dans la vessie.

Pronostic. — Il est grave — toujours ;

Grave quand l'inversion est rapide, et cela par anémie aiguë ou accidents syncopaux,

Grave quand l'inversion est chronique, à cause des hémorragies répétées, des accidents infectieux, ou enfin des interventions qu'il est nécessaire d'entreprendre.

Traitement. — Quand l'inversion s'est produite d'une façon aiguë, il faut pratiquer la réduction immédiate — opération aisée parce que le tissu utérin est malléable. — Mais aussi, précisément à cause de cette malléabilité, faudra-t-il encore, l'intervention une fois faite — maintenir la réduction — et réveiller la contractilité utérine ; or on arrivera à ce résultat par un sérieux tamponnement et l'administration d'ergotine.

Lorsqu'au contraire l'inversion est de date ancienne, l'intervention n'est pas sans présenter de grandes difficultés, et dès lors deux méthodes d'action se présentent au gynécologue :

D'abord la réduction rapide, faite avec le concours de l'anesthésie — sorte de taxis, effectué par l'une des mains, tandis que l'autre appuie au travers de la paroi sur l'infundibulum, ou que deux doigts, introduits dans le rectum, se recourbent en crochet au-dessus du rebord utérin.

Ensuite la méthode de douceur, dans laquelle on agit avec une grande lenteur, soit par pression prolongée d'un pessaire à air, soit par tamponnement, renouvelé tous les deux jours, à la gaze antiseptique ; — et c'est ainsi que le temps de réduction peut être fort long et demander plusieurs semaines.

Il est bien entendu que je ne cite ici que les actes *essentiels* du traitement ; mais on n'oubliera pas d'y ajouter l'action des décongestionnants, je veux dire des injections aussi chaudes que possible, et de l'immobilité dans le décubitus.

Dans le cas d'insuccès, il est nécessaire de recourir à des opérations sanglantes. — Que sont ces opérations ?

Les unes sont simples et incisent verticalement le col jusqu'à l'isthme de manière à supprimer la constriction des fibres circulaires.

Les autres, complexes, pénètrent par le cul-de-sac postérieur de manière à détruire les adhérences pelviennes et infundibulaires, puis incisent sur la paroi postérieure utérine — ce qui facilite une réduction après laquelle il n'y a plus qu'une suture à faire.

Les autres sont radicales puisqu'elles remédient à une irréductibilité absolue par l'hystérectomie.

Enfin si l'on a des raisons de craindre une récidive, il faudra ajouter l'hystéropexie abdominale aux manœuvres de réduction.

FIBROMYOMES DE L'UTÉRUS

DÉFINITION. — Ce sont des tumeurs — qu'on appelle encore corps fibreux ou fibromes — et qui, composées des tissus conjonctif et musculaire, évoquent par leur structure le tissu utérin lui-même.

ETIOLOGIE. — On sait seulement, sur l'étiologie de ces tumeurs :

a Que ce sont les plus fréquentes des néoplasies utérines,

b Qu'elles prennent naissance entre la puberté et la ménopause, et bien plus fréquemment dans la deuxième moitié de la vie génitale,

c Que l'hérédité a certainement un rôle,

d Que toutes les causes pouvant avoir une action d'excitation sur le tissu utérin et y amener un état d'hyperhémie peuvent être mises en avant, soit que ces causes ressortissent à la thérapeutique, soit qu'elles soient purement accidentelles.

ANATOMIE PATHOLOGIQUE. — Le fibrome naît dans le col et dans le corps — mais bien plus souvent dans le corps — et tout spécialement dans la paroi postérieure et dans le fond de celui-ci. —

Il se développe dans l'épaisseur même du parenchyme et s'y accroît ; ou bien, il saille soit à l'extérieur, soit à l'intérieur — en prenant les noms de fibrome interstitiel dans le premier cas — fibrome sous-péritonéal et fibrome sous-muqueux dans les autres cas — ces trois modalités pouvant d'ailleurs se trouver réunies. —

Ces connexions fibromateuses avec l'utérus ne sont pas complètes et intimes ; et cela est dû à ce que la masse est séparée du parenchyme même de l'organe par une mince couche de tissu conjonctif, quelquefois tellement lâche que l'énucléation de ces tumeurs est ordinairement facile, parfois même obtenue par une simple pression et si les noyaux sont de petite dimension. —

L'encapsulement conjonctif n'est d'ailleurs pas toujours total, et souvent il existe entre le fibrome et les parois utérines des liens fibreux assez importants, servant également de soutien à des canaux vasculaires de valeur inégale. — Quelquefois même cette union est encore plus intime puisque par plusieurs points de sa surface, le néoplasme se continue sans ligne de démarcation avec le parenchyme, à ce point qu'il n'y est pas possible de distinguer la démarcation des tissus.

* * *

De ces fibromes, que je viens de situer par rapport aux parois utérines, quelle est la configuration extérieure ?

Ce sont des masses lisses et régulières ou bien mamelonnées et irrégulières dont la couleur est blanc-jaunâtre, — dont le volume est extrêmement variable et peut être très considérable, — dont le nombre enfin est également très divers, de telle sorte que si l'on peut voir une seule tumeur remarquable par son poids de 10, 20, 30 kilos, on peut aussi rencontrer des utérus véritablement *criblés* par nombre de petites boules fibreuses.

Leur consistance dépend essentiellement :

1° De leur structure intime,

2° Des modifications de cette structure,

3° Des dégénérescences qu'elle subit. —

On peut dire pourtant que, d'une façon générale ils constituent des masses solides, dures, tendues, résistantes, mais en même temps élastiques, et à la surface desquelles, — lorsqu'elles sont volumineuses, — on peut voir ramper des vaisseaux importants. —

* * *

Si nous passons maintenant à la configuration intérieure, nous verrons qu'elle est blanc grisâtre et quasi lardacée, dans la majorité des cas ; mais que cependant lorsque le fibrome est riche en fibres musculaires lisses ou en voie de dégénérescence — (en d'autres termes s'il est mou) — il est plus coloré, et même rouge.

La charpente est formée de lignes et de tractus bien visiblès à la coupe et disposés soit d'une façon irrégulière, soit en cercles concentriques, — et dans ce dernier cas, le parenchyme bombe, resserré qu'il est par ces sortes d'anneaux.

Actuellement l'existence d'une vascularisation et d'une innervation profonde n'est plus douteuse ; mais si on n'ignore pas que les fibromes contiennent des artères, des veines et des capillaires, des vaisseaux lymphatiques aussi ainsi qu'un important réseau sous-séreux, on sait également :

a Que la vascularisation est d'autant plus atténuée qu'on s'avance vers les parties centrales ;

b Que le développement vasculaire est d'autant plus

accentué que la tumeur est de date plus récente et qu'elle est moins nettement encapsulée.

*
* *

J'ai dit en commençant que les fibro-myomes sont composés — de là leur nom — d'une part de fibres conjonctives, et d'autre part de fibres musculaires analogues à celles du tissu utérin.

J'ai dit aussi que le rapport des éléments musculaires et conjonctifs n'est pas toujours le même.

Je dis encore que si l'élément conjonctif prédomine, c'est au fibrome véritable qu'on a affaire — à la tumeur dure, solide, résistante et criant sous le couteau ; — tandis que si c'est du côté des éléments musculaires qu'est la prédominance, la tumeur est molle, flasque, pseudo-fluctuante ; c'est le myome proprement dit.

Etudions maintenant la répartition des éléments :

Les éléments musculaires sont musculaires lisses ; ils sont augmentés en nombre, mais il n'y a pas d'hypertrophie ; ils ont donc leurs caractères normaux et l'on y reconnaît leurs grands noyaux et leur protoplasma.

Réunis en faisceaux plus ou moins réguliers et orientés un peu dans tous les sens, on les voit souvent débuter autour d'un vaisseau.

Les éléments conjonctifs sont également assez abondants dans la règle et surtout tassés dans les zones excentriques. — Des fibrilles et des éléments cellulaires les constituent, augmentés dans la dégénérescence fibreuse et dissociés comme les fibres lisses dans l'infiltration œdémateuse.

Tels sont les deux agents essentiels de la structure du fibrome. Mais il est juste d'ajouter que certaines de ces tumeurs contiennent des tubes épithéliaux qui sont vraisemblablement d'origine Wolffienne.

* * *

La structure que nous venons d'esquisser ne garde malheureusement pas toujours cette très grande simplicité — et cela est dû à ce que les fibromes peuvent se modifier, ou se transformer, ou même s'altérer — ce qui change complètement leurs allures. — Nous allons passer en revue ces divers états.

A. Quand il y a dégénérescence œdémateuse, le néoplasme est ramolli parce qu'il est infiltré, non pas en bloc tout d'abord, mais par un envahissement liquide légèrement teinté et visqueux qui, parti de certains points, gagne de proche en proche et dissocie les faisceaux musculaires et conjonctifs, ainsi que je viens de le dire, et sans que l'essentielle structure se trouve modifiée. —

B. La dégénérescence graisseuse paraît s'attaquer au contraire aux éléments eux-mêmes, conjonctifs et musculaires, occasionnant ainsi un ramollissement qu'il faut certainement mettre sur le compte de troubles circulatoires.....

C. Une modification fréquente consiste en l'induration du fibrome. —

Cette induration est produite soit par sclérose fibreuse soit par calcification. — La première de ces modifications est due à la prédominance *active* du tissu fibreux ; la deuxième à une *pétrification* produite dans ce même tissu. —

La première voit sa consistance s'accroître avec la proportion conjonctive, sa blancheur s'accuser, sa densité augmenter, le feutrage de ses fibres se resserrer, ses vaisseaux subir compressions et étranglements, se raréfier aussi ; de telle sorte que, non seulement la masse se peut atrophier, mais encore que des foyers de désintégration s'y produisent.

La deuxième est encore plus dense puisque les fibres qui la constituent sont véritablement incrustées soit dans les portions périphériques des noyaux, soit par une infiltration généralisée de la masse. — Or c'est bien d'une calcification qu'il s'agit ici; et le nom d'*ossification*, jadis employé, doit être absolument rejeté. — Ce sont, en effet, des sels de chaux qui se déposent (carbonate et phosphate), parfois sous forme de véritables *pierres* et de grosses dimensions.

D. Lorsque l'infection atteint le fibrome, soit qu'elle ait pénétré à la faveur d'une intervention chirurgicale, soit qu'elle ait été produite par une exploration septique, soit enfin qu'elle soit due aux défauts de circulation, la gangrène du néoplasme en résulte. — Je n'entreprendrai pas de décrire ici les conséquences redoutables d'une telle évolution ; je dirai seulement qu'elle est le point de départ d'une inflammation et d'une suppuration fréquentes, dont les effets locaux sont aussi graves que le retentissement général est sérieux. —

E. La masse néoplasique peut encore devenir plus ou moins kystique — ou cavitaire. —

Si les cavités produites sont le terme ultime d'une dégénérescence elles se nomment *géodes ;* elles ne sont pas kystiques vraies en ce sens qu'elles n'ont pas de parois propres ; enfin elles se distinguent par leur irrégularité. —

Lorsqu'au contraire les kystes sont intérieurement tapissés d'une membrane endothéliale ou cylindrique, ils sont *vrais* et sont dus : dans le premier cas, à une dilatation vasculaire ou lymphatique, et dans le deuxième cas à des débris du corps de Wolff pour les uns — à des rudiments égarés de glandes muqueuses pour les autres.

F. Peut-on admettre la transformation maligne du fibromyome ?

Oui, parce que le sarcome à évolution rapide est souvent développé sur un néoplasme bénin jusqu'alors — sarcome né aux dépens du tissu conjonctif interstitiel, et même pour certains auteurs, issu des cellules musculaires lisses. — D'autre part, pour si rares que soient les métastases fibromyomateuses, elles ont été signalées. — Enfin il existe fréquemment au sein du néoplasme des éléments épithéliaux d'origine embryonnaire disposés en tubes qui sont les adénomyomes de Recklinghausen et qui sont capables de poussées et d'évolution maligne.

*
* *

Je ne saurais terminer cette étude anatomique sans dire dès maintenant un mot de l'influence du fibrome sur la matrice elle-même — sur son col — et sur les viscères du voisinage.

a) *Sur le corps utérin :* Tout d'abord l'utérus subit une hypertrophie considérable — même lorsque le néoplasme est petit — et cette hypertrophie s'accompagne d'une augmentation de la cavité utérine, d'un développement très accentué du système circulatoire, et même d'une déformation de l'organe.

Elle s'accompagne aussi, nécessairement, d'un déplacement de l'utérus soit que celui-ci s'élève dans le bassin, tiraillant plus ou moins la vessie, soit qu'il soit attiré ou repoussé dans des sens d'ailleurs très divers suivant le point d'origine de la tumeur et le sens dans lequel elle se développe.

D'autre part il existe des lésions fort intéressantes de la muqueuse, qui se résument en *endométrite*, et dont l'intense vascularisation est le détail le plus frappant à l'examen macroscopique.

b) *Sur le col utérin :* — Lorsque les corps fibreux se développent dans le museau de tanche, ils modifient singulièrement la disposition des lèvres. — Ils les allongent ou bien, passant sous la muqueuse, ils se pédiculisent, saillent dans le vagin, et finalement deviennent des polypes.

Lorsque les fibromes se développent au-dessus de l'insertion vaginale, c'est surtout en arrière qu'ils le font ; ils compriment, dès lors, le rectum et le vagin, ils soulèvent le cul-de-sac péritonéal de Douglas, mais ils peuvent aussi dédoubler le ligament large à sa base et se porter latéralement.

D'ailleurs ce ne sont point là les seules lésions capables d'influer sur le col. — Il souffre en effet, ce col, des lésions corporelles ; il est influencé par les déplacements utérins, et lorsque l'utérus s'élève dans le bassin, nous savons qu'il allonge et qu'il amincit la région cervicale.

c) *Sur le voisinage :* — Les corps fibreux ne contractent ordinairement pas d'adhérences avec le voisinage. — Quand elles existent c'est surtout avec l'intestin et l'épiploon qu'elles se font, — adhérences d'une libération délicate, surtout si c'est avec l'intestin qu'elles se sont établies. — D'autre part un fibrome pédiculé peut tomber dans le cul-de-sac de Douglas, s'y enclaver, et s'y fixer.

Quand le fibrome n'adhère pas, il exerce toujours sur le péritoine une irritation qui suffit à provoquer une légère ascite.

Enfin les fibromes *compriment* dès qu'ils présentent un certain volume ! — Ils compriment tous les organes du petit bassin ; ils tordent ou étirent l'urètre ; ils dévient ou entraînent la vessie ; ils ferment plus ou moins complètement la lumière des uretères ; ils aplatissent le calibre du rectum; ils réduisent enfin la circulation des gros vaisseaux et particulièrement des vaisseaux veineux.

Symptomatologie. — Nous avons vu en étudiant l'accroissement des fibromes, qu'ils se développent soit en dehors de l'utérus, soit au contraire, du côté de sa cavité. — Or il est tout naturel de penser que la symptomatologie doit forcément se ressentir de ces évolutions opposées, et que lorsque le fibrome devient *sous-péritonéal* il s'accuse par des signes fonctionnels qui ne ressemblent pas à ceux qui accompagnent le développement *sous-muqueux*.

Voyons d'abord les fibromes sous-péritonéaux ! — S'ils sont très petits, ils peuvent ne point se révéler et rester absolument silencieux. — S'ils sont de moyen volume, ils se révéleront par des phénomènes de compression pelvienne et donneront naissance à des troubles urinaires, fécaux, vasculaires et nerveux, tellement intenses parfois qu'ils peuvent se conclure :

Soit par des accidents urémiques,

Soit par des accidents d'obstruction intestinale,

Soit par la production d'hémorroïdes, de varices, de phlébite même et de gonflements œdémateux,

Soit encore par des réactions nerveuses dont les douleurs localisées, les irradiations à distance et les névralgies véritables sont les plus fréquentes manifestations, — tous phénomènes particulièrement exacerbés au moment de la congestion menstruelle, mais pouvant aussi devenir incessants.

Lorsque le fibrome est de volume plus considérable, s'il a dû, pour se loger, *s'élever* dans l'abdomen et quitter la cavité pelvienne, ce n'est plus alors sur les organes du petit bassin qu'il appuiera, mais sur les viscères abdominaux. — Il ne réagira plus par des pressions énergiques comme lorsqu'il était encerclé de parois inextensibles, mais il irritera les viscères, il provoquera des névralgies lombaires et lombo-abdominales, des irradiations par pression des plexus ; et agissant par son seul poids, il sera cause de tiraillements douloureux engendrant également des sensations très accusées de pesanteur et de gêne.

S'il irrite le péritoine — et par conséquent, s'il est pédiculé surtout — il produira de l'ascite ; s'il comprime suffisamment les gros vaisseaux, il provoquera de l'œdème et de l'ascite encore ; — s'il aplatit les uretères et oblitère le libre passage des urines, les conséquences en seront — nous le savons — des plus graves.

Il y aurait enfin, pour Gusserow, une variété essentiellement douloureuse ressortissant à la distension sanguine d'un système vasculaire particulièrement développé.

PASSONS MAINTENANT AUX FIBROMES SOUS-MUQUEUX ! Ce qui caractérise la symptomatologie de ces productions, c'est leur voisinage de la muqueuse et les réactions irritatives qui en résultent fatalement ; — c'est dire qu'il existe des écoulements leucorrhéiques et hémorragiques.

Les écoulements leucorrhéiques sont, on peut l'affirmer, une règle absolue.

Ils sont très abondants, et si la tumeur est saillante, si elle devenue polypeuse, ils peuvent atteindre de très grandes proportions et constituer de véritables *perles séreuses* — une véritable hydrorrhée, se montrant aussi bien la nuit que durant le jour — et aussi bien dans le repos que par l'exercice de la marche.

Les hémorragies ont — cela va de soi — une bien plus grosse importance ; — et de même que la leucorrhée, elles sont d'autant plus accusées que le néoplasme avoisine davantage l'endomètre. —

Elles débutent par la prolongation des règles, ou par leur abondance, ou même par les deux.

Plus tard, elles s'individualisent et apparaissent dans les intervalles même des menstrues ; et, comme cela n'empêche généralement pas celles-ci de se trouver accrues, il en résulte fatalement un état profond d'anémie. —

Je viens de dire que les pertes sanguines se caractérisaient d'habitude, et tout d'abord, par une recrudescence menstruelle. — Or ce n'est pas seulement sur l'écoulement menstruel lui-même que porte cette recrudescence ; c'est encore sur les symptômes qui accompagnent normalement son apparition.

Et c'est ainsi qu'avant les règles les symptômes qu'on appelle prémonitoires, sont plus accusés, que l'abdomen augmente de volume, que la femme se sent ballonnée, et que le développement du ventre gêne la respiration et la marche, et rend difficile le port du corset.

C'est ainsi encore, qu'une fois les règles passées, le bien être est plus considérable que de coutume, et qu'il donne même alors d'autant plus l'illusion de l'état de santé, que la malade avait été impressionnée par la vue du sang et des caillots, — des coliques aussi, voire même des douleurs accompagnant les hémorragies.

Signes physiques. — Les signes physiques sont fournis par l'examen bimanuel et par le cathétérisme.

Si le fibrome est élevé, nous constatons, lorsque nous voulons pratiquer le toucher, qu'il y a difficulté plus ou moins grande à atteindre le col ;

Si au contraire il s'agit d'un fibrome accessible, le col nous apparaîtra anormal, dévié, déplacé latéralement, bosselé, induré, augmenté de volume, entouré de culs-de-sac plus ou moins effacés ; mais comme d'autre part ces renseignements ne sont pas suffisamment précis, il faudra nous aider du concours de la main abdominale;

et dès lors nous pourrons apprécier et délimiter nettement la forme et le volume du fibrome, et éprouver surtout sa consistance — quasi caractéristique après tout — car s'il est vrai qu'il existe des variations dans cette consistance, elle est, normalement, résistante et d'une dureté toute particulière.

Un symptôme, capital, lui aussi, est révélé par le cathétérisme utérin, je veux parler de l'agrandissement de la cavité — agrandissement tel qu'il peut atteindre 10, 12, et même 20 centimètres — agrandissement constant, qu'il s'agisse de petits fibromes, ou de noyaux de grandes dimensions.

Ce cathétérisme doit être pratiqué avec les plus grandes précautions afin que l'utérus ne soit pas infecté, et avec la plus grande douceur afin que les parois n'en soient pas perforées. — Et d'ailleurs on peut très bien, dans cette crainte, substituer au cathéter métallique, une bougie en gomme souple conduite avec ménagements, et par conséquent incapable d'offenser les parois utérines.

Il faut savoir enfin que le cathétérisme peut être impossible par suite de l'obstruction cavitaire par la masse néoplasique elle-même.

Marche. — Il arrive que longtemps avant l'apparition du fibrome il se produise quelques symptômes — d'ailleurs plus ou moins caractérisés, et qui relèvent des modifications en train de se produire au sein du parenchyme utérin, ou qui sont dues, si l'on préfère, au travail intime de la genèse et de l'éclosion fibromateuses.

Ces symptômes consistent tout spécialement en l'exaltation de la sensibilité régionale, — c'est-à-dire en la plus grande susceptibilité utérine au moment des périodes menstruelles — en la plus grande abondance des pertes — en une lourdeur et une pesanteur abdominale plus vivement senties.

Ceci étant établi, l'évolution de la fibromatose est-elle régulièrement progressive ? — On peut dire nettement que non — et les modifications qu'elle subit dans son évolution relèvent de plusieurs causes, dont la première — la menstruation, est déjà connue de nous.

Ces causes donc, sont : la menstruation — la puerpéralité — la ménopause — la septicémie — et un agent inconnu.

a) Nous avons déjà la preuve de l'influence menstruelle dans l'accroissement des pertes de chaque mois et par les phénomènes qui dépendent d'une augmentation de volume du néoplasme — phénomènes de compression, dont les vives douleurs, surtout sciatiques, attirent particulièrement l'attention. —

b) De la gestation l'influence n'est pas moins certaine ; car pendant cette période les néoplasmes s'accroissent de même que l'utérus. — Comme lui encore, ils sont en état d'involution après la grossesse ; si bien même que parfois ils deviennent alors plus petits qu'ils n'étaient auparavant.

Il résulte de cette augmentation puerpérale des phénomènes de compression des plus sérieux. Il en résulte surtout l'avortement ; parfois aussi des hémorragies de la plus haute gravité ; et si d'autre part la grossesse évolue jusqu'au bout, c'est l'accouchement lui-même qui se trouvera sérieusement menacé.

c) On a dit que la ménopause pouvait amener à sa suite la résorption du fibrome. Cela est vrai dans une certaine mesure et il est bien évident qu'à cette époque il se produit une tendance naturelle à l'atrophie. Le fait est même d'autant plus saisissant que le silence presque absolu des troubles fonctionnels succède à une période plus ou moins caractérisée par l'accroissement dans la compression et par l'hémorragie. — Ceci ne veut pas dire que la tumeur ait disparu. — Ceci veut dire qu'elle est diminuée dans son volume et dans son action et que somme toute, elle ne gêne plus.

Et pourtant, cette influence ménopausique qui semble si apparente et qui jadis était regardée comme constante, est singulièrement battue en brêche de nos jours ; et sous forme d'accusations portées contre elles, on a dit :

Que parfois à cette période la tumeur subissait un coup de fouet,

Qu'il y avait augmentation de son volume,

Que des pertes abondantes se produisaient,

Qu'il y avait aggravation dans les douleurs,

Que l'état général pouvait s'altérer..... et cela même jusqu'à la mort.

Où se trouve la vérité, au milieu de ces divergences ? — Je n'entrerai pas dans de grands développements pour l'établir. Je dois dire seulement deux choses :

1° Que dans un certain nombre — réel — de cas, l'influence sédative de la ménopause manque à n'en pas douter.

2° Que s'il est vrai que parfois les aggravations ci-dessus citées se produisent — ce n'est point à la ménopause qu'elles doivent être rapportées, mais bien à une transformation maligne.

d) La septicémie peut amener la mortification du fibrome et son expulsion spontanée après inflammation de l'atmosphère celluleuse de la tumeur ; mais il se peut faire aussi que la gangrène ne les atteigne que partiellement, et qu'ils se désagrègent par éliminations fragmentaires ; et je n'ai pas besoin, je crois, d'insister sur la gravité d'une pareille évolution — gravité locale par l' « irritation » qu'elle détermine, par les sécrétions séro-purulentes et hémorragiques..... gravité générale par les complications septiques et les altérations de la santé.

Il faut d'ailleurs savoir également que l'élimination du fibrome peut être infiniment moins bruyante — et par exemple lorsqu'il s'agit de l'*accouchement* d'un polype dont le pédicule a été rompu. — Que si la tumeur détachée appartient à la variété sous-séreuse, l'évolution consécutive sera toute différente et consistera soit en une migration *exceptionnelle* à l'extérieur de la cavité péritonéale et au travers des parois abdominales, ou dans le vagin, le rectum, ou la vessie — soit en le séjour définitif dans le péritoine, sur un point duquel elle ira se fixer et contracter des adhérences qui la maintiendront *greffée.*

e) Il est des tumeurs dont la marche est extrêmement rapide, « galopante » a-t-on dit; et qui dès lors acquièrent des dimensions considérables. — Or la mort peut être la conséquence d'un tel développement et dans ce cas s'il faut invoquer pour l'expliquer la dénutrition totale qui résulte de l'énorme accroissement de la masse, il n'est pas moins certain que cette dénutrition est très augmentée par les hémorragies concomitantes.

Complications. — La première et la plus importante de toutes les complications, c'est l'abondance hémorragique — soit que cette abondance ait été brusque, soit qu'elle ait été longuement persistante. — On doit pourtant avouer que les cas mortels par hémorragie sont absolument exceptionnels encore qu'ils existent ; et que le plus souvent, lorsque cette complication amène une issue fatale, ce n'est point d'une façon directe, mais par le très grand affaiblissement d'une longue anémie.

Après l'hémorragie, je dois citer l'exagération des phénomènes de compression. Or, s'il s'agit de pression intestinale, on devra redouter les accident aigus ou chroniques d'obstruction intestinale ou simplement encore les suites de la constipation opiniâtre et de l'empoisonnement stercoral ;

S'il s'agit de pression sur les voies urinaires, il pourra s'ensuivre de la dysurie, de la rétention d'urine, de la cystalgie, de la cystite parfois, voire même des troubles rénaux plus ou moins graves et l'urémie avec toutes ses suites, c'est-à-dire avec les conséquences redoutables d'une insuffisante émonction.

S'il s'agit de compression vasculaire, toute une gamme peut exister, depuis l'œdème des membres inférieurs, les varices et les dilatations hémorroïdales, jusqu'aux thromboses veineuses, jusqu'à la phlegmatia alba dolens, et — comme conséquence lointaine — jusqu'aux réactions cardiaques, surtout lorsque le cœur est déjà chancelant.

S'il s'agit de compression nerveuse, je rappellerai les névralgies et tout spécialement la névralgie sciatique.

*
* *

Nous avons vu l'hémorragie et les phénomènes de compression, passons maintenant à l'étude des réactions inflammatoires.

Or celles-ci se réduisent — dans un premier degré — à la simple irritation de la séreuse péritonéale, qui provoque un épanchement ascitique dont j'ai déjà dit quelques mots, mais dont je n'avais pas dit qu'il paraît se reproduire rapidement après évacuation.

Elle se réduisent aussi parfois à la simple phlegmasie qui accompagne la production des exsudats — phlegmasie pouvant être à peine aperçue, mais aussi génératrice d'adhérences qui reliant le fibrome à la paroi abdominale, à l'intestin ou à l'épiploon, se révèlent par des tiraillements et des douleurs.

Dans un degré inflammatoire plus élevé, c'est la péritonite que nous rencontrons, complication assez fréquente, et se manifestant sous forme d'infection aiguë parce qu'elle succède à la rupture d'une poche ou à l'ouverture d'un foyer gangrené.

. Viennent ensuite les complications septiques qui accompagnent les écoulements fétides indices de sphacèle ; qui atteignent la santé générale et qui amaigrissent et cachectisent les malades.

Les fibromes enfin sont eux-mêmes une complication sérieuse de l'état puerpéral, et d'abord ils sont une cause fréquente de stérilité.

Pendant la grossesse, la gêne permanente qu'ils apportent peut en interrompre le cours.

Au moment de l'accouchement, ils peuvent être cause de dystocie. —

Au moment de la délivrance enfin leur tendance hémorragipare peut encore s'exagérer.

PATHOGÉNIE. — Que savons-nous sur l'origine même du développement des fibromes ?

La seule réponse que je crois pouvoir être faite actuellement à cette question — c'est que : sous une influence mal connue (influence congestive peut-être, mais bien plus justement nommée : influence infection) — il se fait une évolution anormale du développement vasculaire, et que dans l'épaisseur de la tunique externe des vaisseaux capillaires il se fait une éclosion de cellules embryonnaires qui vont se multipliant et qui engendrent, par leur accroissement, des zones musculaires lisses assez régulièrement disposées autour des vaisseaux — ; de telle sorte que, à mesure que se développe une nouvelle couche, elle refoule excentriquement les couches antérieurement formées.

On peut remarquer, à l'appui de cette opinion, qu'il est très commun de rencontrer un capillaire au centre même d'une formation jeune fibromyomateuse, mais est-elle démontrée la genèse néoplasique dans les éléments musculaires du vaisseau ?

— Quoi qu'il en soit, c'est ultérieurement que le tissu conjonctif fait son apparition — se montrant lorsque les zones musculaires les plus excentriques disparaissent petit à petit par insuffisante nutrition, et sont dès lors remplacées par les faisceaux qui le constituent.

Diagnostic. — Ou bien le fibrome n'est pas directement perceptible ; ou bien il se présente sous l'aspect d'une véritable tumeur.

A) Lorsque le fibrome n'est pas directement perceptible, nous n'avons pour nous guider que les signes *rationnels*, dont les plus importants sont :

L'existence des métrorragies,

L'âge de la femme,

L'augmentation du volume de l'utérus,

L'agrandissement de la cavité utérine.

C'est, en effet, grâce à ces signes, que nous ne confondrons pas cette variété :

1° Avec une grossesse — qui, elle, s'accompagne de suppression menstruelle, et d'une série de phénomènes réflexes qui n'ont du reste une véritable valeur que par leur ensemble le plus complet. — Et puis, ne savons-nous pas, que pour que soient levés tous les doutes, il faut attendre l'apparition des signes dits de certitude ?

2° Avec un cancer utérin — pour lequel on sera déjà mis sur la voie par la nature des écoulements vaginaux — par l'odeur spéciale de la malade — par l'altération des traits — par l'âge — par les résultats de l'examen direct enfin.

3o Avec une lésion annexielle — car alors les commémoratifs ne sont plus les mêmes ; l'évolution est beaucoup plus aiguë ; il y a sensibilité ou douleur dans les culs-de-sac, et la palpation des fosses iliaques est également douloureuse.

B) Lorsque le fibrome est perceptible, le doigt vaginal et la main abdominale pourront le sentir, le délimiter, et apprécier ses connexions. C'est ainsi que s'il s'est développé du côté du vagin, l'index aura tantôt la sensation d'une infiltration plus ou moins dure dans l'épaisseur d'une des lèvres du museau de tanche, — tantôt celle d'une tumeur plus ou moins procidente au dehors de l'orifice du col, — tantôt celle d'une masse plus ou moins ramollie ou sphacélée.

Malheureusement, on pourrait parfois confondre le premier cas avec une infiltration maligne. Il est vrai que nous avons ici pour nous guider, et l'âge, et les pertes très particulières que nous connaissons, et aussi ce fait que la sensation de dureté n'est pas la même — lisse et élastique dans le fibrome. — Il est vrai aussi que dans le fibrome les parties voisines sont saines et que la lèvre opposée n'est qu'amincie et plus ou moins effacée.

Le deuxième cas — celui d'une tumeur procidente — sera corroboré lorsqu'on sentira le bourrelet cervical autour du pédicule ; mais il faudra se rappeler qu'on trouve la même disposition dans l'inversion utérine, que par suite, on devra connaître les caractères déjà énumérés de la masse charnue prolabée, rechercher par l'hypogastre l'existence du fond de l'utérus, et avoir présent à l'esprit qu'il est des productions à apparitions intermittentes.

Dans le troisième cas, le cas de sphacèle, le diagnostic peut être, on le comprendra, d'une extrême difficulté par suite de la fétidité des écoulements, des débris sanieux, et des altérations générales. Mais les difficultés ne sont pas insurmontables, puisque nous avons le secours de l'examen histologique.

Si la tumeur prédomine dans le sens abdominal elle est beaucoup moins accessible à nos moyens de diagnostic lorsqu'elle est encore pelvienne que lorsqu'elle est devenue franchement péritonéale.

Dans le cas de masse pelvienne, il faudra s'attacher à démontrer que ce n'est pas une ovaro-salpingite, un petit kyste ovarique, un kyste para-ovarien, une hématocèle péri-utérine, ou une rétroflexion utérine.

Or les salpingites se reconnaissent par leur bilatéralité, par leur consistance et la difficulté de leur limitation, par la douleur enfin et l'état général.

Les tumeurs liquides présentent plus de régularité, moins de rénitence et parfois de la fluctuation. De plus elles se sont plus rapidement développées ; mais il est bien certain qu'il est des myomes mous pouvant en imposer, et comme la fluctuation est quelquefois difficile à sentir, force est de recourir à l'examen sous l'anesthésie.

L'hématocèle péri-utérine a pour elle son bruyant mode de début, ses relations avec les époques menstruelles, ses causes immédiates, et son origine puerpérale.

Et quant à la rétroflexion utérine, elle est souvent douloureuse, mais surtout elle présente en arrière de l'utérus une masse de consistance « utérine », participant des mouvements du col, alors que la main abdominale ne trouve pas le fond de l'utérus en position normale.

Dans le cas où la masse fibromateuse a franchement évolué vers l'abdomen, deux confusions sont à éviter — celle avec la grossesse d'abord ; ensuite celle avec les grands kystes de l'ovaire.

Au point de vue grossesse, il peut y avoir de sérieuses difficultés, et dès lors la seule chose à faire c'est d'attendre les signes certains de cet état et surtout de ne point pratiquer sur l'utérus, des explorations capables de nuire à la puerpéralité.

Pour les kystes, la confusion est excessivement fréquente, parce que les signes classiques n'ont pas toujours la netteté désirable. — Cependant l'état général est plus intéressé dans le kyste que dans le fibrome ; les mouvements transmis à l'utérus ne se communiquent pas à la masse kystique ; la fluctuation est moins obscure que la pseudo-fluctuation des fibromes ; et d'autre part le fibrome a pour lui ses hémorragies et l'augmentation de la cavité utérine.....

Pronostic. — Il faut faire les réserves les plus extrêmes sur l'avenir des femmes porteuses de fibromes utérins.

Nous savons, en effet, que l'influence heureuse de la ménopause est loin d'être aussi marquée qu'on l'a cru tout d'abord ;

Nous savons que certaines tumeurs affectent la marche rapide des affections malignes ;

Nous savons enfin que les fibromes peuvent se transformer en fibro-sarcomes, d'où résulte une diminution de bénignité, ou bien plus justement : une malignité véritable.

Et quant au fibrome « classique », s'il est vrai qu'histologiquement parlant, la tumeur soit de nature bénigne, il n'en est pas moins vrai que nombre de ses effets sont absolument redoutables : tels les phénomènes de compression qu'elle détermine lorsqu'augmentent ses dimensions — telles certaines de ses migrations — telles les hémorragies longues, abondantes, répétées — tels le sphacèle et la mortification — telles encore les entraves apportées à la vie sexuelle de la femme — telle enfin la stérilité.

Traitement. — Il n'y a qu'un traitement des corps fibreux, c'est le traitement radical — l'ablation du néoplasme; mais par où aborder la tumeur pour l'enlever ? — Cette question n'est pas indifférente quand on sait que le fibrome, cessant d'être interstitiel, évolue soit vers les cavités utérine et vaginale, soit vers la cavité péritonéale.

Sachons donc qu'il existe deux voies permettant l'abord du fibrome, la voie vaginale et la voie abdominale, — et que par ces deux voies trois sortes d'interventions peuvent être pratiquées qui sont :

La résection,

L'énucléation,

L'hystérectomie.

Voie vaginale. — *Résection.* — La résection faite par le vagin a pour but l'ablation des polypes.

C'est une intervention d'une extrême simplicité lorsque la tumeur est munie d'un pédicule grèle, car il suffit de tordre ce pédicule pour détacher le polype. — Si, par contre, ce pédicule est volumineux, c'est aux ciseaux qu'il faudra le sectionner ; mais pour cela il faut avoir du jour ; et voilà pourquoi, avant de pratiquer cette section, il sera de toute nécessité d'abaisser la matrice et surtout de pratiquer sur le polype une lente traction — d'autant plus nécessaire que si l'on redoutait une hémorragie, rien ne serait plus simple que d'appliquer d'abord une pince à demeure au-dessous du point de section.

Quand le fibrome est encore intra-utérin, il faut pratiquer un débridement cervical afin de le voir d'abord, de le saisir ensuite et pour en faire l'extirpation.

Que si enfin la tumeur est d'un tel volume qu'on ne puisse ni l'explorer sur sa périphérie, ni obtenir le libre jeu des instruments, ni encore l'extraire facilement, force sera de l'évider ou de la morceler.

Enucléation. — Dans ce cas, il s'agit de décortiquer une production encapsulée, et se donner du jour est le premier temps opératoire. — Or on y arrivera par la dilatation du trajet cervical, par l'abaissement utérin, et même, s'il le faut, par débridement des lèvres du museau de tanche. —

Dès lors il s'agira d'inciser sur la capsule du noyau préalablement saisi par une pince fixatrice, et de pratiquer une décortication qui ne va souvent pas sans morcellement si la masse est de dimensions considérables.

L'ablation une fois effectuée, il demeure une poche qui est de dimensions variables, mais qui présente le tort de persister après l'énucléation du fibrome, de se trouver en communication directe avec la cavité utérine, de présenter enfin des points saignants. — On irriguera donc, avec de l'eau à une haute température, — malgré tout, il faudra « forcipresser » certains points et toujours le tamponnement à la gaze sera nécessaire.

Hystérectomie. — Lorsqu'on se trouve en présence d'une tumeur ayant acquis très vite un développement considérable, d'une tumeur s'accompagnant de très sérieuses hémorragies et de pertes rebelles aux traitements palliatifs ; lorsqu'on a affaire à un fibrome ancien mais réveillé en quelque sorte de sa torpeur, par un accroissement de volume, une altération de la santé, des douleurs....., lorsqu'enfin les traitements entrepris n'ont pas donné les résultats espérés, il est nécessaire de recourir à l'extirpation radicale.

Or si cette extirpation après avoir été pratiquée au choix par la voie vaginale, s'est vu en fin de compte préférer l'hystérectomie abdominale, elle ne doit cependant pas être abandonnée, et des cas persistent dans lesquels elle trouve ses indications. — Nous allons donc en dire un mot :

Abaissement par traction sur le col — incision des insertions vaginales — isolement de la région cervicale — abaissement utérin après ouverture des culs-de-sac, antérieur et postérieur — pincement des ligaments larges — section de ces ligaments, — tels sont schématiquement exposés les divers temps de cette intervention — qui peut être simple, si je puis dire, mais qui peut aussi, on le comprend, exiger le morcellement ; et dans laquelle l'opérateur doit s'attacher à une soigneuse hémostase.

VOIE ABDOMINALE. — *Résection.* — Quand la résection est pratiquée par la voie abdominale, c'est aux fibromes sous-séreux qu'elle s'adresse. — Elle consiste à reconnaître, après laparotomie la production pédiculée, à placer une ligature sur son point d'attache et à couper au-dessus de cette ligature. — Mais on peut s'y prendre autrement et s'attaquer à la base même de l'implantation en la circonscrivant par une incision dont les bords sont ensuite rapprochés par un point de suture.

Enucléation. — L'énucléation consiste en l'ablation des noyaux fibreux, bien précisés et délimités par la vue et les doigts après extériorisation plus ou moins complète de l'utérus. — Mais pour faire cette ablation : ou bien chacune des capsules sera séparément incisée, ou bien c'est par une incision médiane que l'on tentera l'énucléation. —

Celle-ci étant terminée, il s'agira : 1° de faire l'hémostase, 2° de suturer la cavité qui résulte de l'énucléation, 3° de fermer l'utérus si par hasard il a été perforé. —

Cette intervention qui vise à restreindre le domaine de l'hystérectomie abdominale; qui par suite convient aux femmes encore jeunes, et qui de plus, est facile, a contre elle : 1° la possibilité d'une repullulation fibreuse, 2° les difficultés inhérentes à la multiplicité des noyaux, 3° le fait qu'un utérus ainsi traité, ne saurait être, après tout, considéré comme un organe normal.

Hystérectomie. — Laparotomie. — Préhension du fond de l'utérus avec une pince. — Incision transversale du péritoine sur l'utérus de façon à décoller et refouler progressivement la vessie : *c'est ainsi que l'utérus se trouve libéré en avant.* —

Section à droite et à gauche des ligaments larges et entre deux pinces — pincement de l'artère utérine : *c'est ainsi que l'utérus se trouve libéré latéralement.* —

Il n'y a plus — puisque l'organe est naturellement libéré en arrière — qu'à sectionner les attaches vaginales — pour que l'extirpation totale soit effectuée.

*
* *

J'ai prononcé le mot : *totale ;* c'est qu'en effet, à côté de cette intervention, une autre dite *subtotale*, a peu à peu marqué sa place, à tel point qu'elle est actuellement pratiquée par la majorité des interventionnistes français — et consiste, non plus en l'ablation complète de l'utérus, mais en la section du col au ras du plancher pelvien, de telle sorte qu'ainsi la cavité vaginale n'est nullement intéressée. — Cette opération est considérée comme plus facile, plus simple, plus rapide, et plus bénigne que la *totale*, bien que Richelot ait fait remarquer que le moignon cervical restant pouvait être un lieu de récidive fibromateuse, et un point de départ d'évolution maligne.

Je ne puis, non plus, passer sous silence le procédé américain qui consiste, en ses grandes lignes, à sectionner de haut en bas le ligament large du côté gauche — à lier l'artère utérine comme on avait d'abord lié les vaisseaux utéro-ovariens et du ligament rond — à désinsérer le col — à lier l'utérine droite, à décoller le ligament large de bas en haut — à étreindre enfin les vaisseaux utéro-ovariens.

* * *

Ainsi que je l'ai exprimé en commençant ce paragraphe les diverses interventions que je viens d'exposer ont pour but la suppression du fibrome — et ce sont donc des opérations radicales. — Mais il se peut faire d'une part qu'une opération de cette nature ne soit pas possible, et que malgré cette impossibilité d'ablation on se trouve en présence de symptômes, tels qu'hémorragies, douleurs, ou affaiblissement général demandant impérieusement à être combattus. — Agir ainsi, c'est agir *palliativement ;* et c'est ce que nous allons faire dès maintenant.

Voyons d'abord le traitement des hémorragies !

Le traitement des hémorragies comprend avant tout, le repos, car l'influence de ce moyen est de tout premier ordre.

Ce repos sera absolu au moment des périodes menstruelles; je veux dire qu'il consistera en séjour au lit, non seulement parfois, dans le simple décubitus, mais encore dans le décubitus avec légère surélévation du bassin.

D'autre part, dans les périodes intercalaires, la femme pourra ne point observer une pareille rigueur ; et d'ailleurs c'est encore observer le repos que supprimer toute fatigue générale, toute station debout prolongée, et toute marche, et de s'abstenir d'actions toutes locales, telles que les efforts plus ou moins violents, les excitations sexuelles, et le coït.

Ces précautions minutieuses ne sont malheureusement pas toujours suffisantes ; et il est habituellement nécessaire de leur adjoindre des médications hémostatiques — telle la médication par l'ergotine et par l'hydrastis canadensis, et les injections à une haute température — lentement administrées, — en abondance, et souvent répétées. —

L'électrolyse a été également préconisée ; non pas pour toutes les tumeurs ; non pas seulement pour les tumeurs para-ménopausiques, ou pour celles qui sont petites et interstitielles, mais aussi dans les cas d'hémorragie — électrolyse par les courants continus et à l'aide de deux électrodes dont l'une est génitale, et l'autre, abdominale — électrolyse contre-indiquée chez les cardiaques, les rénales, les salpingiennes, et sur les fibromes à évolution rapide. —

La dilatation utérine peut donner de beaux résultats dans certaines hémorragies ; et si le curetage peut être également indiqué dans ces cas, il est sans action sur le néoplasme lui-même.

D'autre part si la section bilatérale du col peut être considérée comme une intervention « anti-hémorragique » c'est parce qu'elle s'accompagne de ligatures sur les branches de l'artère utérine.

*
* *

Les douleurs sont combattues par les médicaments sédatifs ; mais il est bien certain que les médications anti-congestives, et surtout le repos, sont les meilleurs de leurs agents de traitement.

Nous savons que souvent elles sont dues pour une part à un rétrécissement cervical ; c'est dire que, en même temps qu'elle combattra les hémorragies, la dilatation sera souveraine dans la sédation de ces douleurs.

*
* *

Le fait que la ménopause est capable d'amener du calme dans l'évolution de la fibromatose, a suggéré l'idée *de provoquer*, d' « avancer » cette ménopause, et partant, de supprimer artificiellement des fonctions qui s'éteignent naturellement à cette période de la vie — en un mot : de pratiquer la castration. — Mais cette castration qui a été longtemps regardée comme capable d'effets constants, est aujourd'hui de plus en plus abandonnée et demeure seulement comme une méthode exceptionnelle et lorsque les femmes ne pourraient survivre à une intervention radicale.

*
* *

Pour agir sur la tumeur elle-même, sur son évolution, sur sa vitalité, sur les poussées congestives, les eaux minérales chlorurées sodiques sont parfaitement indiquées, et les bons effets de Salins du Jura ou de Salies de Béarn ne sont plus à citer, non plus que ceux de Dax et de Biarritz.

POLYPES UTÉRINS

DÉFINITION. — On doit entendre sous le nom de polypes utérins des productions anormales — développées tout d'abord dans la cavité de la matrice — et rattachées à ses parois par un pédicule ou partie rétrécie.

ANATOMIE PATHOLOGIQUE. — Ces polypes sont :

OU BIEN FIBREUX, c'est-à-dire constitués par le tissu même de l'utérus,

OU BIEN MUQUEUX, c'est-à-dire développés aux dépens des éléments de la seule muqueuse.

A. Très souvent uniques, les polypes fibreux peuvent pourtant être multiples. — Habituellement ils naissent du corps même de l'utérus et surtout du fond de sa cavité; mais le col peut aussi leur donner naissance.

Leur aspect est variable, bien qu'ils tendent généralement à la forme arrondie ou ovalaire ou piriforme, et que leur pédicule soit plus ou moins étiré. — Ils vont même parfois jusqu'à un véritable « effilement » par pression qu'exercent sur eux les parois utérines.

Malgré un volume considérable ils peuvent demeurer intra-utérins ; mais il arrive aussi qu'au bout d'un temps variable, ils descendent et deviennent petit à petit intra-vaginaux ; et cela : le plus souvent après une série d'intermittences, dans lesquelles le polype apparaît d'abord, puis se retire, pour devenir un beau jour définitivement vaginal.

Que si la descente du néoplasme est très lente, un étranglement peut se produire sur le corps non encore complètement passé, — par constriction des lèvres cervicales, — étranglement qu'il faut bien se garder de prendre pour le pédicule même de la tumeur.

Nous savons que la structure du polype comprend des éléments conjonctifs et des fibres musculaires lisses formant une masse recouverte elle-même par la muqueuse utérine. — Ajoutons que cette muqueuse est quelquefois altérée surtout si le polype est gros, et s'il est devenu vaginal. — Elle s'amincit en effet, elle s'atrophie ; son épithélium cylindrique s'aplatit et finit par desquamer ; elle s'ulcère ; — et si d'autre part, la muqueuse pariétale vient à subir des modifications du même ordre, l'union des deux muqueuses pourra en résulter, et par conséquent une adhérence très préjudiciable au cas d'intervention opératoire. — Je vais plus loin et je dis que cette adhérence peut se faire parfois entre le pédicule étranglé et les lèvres mêmes du col utérin ; et dès lors, est-il besoin d'insister sur les difficultés diagnostiques d'une telle disposition ?

Ce pédicule est constitué, lui, par un repli de la muqueuse,par des éléments musculaires, et par des vaisseaux les uns veineux, les autres artériels, — à parois épaisses et douées de rétractilité.

B. Passons à la variété muqueuse ! — Ici les polypes ne dépassent pas le volume d'une amande, mais le pédicule peut acquérir une grande longueur.

Ils peuvent siéger dans le corps, mais ils sont beaucoup plus fréquents dans le col ; et, contrairement à celle des polypes fibreux, leur consistance est molle et dépressible, surtout lorsque le développement vasculaire y est très accentué. —

Leur structure présente les lésions de l'endométrite, car en somme on trouve ces polypes au cours de certains développements métritiques. — Elle comprend donc du tissu conjonctif plus ou moins riche en éléments cellulaires, des glandes hypertrophiées, des glandes de nouvelle formation revêtues d'un épithélium cylindrique souvent vibratile, ou caliciforme.

Dans certains cas, les glandes sont devenues kystiques, et l'on y voit à la coupe une cavité régulière contenant un liquide clair et visqueux, incolore ou légèrement jaunâtre.

Les vaisseaux sont variables, ordinairement en proportion inverse des glandes. — Parfois ils sont développés à tel point qu'on se croirait en présence d'un angiome.

* * *

Je ne veux point terminer ce paragraphe anatomique sans dire qu'il existe encore des polypes papillaires — *véritables papillomes du col* — et constitués par conséquent, par une hypertrophie papillaire dont la masse peut atteindre jusqu'au volume d'une amande.

Etiologie. — Les polypes fibreux reconnaissent dans leur développement l'étiologie même des fibromes. — Quant à la variété muqueuse, elle relève d'un état inflammatoire de l'endomètre, quelle que soit d'ailleurs la cause de cette phlegmasie.

Symptomatologie. — Nous n'avons pas à reprendre ici la symptomatologie, déjà faite, de la fibromatose, —

puisque nous devons seulement traiter de la forme « polype », c'est-à-dire de la production qui :

1° Est munie d'un pédicule plus ou moins long,

2° Jouit d'une mobilité plus ou moins considérable. — Or il y a là une allure bien particulière et que caractérisent :

a) Des symptômes subjectifs,

b) Des symptômes donnés par la vue et par le toucher.

Si le polype reste cantonné dans la première phase de son évolution, s'il reste dans la cavité utérine, il se contente de la déformer ; il peut même en arriver à la distendre énormément ; mais nous savons déjà qu'il n'est point nécessaire pour cela que le volume du polype soit considérable, et il est même curieux de voir combien grande peut être l'hypertrophie utérine amenée par une petite tumeur.

Que si, au contraire, au cours de ce développement, l'utérus devient intolérant et se contracte, il en arrivera à « accoucher » du polype qui, s'engageant très lentement et petit à petit à travers l'orifice cervical, finira par devenir vaginal.

Nous savons encore que ce travail de progression se fait parfois d'une façon intermittente, et que, dans ces cas, c'est au moment des périodes menstruelles qu'il faut chercher à dépister la procidence.

Nous savons enfin que parfois, au cours des étapes franchies par le polype pour pénétrer dans le vagin, il bouche un moment le col et peut ainsi déterminer des accidents de rétention.

C'est alors que se manifestent les douleurs, les névralgies, les irradiations, les sensations d'expulsion, les coliques utérines, tous signes beaucoup plus accentués au moment des règles.

D'autre part, je rappellerai que c'est dans la variété

polypeuse de la fibromatose qu'existent surtout les hémorragies — car ces écoulements reconnaissent en somme pour origine les altérations d'une muqueuse qui est ici singulièrement modifiée.

Je rappellerai encore que l'écoulement sanguin est tenace, rebelle, résistant même au repos. —

La leucorrhée accompagne aussi l'évolution des polypes ; — leucorrhée simple dans les cas de polypes non modifiés ; fétide au contraire et altérée en son aspect et son abondance dans le cas d'infection.

* * *

Pratiquons maintenant le toucher — nous sentirons soit dans le vagin, soit à l'orifice du col, une production dont la consistance est rénitente, et autour du pédicule de laquelle il y aura nécessité de rechercher et de constater le bourrelet circulaire du col, exerçant une constriction plus ou moins serrée.

* * *

— Les polypes muqueux étant la conséquence d'une hyperplasie locale de la muqueuse utérine enflammée, il est juste de penser que l'apparition de ces productions a été plus ou moins directement précédée de symptômes de métrite, c'est-à-dire en deux mots, de douleurs et d'écoulements.

C'est dans cette variété que la leucorrhée est particulièrement abondante — parfois d'une abondance extrême et accompagnée de muco-pus. — Mais l'hémorragie est également un symptôme dominant de cette évolution.

Ici le toucher et le spéculum permettent de constater

des productions toujours petites, à pédicule plus ou moins long et grêle, à surface lisse ou irrégulière, à couleur plus ou moins foncée.

Evolution. — J'ai dit plus haut que le polype après avoir été utérin apparaissait au museau de tanche et devenait vaginal. — Il peut poursuivre cette évolution; et, allongeant de plus en plus son pédicule, il l'amincit tellement que celui-ci se rompt soit spontanément, soit dans un effort, soit au cours d'une exploration, soit encore par gangrène et désagrégation successive, — et dès lors, sérieux sont les dangers d'infection putride.

Quand il s'agit de polypes muqueux, l'hémorragie devient le symptôme dominant — attirant seule l'attention dans certains cas — et devenant le signe en quelque sorte unique, non plus de la phlegmasie muqueuse, mais bien de l'excroissance elle-même.

Diagnostic. — Il faut se souvenir que dans leur période de début les polypes sont intra-utérins — et que d'autre part, ils peuvent être intermittents avant de devenir vaginaux.

Dès lors, il les faudra rechercher par l'exploration utérine, par la dilatation du col, et par l'examen au moment des règles.

Quand il s'agit d'un polype extra-utérin, les trois grandes sources de diagnostic sont les hémorragies, le toucher et le spéculum — encore qu'il y ait des cas dans lesquels les hémorragies sont légères et mal interprétées; d'autres dans lesquels le spéculum est « aveuglé » par le volume du polype ; d'autres enfin où les polypes sont si mous que le toucher ne les saurait bien reconnaître.

Voilà pourquoi on peut, dans certains cas, confondre avec l'inversion utérine, qui a cependant pour elle, sa rareté en dehors de la puerpéralité ; puis son aspect rouge, tomenteux, saignant et mou, et dans laquelle l'utérus lui-même ne se trouve pas à sa place normale.

On peut errer fortement dans les cas de polypes papillaires et c'est surtout avec les végétations malignes que la confusion peut être faite. Pourtant les productions cancéreuses ont une base plus étendue et plus dure ; elles sont aussi plus friables ; et d'ailleurs, s'il y a doute, on a la ressource de l'examen histologique..... —

Pronostic. — Les polypes constituent un état qui ne présente par lui-même aucune gravité. — Une seule chose est vraiment digne d'attirer l'attention chez eux, c'est l'hémorragie fréquente.

Traitement. — Il faut pratiquer l'ablation des polypes, et il suffit de se rappeler leur nature et leur origine pour se rendre compte que la difficulté est plus grande dans l'ablation de la variété fibreuse.

Je rappelle seulement que pour atteindre le polype intra-utérin il faut dilater le col ou bien le fendre latéralement, ou bien encore, l'inciser en son milieu et en avant ; — que cela fait, on doit attirer le plus possible le néoplasme et sectionner ou tordre son pédicule ; — qu'après cela il faut donner une injection à la malade et mettre une mèche aseptique dans le vagin — et que si l'on soupçonne un pédicule très vasculaire on doit l'étreindre avant section en maintenant la pince durant 48 heures.

Si le polype est très volumineux, il sera nécessaire d'en pratiquer d'abord le morcellement.

S'il est sphacélé et infiltré de pus, il faudra, après l'ablation, désinfecter la cavité utérine par curetage, et cautérisation, et injections profondes.

Enfin, s'il s'agit de la variété muqueuse, un coup de

thermocautère au point d'implantation permettra d'éviter la récidive — tandis que pour de simples polypes papillaires, c'est un vrai curage qu'il faudra pratiquer. —

Deux recommandations encore :

1° Eviter l'inversion utérine lorsqu'on tirera sur le polype pour le détacher.

2° Penser à la perforation possible de l'utérus, — qui pourtant peut malheureusement se produire, et qui, dès lors, sera suffisamment traitée par un simple tamponnement si tout le temps les manœuvres ont été correctes ; mais qui dans le cas de milieux septiques et de craintes péritonitiques, exigera l'hystérectomie.

DU CANCER UTÉRIN

Définition. — Nous voulons désigner sous ce nom les affections d'essence maligne, quelle qu'en soit la nature intime anatomo-pathologique ; — c'est-à-dire les affections :

A tendance envahissante,

Capables de se généraliser,

Et en puissance de récidive. —

Comme la symptomatologie diffère suivant que l'origine s'est faite isolément sur le col ou sur le corps — nous étudierons séparément la marche de ces deux localisations.

Variété cervicale

Etiologie. — Le cancer utérin qui est d'une extrême fréquence, se produit pendant la vie génitale, et surtout aux environs de la fin de cette vie — je veux dire au voisinage de la ménopause.

On sait que l'influence de l'hérédité est réelle — non pas fatale cependant.

On sait aussi que la misère physiologique ne saurait

être niée, et voilà pourquoi cette terrible maladie est fréquente dans les classes inférieures.

Il semble enfin que les lésions antécédentes de la région cervicale soient une cause d'appel à la malignité ; et c'est ainsi que la métrite simple, la métrite blennorragique, les ulcérations spécifiques et les déchirures des accouchements laborieux peuvent être incriminées — donnant par conséquent la preuve qu'un tissu utérin « affaibli » par inflammations ou irritations prolongées est un terrain particulièrement favorable.

Quelle est maintenant la cause primitive de l'affection ? — Nul n'ignore les opiniâtres recherches qui se poursuivent encore à l'heure actuelle, et en particulier les tentatives qui ont été faites pour en déceler la nature parasitaire. — Mais il faut bien avouer que la confirmation manque encore des différents résultats obtenus.

Anatomie pathologique. — Les lésions macroscopiques se présentent sous trois formes principales.

La première est exubérante ; elle bourgeonne et végète à la surface du museau de tanche, après avoir débuté par des productions papillaires, et en arrive aux proportions d'un champignon et à l'apparence de choux-fleurs recouvrant toute l'étendue du col.

La deuxième est caractérisée par l'existence de nodosités plus ou moins indurées, mais sous-muqueuses, et par conséquent infiltrées — sous un épithélium vraisemblablement normal et une muqueuse apparaissant intacte ; — à tel point même que si les noyaux sont profondément situés, la lésion peut paraître beaucoup moins étendue qu'elle ne l'est en réalité. — D'ailleurs cette infiltration sous-muqueuse primitive peut aussi débuter sous une forme massive, et non pas seulement par nodosités distinctes.

La troisième forme est rongeante ; elle détruit peu à peu le tissu cervical, et après s'être développée tout d'abord aux dépens de la couche muqueuse, elle a tendance à évoluer rapidement vers le corps.

Il semble donc, en définitive, qu'il y ait ici trois types macroscopiques :

Un type à productions exubérantes, et qui par suite, tend à se développer du côté du vagin ;

Un type intermédiaire infiltré ;

Un type de destruction, type pelvien, profond, et dont l'évolution se fait à l'utérus et au périmètre.

Ce ne sont là pourtant que des aspects de début, et il faut bien savoir que la forme papillaire aussi bien que l'infiltration aboutissent à la destruction des tissus et par suite, à l'ulcération ; et d'ailleurs, le cancer n'est-il pas anatomiquement caractérisé par un envahissement et une dégénérescence ?

* * *

La production dont le point de départ se trouve sur la muqueuse dermo-papillaire de la portion vaginale du col est un épithélioma pavimenteux. — Celle qui est issue de la muqueuse glandulaire du canal cervical est un épithélioma cylindrique.

La forme pavimenteuse apparaît à la coupe ferme et blanchâtre.

Tantôt elle consiste en agglomérations cellulaires dont les groupes sont séparés par des travées conjonctives, dont les assises sont différemment altérées, et dont les altérations nucléaires sont constantes. Il s'agit là d'épithélioma pavimenteux lobulé. Tantôt c'est d'épithélioma tubulé qu'il s'agit, je veux dire de boyaux épithéliaux, étroits, allongés, grèles, et sans les évolutions cellulaires ci-dessus signalées.

La forme cylindrique commence par une production glandulaire dite typique — ce qui constitue l'adénome — et en arrive à une prolifération modifiée qui, cette fois, est dite atypique : 1° parce que l'épithélium prolifère en plusieurs couches, 2° parce que les couches les plus centrales ayant perdu leur caractère cylindrique présentent des formes variées, 3° parce que les culs-de-sac glandulaires finissent par céder, ce qui amène l'infiltration épithéliale en même temps que se fait la prolifération conjonctive.

Symptomatologie. — Le cancer cervical débute d'une façon tout à fait latente ; et, si fréquemment il se produit quelques sourds avertissements arrachant certaines préoccupations à la malade, souvent aussi, il n'y a — pour elle, — rien, ou à peu près rien ; et pour l'entourage, les véritables apparences de la santé.

Il suffit d'ailleurs de se souvenir que, très fréquemment, lorsque les malades viennent consulter le médecin, elles présentent déjà des lésions irrémédiables : la disparition du museau de tanche, l'envahissement des culs-de-sac, l'immobilité utérine..... etc., etc., etc.....

— Or cette période latente est de durée très variable, et tout ce qu'on en peut dire c'est qu'elle cesse vraiment lorsque se montre l'hémorragie.

Cette hémorragie du début est souvent d'une extrême abondance ; elle survient au moment de l'époque menstruelle ou bien en dehors d'elle ; et dès lors, elle se produit soit spontanée, soit par une cause provocatrice telle qu'un effort..... le coït..... ou une fatigue.

Ordinairement irrégulière, elle peut, après la ménopause, se montrer assez périodiquement pour laisser croire à une réapparition des menstrues et l'on ne saurait en somme s'étonner de la prédominance d'un tel symptôme sur un organe si éminemment et si périodiquement congestif.

Elle n'est généralement pas douloureuse à moins qu'elle ne s'accompagne de caillots, et par conséquent de douleurs expulsives dues aux obstacles de ces coagulations dans le col.

Enfin elle peut être d'origine simplement « fluxionnaire » — mais dans les tous premiers débuts — hémorragie métritique alors et non pas néoplasique.

La leucorrhée est quasi contemporaine de l'hémorragie ; mais elle ne présente pas, dès l'abord, de caractères spéciaux et que nous devions noter, puisqu'elle a tout à fait les apparences d'une leucorrhée métritique banale, et que ce n'est que plus tard qu'elle tourne à la sérosité et à l'extrême abondance. — Et en effet, quelle différence entre l'écoulement du début purement congestif et *réactionnel* et celui qui, apparaissant avec la lésion établie est vraiment d'origine spécifique!

Au début c'est l'écoulement muqueux, épais et visqueux, parfois rosé, puis muco-purulent et glaireux. — Plus tard, en même temps que sa consistance diminue, se fluidifie et devient séreuse, il tourne à la sanie, à l'ichor fétide, toujours abondant, et en fin de compte parsemé de détritus.

J'ai dit, en commençant l'étude de cette description clinique que le début de l'évolution cancéreuse était habituellement silencieux.

Or cette réflexion doit s'appliquer d'une façon toute spéciale à l'élément *douleur ;* et il est curieux vraiment de constater la particulière indolence de l'installation cancéreuse. « La douleur proprement dite, la douleur spontanée, souvent même la douleur provoquée font entièrement défaut[1] ». Cela est très souvent vrai, et l'on ne peut pas ne pas être frappé de l'opposition qui existe entre les terribles et lancinantes douleurs de la maladie confirmée, et le quasi-mutisme des débuts.

Il y a là, évidemment, un fait assimilable au développement hémorragique ; et si, en effet, dans les premiers temps, les sensations légères éprouvées ne relèvent que de la congestion, et des modifications dans le poids et les dimensions utérines, elles sont plus tard d'essence purement maligne, et révèlent une altération organique en pleine évolution.

Donc au début, peu de douleurs ! certaines malades vont et viennent sans que leur attention soit attirée du côté atteint, et souvent même d'autres symptômes sont apparus avant l'éclosion des souffrances néoplasiques.

*
* *

Avec l'évolution régulière de la maladie, on voit deux grandes modifications se produire. On voit les symptômes précédents évoluer vers l'aggravation ; on les voit encore s'adjoindre des éléments nouveaux. Ainsi les hémorragies augmentent habituellement. Non seulement les métrorragies se sont ajoutées aux ménorragies, mais encore et surtout leur facilité de production est devenue très frappante — de telle sorte que bien qu'irréguliers les intervalles de calme se sont beaucoup diminués et que par suite la malade va s'anémiant profondément.

Quant aux écoulements leucorrhéiques, nous savons déjà à quel point ils ont changé, et comment la perte blanche des débuts, est devenue séro-sanguinolente et roussâtre et sanieuse.

---

(1) A. Courty : *Traité pratique des maladies de l'utérus*, Paris, P. Asselin, 1866, p. 864.

Ils doivent cette transformation dans leur abondance parfois très accrue, et dans leur nature hydrorrhéique, aux progrès de la maladie confirmée, et dès ce moment ils préoccupent singulièrement les malades, qui sont troublées par la présence de débris sphacélés, par l'horrible fétidité qu'ils exhalent, par l'odeur nauséabonde et tout à fait particulière engendrée, par l'irritation enfin des régions périgénitales.

Les douleurs se sont précisées. — Elles ont acquis leurs véritables caractères après quelques tâtonnements. — Elles sont devenues aiguës et lancinantes après avoir épuisé toutes les variétés. — Elles sont devenues durables enfin et d'une remarquable ténacité après être passées par des intermittences plus ou moins longues et plus ou moins multipliées.

Mais ce n'est pas tout ; et indépendamment des souffrances qui s'expliquent par l'infiltration cancéreuse des cordons nerveux, d'autres souffrances existent qui relèvent soit de l'infection de voisinage, soit des érythèmes périnéaux, cruraux et fessiers, soit de l'envahissement des viscères voisins, soit encore de l'intoxication cancéreuse elle-même.

Dès lors la malade a bien des raisons de déchéance. — D'une part elle se trouve dans un affaiblissement extrême de par les hémorragies successives qu'elle a subies. — D'autre part, aux effets toxiques du néoplasme, viennent s'ajouter ceux des infections secondaires, ceux aussi des mauvais fonctionnements digestif et urinaire, je veux dire de la stercorémie et de l'urémie.

Et voilà pourquoi l'état général est alors si profondément altéré.

Complications. — Les complications résultent

Ou de l'exagération des symptômes classiques,

Ou des propagations voisines,

Ou des métastases éloignées.

A) *Exagération des symptômes classiques* — et particulièrement des hémorragies et des douleurs.

Les jours de la malade ne sont pas immédiatement mis en danger par les pertes hémorragiques, mais il est bien certain que leur quasi constance, beaucoup plus que leur intensité, doit être regardée comme une redoutable complication. — Or j'appelle quasi constance le fait de se reproduire avec la plus grande facilité, d'être remplacées fréquemment par un liquide séro-sanguinolent, d'être aidées enfin par la *profusion* de certaines hydrorrhées.

Quant aux douleurs, elles sont parfois d'une telle puissance que rien n'arrive à les faire disparaître, et d'une telle intensité que la situation des malheureuses femmes apparaît intolérable. — Car, non seulement, elles souffrent d'une douleur profonde, gravative et constante à l'hypogastre et dans le bassin, mais encore des exaspérations aiguës se produisent, des irradiations sous forme d'élancements violents dans les lombes, dans les cuisses, dans tout le ventre, des crises aggravées par les altérations secondaires..... et par l'insomnie, et si parfois leur acuité diminue après une hémorragie copieuse, le soulagement qui en résulte n'est hélas que momentané.

B) *Propagations voisines.* — Le cancer du col, ayant en sa qualité de tumeur maligne une marche essentiellement envahissante, évolue soit vers le corps utérin, soit vers l'atmosphère celluleuse pelvienne, soit vers le vagin.

Le corps souffre fatalement de l'envahissement voisin cervical, mais il n'est pas intéressé tout le temps de la même manière. —Au début c'est une simple réaction qu'il nous montre ; plus tard c'est un envahissement vrai ; au début il s'agit d'une lésion congestive ou plutôt inflammatoire, *d'une métrite ;* plus tard nous constatons que l'infiltration épithéliale s'est propagée profondément et que pour arriver au corps c'est par continuité muqueuse qu'elle a progressé, ou encore par continuité parenchymateuse.

Et alors, ai-je besoin d'ajouter que la symptomatologie est en quelque sorte plus « nourrie » puisque les hémorragies, les douleurs et les si particulières pertes cancéreuses ont des raisons plus profondes de se produire?

La perte de souplesse des culs-de-sac, la diminution de la mobilité utérine, l'état de fixité, enfin, de l'organe sont des preuves de l'envahissement précoce et progressif du tissu conjonctif pelvien.

N'est-ce pas dire qu'en même temps que l'utérus sera bloqué dans la coulée cancéreuse, les viscères du petit bassin et les cordons qui le traversent seront eux-mêmes entourés, comprimés, étranglés et pénétrés par l'envahissement morbide ? — Nous savons déjà que c'est par la néoplasie secondaire nerveuse qu'il faut expliquer les douleurs atroces dont nous avons déjà parlé; douleurs intermittentes, je le répète, puis continues avec paroxysmes, et qui conjointement avec l'immobilisation viscérale témoignent d'une extension qui assombrit tout à fait le pronostic. — Dès lors, les réactions de la propagation cancéreuse au voisinage n'ont d'autre intérêt que celui de signaler les étapes de l'envahissement progressif ; tels les œdèmes, par envahissement vasculaire d'abord, mais plus tard œdèmes cachectiques ; tels les troubles urinaires par dilatation ascendante et ectasie rénale ou par ulcération et perforation vésico-vaginale ; tels enfin les troubles rectaux ayant débuté par une constipation rebelle avec résorption fécale et ayant abouti à une fonte des parois qui transforme le vagin en un véritable cloaque recto-vagino-vésical.

La variété papillaire, que nous savons exubérante, et à développement en choux-fleurs, se développe plus volontiers vers le bas et s'étale avec excès dans le vagin sur les parois duquel elle se greffe ; mais ce n'est là, redisons-le, qu'un début, et tout envahissement cancéreux évolue vers l'ulcération et la destruction.

Enfin retenons bien que si le cancer avance de proche en proche, il se porte également toujours à distance par la voie lymphatique, que la cellule néoplasique chemine ainsi par les vaisseaux et que, arrivée aux ganglions, elle y crée un néoplasme secondaire. —

Les territoires ici envahis sont iliaques, sacrés, prévertébraux et inguinaux, et j'ajoute qu'ils sont atteints de bonne heure. — Cependant je ferai remarquer que cette adénite concomitante des cancers peut être tout d'abord une adénite de réaction, une simple hypertrophie de nature inflammatoire, et que ce n'est dès lors que plus tard, et au bout d'un temps variant avec le type histologique et le terrain, que le ganglion est devenu lui-même néoplasique et point de départ de repullulation.

C) *Manifestations éloignées.* — Parmi ces manifestations, les unes sont de nature maligne, et se caractérisent par l'apparition secondaire de noyaux dont la graine a été apportée au foie, aux os, au cerveau..... par le torrent circulatoire. Elles sont rares.

Les autres consistent en dégénérescences secondaires, non plus d'essence maligne, mais dues vraisemblablement aux résorptions toxiques.

*
* *

Il suffit de parcourir les lignes qui précèdent pour y voir bien des causes de terminaison fatale. — Ces causes sont la péritonite par infiltration progressive ou par perforation et brusque envahissement — les obstacles à l'écoulement de l'urine et les accidents urémiques consécutifs — la cachexie enfin, qui relève des hémorragies, de la septicémie cloacale, et de l'intoxication cancéreuse.

La mort est donc une terminaison naturelle mais elle arrive plus ou moins vite suivant les cas, et il n'est pas possible à l'heure actuelle de saisir nettement le pourquoi de la rapidité d'évolution de certaines formes et les raisons de la grande lenteur de certaines autres. — L'âge de la malade a certainement une action et l'évolution est d'autant plus rapide que la malade est plus jeune ; il y a là certainement une question d'activité circulatoire. — Enfin les soins de propreté retardent dans une certaine mesure l'inexorable marche, car ainsi que nous l'avons déjà vu, l'influence est néfaste de la septicité issue du foyer ulcéré.

*
* *

Les signes physiques nous sont à peu près inconnus dans les débuts de la maladie parce que les femmes méconnaissant leur affection, et surtout ignorantes de ses dangers, ne songent pas à réclamer un examen.

Nous pouvons cependant — d'après ce que nous savons des origines épithéliomateuses en d'autres points de l'économie — en inférer qu'il existe tout d'abord une plaque plus ou moins étendue, ou un noyau dur plus profondément situé. Dans le premier cas, le doigt doit sentir soit un contact velvétique, soit une impression rugueuse d'hypertrophie papillaire plus ou moins saillante. Dans le second cas, il percevra, semble-t-il, une dureté très diffuse.

Plus tard, le toucher rencontrera des exubérances dures et résistantes, mais en même temps friables et saignant avec la plus grande facilité ;

Plus tard encore, il s'est produit une ulcération — et le doigt en apprécie nettement les caractères qui sont d'avoir une base indurée, sur un col déformé, des limites rigides et nettement tranchées et durement mamelonnées, — et de saigner aux moindres contacts.

Lorsque la maladie est en pleine évolution, les signes physiques qui frappent l'observateur, sont l'immobilité utérine, les caillots sanguins, les débris mortifiés, et l'ichor fétide ramenés par l'index explorateur. — Dès lors, est-il besoin de rechercher par palpation hypogastrique des masses plus ou moins irrégulières, médianes ou latérales, et qui ne sont autres que l'ensemble produit par un utérus plus volumineux, par des ganglions dégénérés, par les complications annexielles et par les adhérences péritonéales ?

Diagnostic. — *1.* Dans les tous premiers débuts il est fort difficile de distinguer le cancer du col de la métrite chronique simple ; et il faut considérer qu'il est souvent indispensable de pratiquer une biopsie si l'on veut faire un diagnostic précis.

2. Quand il s'est produit des végétations, il s'agit de savoir si elles sont cancéreuses ou si elles relèvent d'un papillome bénin. — Or la distinction est somme toute aisée, et je ne reprendrai pas les symptômes antérieurement énumérés ; j'ai même à peine besoin de rappeler les saillies multiples, et disséminées et beaucoup moins exubérantes des papillomes et aussi l'absence de base indurée.....

3. Lorsque l'affection débute intra-cervicale, ne serait-ce pas un noyau de fibrome ? — Si oui, on sentira ce noyau bien limité, revêtu d'une muqueuse saine et glissant facilement sur lui ; et l'on pourra, de plus, constater à côté de lui, une ou plusieurs autres bosselures analogues, sans compter celles que la palpation bimanuelle pourra encore révéler.

4. Lorsque le doigt explorateur rencontre au fond du vagin une masse dont il ramène des débris fétides, et des suintements ichoreux, — ne pourrait-il pas s'agir d'un polype fibreux sphacélé ? — Or ici, indépendamment des signes antérieurs de l'évolution fibreuse sur lesquels je n'ai pas à revenir, nous avons le devoir de rechercher l'orifice d'où sort le pédicule — orifice à lèvres minces, et séparé du polype par un sillon dans lequel on pourra introduire le doigt.

5. Quand la maladie est en pleine évolution, il semble qu'il soit bien difficile de s'égarer, car en somme il y a :

Des hémorragies,

Des écoulements fétides,

De l'immobilité utérine,

Des bases indurées,

Et une ulcération qui se fait remarquer : 1° par sa profondeur ; 2° par ses irrégularités ; 3° par ses bords indurés ; 4° par le liquide ichoreux qui l'accompagne ; 5° par la facilité avec laquelle elle saigne.

6. Le diagnostic doit être complété par celui du degré d'envahissement des parties voisines. — Or cette recherche ne laisse pas de présenter de graves difficultés, car on sait l'insuffisance de la palpation au sein de tissus morbides profondément situés et modifiés dans leurs positions et leurs formes, et d'autre part, la diversité des réactions subjectives.

Pourtant la propagation au corps de l'utérus — recherchée par la palpation bimanuelle, — sera pressentie par l'augmentation de volume de l'organe, la recrudescence des hémorragies et des écoulements séreux.....; la propagation au tissu cellulaire pelvien, par l'immobilisation utérine, les indurations en masse ou limitées, l'effacement des culs-de-sac, les recrudescences douloureuses, les troubles circulatoires..... les phénomènes urémiques.....; la propagation vésicale par le catarrhe vésical et la dysurie.....; la propagation rectale par la constipation mécanique, les écoulements anaux et les épreintes.

PRONOSTIC. — Il est des plus graves ; mais il faut ajouter :

1. Que l'affection marche d'autant moins vite que le sujet est plus âgé ;

2. Que les cancers qui saignent peu ont une marche plus lente que les autres ;

3. Que les récidives sont d'une extrême fréquence.

Cependant la chirurgie actuelle est en train d'étendre le domaine du traitement curatif; et, faisant remarquer d'une part l'importance primordiale et capitale des interventions *précoces*, d'autre part l'absolue nécessité des *larges exérèses*, elle montre qu'on peut lutter efficacement et reculer beaucoup les limites de la mortalité.

Ce sera donc pour les femmes une nécessité de se faire examiner si aux environs de la ménopause, elles éprouvent des sensations anormales; — et quant aux gynécologues ils n'hésiteront pas alors — dans les cas douteux — à pratiquer une biopsie.

TRAITEMENT. — Il est bien certain que dans nombre de cas, le chirurgien se trouve dans l'impossibilité de faire une opération radicale. La malade est, en effet, venue trop tard, et les lésions sont trop étendues ; ou même encore elle s'oppose à toute intervention. — Il faut donc entreprendre un traitement palliatif ; il faut combattre les douleurs, les hémorragies, la septicité, la débilitation générale ; — il faut aussi tenter de modifier la marche de la tumeur.

Ce n'est point là une besogne inutile ; on peut, ce faisant, reculer les limites de l'évolution, et l'on doit considérer comme un immense bienfait le fait d'amener de la sédation dans les souffrances, et d'atténuer ou même de faire disparaître l'inflammation péricancéreuse.

Les injections hypodermiques de morphine s'adressent aux douleurs, mais il est avéré qu'elles ne donnent toute leur efficacité, que si on ne cesse de recourir aux injections vaginales soit d'eau pure et stérilisée, soit d'eau chloralée, salicylée, oxygénée, formolée, permanganatée..... et toujours à une température élevée.

Les hémorragies seront combattues : 1° par les injections chaudes, aussi chaudes que la malade pourra les supporter et fréquemment renouvelées ; 2° par les applications de tampons imbibés d'eau oxygénée pure ; 3° par les cautérisations soit au thermocautère, soit à l'acide chromique, soit au chlorure de zinc ; 4° par le dégagement d'acétylène provoqué par l'application de carbure de calcium.

Quant à l'état septique il doit être très amendé et par le simple nettoyage des anfractuosités cancéreuses au moyen d'une véritable chasse liquide, et par une grande variété de désinfectants dont j'ai déjà énuméré les plus usuels ; mais on ne saurait nier que les injections hypodermiques de quinine ou arsenicales peuvent, à ce point de vue, rendre quelques services.

Il est enfin bien des moyens de combattre la débilitation générale qui ne peuvent malheureusement être appliqués ici, car nous sommes en présence de malades sans appétit, de malades « écœurées », et d'estomacs souvent intolérants. C'est pourquoi les injections profondes de sérum phosphaté, le cacodylate de fer en injections hypodermiques, les inhalations d'oxygène doivent être recommandées.

D'autre part, de ce fait que la tumeur est inopérable, à cause de son envahissement *in situ* et de ses noyaux éloignés, il ne s'ensuit pas qu'un traitement chirurgical ne puisse rendre des services. — Et en effet, ce traitement existe ; il supprime les anfractuosités, il draine par le curage, par la suppression des bourgeons exubérants; il vise à modifier l'extension, à calmer les inflammations, et à modérer les hémorragies grâce aux cautérisations en surface d'une part, grâce aussi aux injections interstitielles soit d'alcool, soit de bleu de méthyle, soit de chlorure de zinc, soit de liqueur de Van Swieten.....

* * *

Le véritable traitement est le traitement curatif. — Il consiste en l'ablation large et complète du néoplasme. — Mais j'insiste ici — comme il faut d'ailleurs le faire à propos de tous les cancers opérables — sur l'importance absolument capitale qu'il y a : 1° à opérer de très bonne heure, — 2° à dépasser très largement les limites apparentes de l'extension. — Il ne faut donc pas songer à l'amputation cervicale — à moins qu'il ne s'agisse de lésions extrêmement limitées, ou pour m'exprimer plus clairement : de lésions dont on peut affirmer la non propagation au voisinage. — Or on sait combien cette appréciation est difficile.

Donc l'ablation s'impose de tout l'utérus ! — Dès lors nous pouvons opérer par la voie vaginale ou par la voie abdominale ; mais c'est cette dernière qui doit être surtout suivie, parce que si la première est d'une grande bénignité, et agit en quelque sorte, en dehors de la grande séreuse, et en manière de drainage; par contre on « voit » mieux dans la voie abdominale, on peut faire une intervention plus large et mieux dirigée — également bonne *pour l'ablation des ganglions*, la résection d'une portion des ligaments larges, la suppression des parties vaginales infiltrées ; — et de plus, elle est seule pratique si le vagin est étroit ou peu dilatable, et si le col ne peut être appréhendé par suite de destruction ou de trop grande friabilité.

Variété corporéale

Lésions. — Le début se fait par la muqueuse — et par la prolifération *atypique* de ses glandes, de telle sorte qu'il y a bien, comme dans les lésions métritiques, une hypertrophie numérique des glandes ; mais ici, au lieu que l'épithélium glandulaire conserve son caractère, ses cellules se déforment; leurs noyaux bourgeonnent, et elles se disposent en plusieurs couches envahissant plus ou moins complètement les lumières des tubes. —

Or cette disposition stratifiée des cellules modifiées et hypertrophiées est un caractère capital de la malignité. — Quant au stroma conjonctif qui constitue le tissu interstitiel des glandes, s'il devient parfois très épais et dense au point de n'entourer que de simples traînées cellulaires il s'amincit ailleurs devant l'expansion cellulaire, il se laisse même infiltrer par les cellules cylindriques.

La muqueuse peut être envahie tout entière ou seulement dans une partie de son étendue, et dès lors la tumeur saille vers la cavité utérine ou ronge le parenchyme.

Un utérus ainsi atteint est ordinairement plus volumineux, et il doit cet agrandissement, non seulement à son développement total et à l'agrandissement de sa cavité, mais parfois aussi à l'épaississement considérable de ses parois.

DIAGNOSTIC. — Le diagnostic de la malignité est assez aisé car d'une part la symptomatologie objective se caractérise comme dans la variété précédente, par des hémorragies, par des écoulements devenus « lavure de chair » après avoir été tout d'abord séreux, et sources d'irritations érythémateuses, par des douleurs enfin à caractères paroxystiques et avec irradiations, — et d'autre part le péritoine est souvent secondairement envahi, réagissant par la production d'une ascite hémorragique.

Cependant il est des cas embarrassants ; et si au début on peut confondre avec une métrite blennorragique ou le développement d'un fibrome, plus tard grandes pourront être les difficultés à trancher avec un polype sphacélé. —

C'est qu'en effet le cancer primitif du corps présente une remarquable particularité, celle de s'étendre difficilement. — A l'inverse de ce qui se passe dans la variété cervicale, il envahit malaisément le tissu péri-utérin ; il « pousse » dans la cavité utérine, bien plus volontiers qu'il n'en corrode les parois parenchymateuses, et enfin il « respecte » le col dans la majorité des cas.

Il reste donc inclus ; et il y a donc nécessité absolue d'interpréter minutieusement les symptômes ci-dessus énumérés, et surtout de pratiquer l'examen microscopique des débris recueillis, car en somme il s'agit ici d'une affection moins rare qu'on ne le croyait jadis.

Traitement. — Il sera radical ou palliatif :

Radical, si la lésion est limitée au corps utérin, et s'il n'y a pas généralisation — on fera donc l'hystérectomie vaginale, si la consistance et le volume de l'organe ne s'y opposent pas ; mais l'abdominale sera préférable pour des raisons de nous connues et parce qu'elle s'applique à tous les cas.

Palliatif. — Dilatation utérine — curetage extrêmement prudent — désinfection soignée — telle est la seule pratique en dehors de l'extirpation.

* * *

L'utérus peut être atteint de sarcomes, c'est-à-dire de tumeurs d'origine conjonctive, mais dont les cellules prolifèrent activement et atypiquement. — Tumeurs malignes, c'est-à-dire douées du pouvoir d'infiltrations voisines et de métastases — tumeurs beaucoup plus volumineuses que les productions épithéliales — tumeurs à évolution souvent rapide. —

Ces productions sont fuso-cellulaires ou globo-cellulaires.

Dans le premier cas les cellules sont fusiformes, allongées, à noyaux bourgeonnants ; dans le second cas, les cellules agglomérées sont petites et rondes. — La vascularisation est développée, mais sans paroi propre et avec une simple couche endothéliale ; et il en résulte une fragilité qui rend bien compte des hémorragies extérieures et des épanchements interstitiels.

La consistance est variable, parfois ferme, parfois ramollie. —

Avec leur accroissement, les masses néoplasiques prennent un aspect bosselé, et à la coupe leur tissu apparaît blanchâtre.

On le comprend, l'hémorragie doit être l'élément primordial de la symptomatologie. — Elle forme soit des infarctus, soit des infiltrations sanguines, soit des pertes quelquefois d'une extrême abondance, soit encore des épanchements accumulés dans la cavité utérine par suite de l'oblitération cervicale.

Avec elle existent des écoulements leucorrhéiques pouvant devenir d'une horrible fétidité, vecteurs de parcelles sphacélées, et par conséquent tout à fait semblables aux pertes qui nous ont déjà occupés.

Enfin il y a des douleurs qui généralement rappellent aussi bien l'épithélioma que le sarcome.

Dès lors le diagnostic ne peut pas ne pas être malaisé, et l'âge lui-même ne saurait suffisamment renseigner. — Il faudra donc s'appuyer : 1° sur la recherche au travers du col, d'exubérances sarcomateuses ; 2° sur l'existence des lésions antérieures et particulièrement des fibromyomes. — 3° sur l'examen histologique des débris néoplasiques. —

Voilà pour le diagnostic de la tumeur ! — Quant à la malignité elle-même, elle ne se fera malheureusement pas longtemps attendre d'habitude. — La généralisation, la cachexie, les récidives, sont bien là pour prouver son essence.

DÉCIDUOME MALIN

Définition. — C'est une affection d'une extrême malignité — née le plus souvent dans l'état de puerpéralité — et issue des tissus placentaires.

Etiologie. — Elle se montre le plus fréquemment dans la période active des grossesses — c'est-à-dire de 22 à 32 ans ; et il faut noter comme exerçant une influence prédisposante indiscutable : 1° une grossesse molaire antérieure ; 2° les rétentions de débris placentaires.

Anatomie pathologique. — Le déciduome malin, vu à l'œil nu, se présente sous l'aspect d'une production plus ou moins volumineuse, de consistance molle, de coloration rouge foncée ou piquetée d'hémorragies sur un fond grisâtre ; et débutant plus volontiers dans le voisinage du fond de l'utérus. —

Cette masse s'étale ensuite et peut progressivement envahir tout l'organe ; mais elle peut aussi, plus rarement cependant, ne tenir à la paroi que par un pédicule étroit, ce qui lui donne l'apparence d'un polype du volume d'une cerise ou même d'un volume très supérieur. —

Lorsque la masse est bien développée, elle est irrégulière et fongueuse ou villeuse et quasi ulcérée, et elle envoie des prolongements dans l'épaisseur de la paroi utérine, après avoir, tout d'abord, intéressé la muqueuse seule.

J'ajoute que, de même que dans toutes les productions néoplasiques, l'utérus est augmenté de volume.

Histologie du déciduome. — On sait que les villosités choriales sont constituées par une charpente conjonctive ; que sur cette charpente se trouve étalé un revêtement épithélial caractérisé par l'absence de limites cellulaires, et par la seule existence d'un protoplasma granuleux muni de noyaux ; et, qu'au-dessous de ce revêtement, se trouvent épars, et plus ou moins confondus avec lui, des éléments cellulaires bien développés et bien limités.

On sait encore que la couche étalée du protoplasma se nomme : syncytium, et que les cellules disséminées sous-jacentes se nomment : cellules de Langhans.

Or le déciduome dérive de ces deux éléments, je veux dire du syncytium et des cellules de Langhans ; — mais tandis que l'élément véritablement caractéristique de la tumeur consiste en masses plasmodiales pourvues de plusieurs noyaux et issues du syncytium, l'élément accessoire, et pouvant faire défaut, consiste en cellules claires et polyédriques issues des cellules de Langhans.

Dans l'épaisseur de ces masses plasmodiales se trouvent des lacunes quasi-spongieuses et remplies de sang — vaisseaux sans parois propres comme les cellules syncytiales sont sans enveloppe.

*
* *

Quels sont les rapports du déciduome avec l'utérus ? Il envoie — nous l'avons vu — des prolongements dans l'épaisseur des parois.

Ces prolongements — qui peuvent traverser le parenchyme de part en part — usent et détruisent les éléments musculaires et les parois vasculaires ; et cela explique non seulement les importantes hémorragies, mais encore les embolies et les métastases vaginales, annexielles, ou plus éloignées : diaphragmatiques, pulmonaires, hépatiques.

D'autre part le tissu sain réagit faiblement au voisinage de la tumeur.

PATHOGÉNIE. — La tumeur appelée déciduome malin n'a été considérée jusqu'à nos jours que comme une production para-puerpérale; — je veux dire une production se développant *toujours* à la suite de la grossesse. — En réalité, cette opinion n'est pas rigoureuse, puisque le tissu déciduomateux a été trouvé en dehors de la grossesse ; on l'a trouvé chez la femme vierge, on l'a même trouvé chez l'homme, et Malassez a rapporté l'histoire d'une tumeur testiculaire à éléments semblables à ceux du chorio-épithéliome. — Comment expliquer cela ? — En admettant ici l'origine congénitale, et en sachant que les unes et les autres de ces productions proviennent des feuillets embryonnaires.

SYMPTOMATOLOGIE. — L'attention est tout d'abord attirée par les métrorragies — symptôme capital du déciduome — hémorragies ordinairement copieuses et tenaces, ou se produisant sous la forme d'un suintement continuel.

Il en résulte une rapide altération de la santé générale qui reconnaît, il est vrai, aussi comme causes, des phénomènes infectieux, mais qui relève certainement en grande partie de cette profonde anémie. —

Ces hémorragies ne sont pas les seuls écoulements produits. Elles alternent avec des écoulements séreux qui sont parfois d'une grande fétidité ; et avec ça : pas de douleurs ou peu de douleurs.

On le voit, il y a trop de parenté avec les diverses symptomatologies qui précèdent pour que de par ces seuls éléments nous ne puissions être sur la voie de la malignité.

Bientôt — d'ailleurs — l'état général s'altère, car non seulement il s'est produit des accidents septiques que caractérisent localement : la fétidité des liquides, et au point de vue général : l'élévation thermique et les troubles digestifs ; mais il y a aussi, au lieu même de la tumeur, résorption de substances toxiques élaborées par la masse elle-même, et dont l'influence n'est pas douteuse sur la fièvre, l'albuminurie..... et la cachexie ; sans compter la généralisation par métastases. —

L'utérus est ordinairement volumineux — moins consistant que normalement — lisse et régulier, ou bosselé.— L'orifice du col est généralement entr'ouvert, mais pas toujours; et si le doigt peut y être introduit, il sentira dès lors, une production molle et de consistance placentaire et friable.

Pronostic. — La gravité du pronostic est excessive, non pas seulement par l'essence maligne de la tumeur, mais aussi parce que son évolution est très rapide et qu'au bout de sa marche on aperçoit les perforations utérines, les hémorragies, les infections, la cachexie, et les métastases fréquentes : pulmonaires, diaphragmatiques, costales, vaginales et annexielles.

Diagnostic. — Pour affirmer ce diagnostic, qui est très épineux, il est nécessaire de pratiquer l'examen direct des fragments.

Cependant la nature des hémorragies si rebelles, si difficiles à maîtriser, et si continues d'une part, — et d'autre part la disproportion réelle entre l'état général et les résultats de l'examen local, sont de nature à mettre l'observateur sur la voie. —

Traitement. — Il faut pratiquer l'hystérectomie totale — et il faut la faire hâtive si possible — et par l'abdomen, pour les raisons que j'ai précédemment exposées, et en particulier par crainte de friabilité des tissus.

Quant au traitement palliatif, ce sera celui des hémorragies et de l'infection — mais ce ne sera point le curetage, et dès lors existe-t-il un traitement palliatif ?.....

MOLE HYDATIFORME

Définition. — La môle hydatiforme est une maladie des membranes de l'œuf. — C'est une dégénérescence de l'œuf. — C'est une tumeur d'origine placentaire, dont la relation avec le déciduome est tout à fait digne de remarque.

Etiologie. — Ce que l'on sait sur l'étiologie se réduit à fort peu de chose, puisqu'on ne peut affirmer que deux points, à savoir : qu'elle n'est pas très fréquente, et que la multiparité paraît y prédisposer.

Anatomie pathologique — *Lésions macroscopiques*. — La môle est constituée par une masse plus ou moins régulière et volumineuse, essentiellement formée d'un agglomérat de vésicules arrondies ou ovalaires, incolores et claires ou rosées, ou jaunâtres, maintenues par un pédicule, oscillant entre le volume d'un pois et celui d'un grain de raisin et imprégnées de caillots sanguins si la môle a été récemment expulsée. — D'habitude la môle ne dépasse pas les limites constituées par la paroi utérine ; elle s'entoure même d'une caduque généralement épaissie ; mais il y a cependant des cas exceptionnels de développement dans l'épaisseur même du muscle

— après destruction de la caduque —, et dans lesquels les vésicules dissociant les éléments, parfois sur une grande surface, atteignent jusqu'au péritoine, pénètrent même dans la grande cavité, et justifient ainsi la dénomination de môles perforantes.

Que si la dégénérescence de l'œuf s'est faite complète, on dit que la môle est pleine ; et dans ce cas, il y a des vésicules partout — aussi bien dans le centre qu'à la périphérie.

Si, au contraire, la dégénérescence ne s'est attaquée qu'à une partie de l'œuf, il y a encore des vésicules, mais celles-ci sont situées en couche plus ou moins épaisse, et tout autour d'une cavité amniotique contenant soit un simple liquide gélatineux, soit un fœtus plus ou moins développé, — d'où les dénominations de môle creuse et de môle embryonnée.

Enfin si la dégénérescence a été *limitée*, on peut avoir d'un côté un œuf constitué comme normalement avec embryon et enveloppe, et de l'autre : des vésicules hydatiformes.

Lésions microscopiques. — Les vésicules sont constituées par un stroma de tissu conjonctif. — Ce tissu conjonctif est tassé à la périphérie des grosses vésicules, qui dès lors sont véritablement creuses ; tandis que sur les autres il étend ses mailles jusqu'au centre, forme dans l'ensemble un large réticulum, soutient des cellules conjonctives étoilées, et accompagne des vaisseaux capillaires.

A l'intérieur des vésicules se trouve un liquide filant, clair, contenant de l'eau, de l'albumine, de la mucine et des sels.

Tapissant la vésicule existent les cellules de Langhans et le syncytium qui sont en prolifération anormale, mais qui gardant leurs rapports normaux avec le tissu conjonctif sous-jacent, constituent un épithéliome typique.

Pathogénie. — L'opinion que l'on admet aujourd'hui est celle-ci : La môle n'est pas un néoplasme conjonctif ; ce n'est pas un myxome des villosités choriales, et l'imbibition œdémateuse n'y est que secondaire. — Elle est *épithéliale*, et caractérisée par le développement démesuré du revêtement épithélial des villosités, c'est-à-dire des cellules de Langhans et du syncytium. — Il suffit de se rappeler ce que j'ai déjà dit au sujet du déciduome pour se rendre compte qu'il n'y a qu'un pas de la mole hydatiforme à la malignité. — En effet, dans ce dernier cas, la prolifération épithéliale est excessive, atypique, anormalement expansive, et rapidement progressive.

Symptomes. — Le début est celui de la grossesse normale. — Plus tard, l'observateur est frappé par deux choses : les hémorragies d'une part, — le développement rapide du ventre d'autre part.

Début. — Les malades ne songent évidemment qu'à une grossesse, et si d'aventure une première perte se produit, elles se présentent à l'examen avec la pensée d'une fausse-couche.

Evolution. — Les hémorragies apparaissent ordinairement au troisième mois. — Ce qui les caractérise, c'est leur brusquerie, leur irruption sans motif, et leur ténacité.

Si, peu copieuses, elles sont par contre, fréquemment renouvelées, — et d'autre part, elles sont généralement suivies d'un écoulement roussâtre et augmentent dans leur abondance. —

Quant au volume du ventre, non seulement il s'accroît rapidement, mais encore il devient bientôt hors de proportion avec l'époque présumée de la grossesse. — Ce volume est dû à l'excessif développement utérin et avec lui il subit non seulement des arrêts de croissance, mais encore des alternatives d'augmentation et de diminution.

Etat général. — Il est ordinairement bon, mais très souvent aussi il s'altère :

1° Par la succession des hémorragies,

2° Par l'existence d'albuminurie,

3° Par les phénomènes d'auto-intoxication néoplasique.

Dès lors la femme s'amaigrit et s'anémie, et elle se cachectise en fin de compte, à moins qu'une violente hémorragie survenue au moment de l'expulsion de la môle n'amène sa mort. — Cette expulsion se fait donc. — Elle se fait entre le deuxième et le sixième mois ; mais elle ne se fait pas toujours d'un seul coup et met parfois plusieurs semaines ou même plusieurs mois à s'accomplir; et dès lors, si dans ces cas les pertes ont moins de gravité immédiate, elles gardent cependant le sombre pronostic des anémies progressives, — pronostic encore assombri par les chances de septicémie utérine.

Examen physique. — L'utérus, augmenté de volume, est senti très développé, parfois bosselé, et sa consistance variable suivant les points est tantôt ferme et résistante, tantôt ramollie. — Quant au col, il n'est ni élastique, ni résistant, mais au contraire ramolli quoique non entr'ouvert ; le doigt ne peut cependant pénétrer jusqu'à la cavité utérine.

Diagnostic. — Le diagnostic se fait par des signes de probabilité et par un signe de certitude. — Les signes de probabilité sont la disproportion déjà signalée entre le volume de l'abdomen et l'âge de la grossesse, et les caractères de l'hémorragie. — Le signe certain c'est la constatation directe des vésicules expulsées. —

Il n'y a donc pas à songer aux utérus fibromateux, plus durs, d'ailleurs, plus irréguliers, à évolution plus lente.....

Pronostic. — Le pronostic est grave :

1° A cause des hémorragies,

2° A cause de l'infection utérine possible,

3° A cause de la transformation maligne, *très à redouter*,

4° A cause de la généralisation,

5° A cause de la rupture utérine qui peut se faire pendant l'expulsion.

Traitement. — Il faut faire cesser la grossesse lorsqu'on a fait le diagnostic de môle avant qu'elle n'ait été expulsée. —

Si c'est après l'expulsion que le diagnostic est fait, il faut être dominé par cette idée qu'aucun fragment vésiculaire ne doit demeurer dans l'utérus — et, dans le cas où il y aurait rétention, il faudrait — *très prudemment* cureter. — Mais comme, après tout, le curetage ne saurait atteindre les vésicules ayant pénétré les parois, ce serait l'hystérectomie qu'il faudrait pratiquer aux moindres doutes.

Il y a aussi un traitement général à entreprendre, qui comprend le traitement de l'anémie par les reconstituants et surtout par les injections de sérum — et le traitement de l'infection par les injections antiseptiques intra-utérines.

MALADIES ANNEXIELLES

HERNIE DE L'OVAIRE

Définition. — On dit qu'il y a hernie de l'ovaire quand ce dernier, abandonnant sa situation normale, se transporte hors de la cavité abdominale.

Etiologie. — La hernie de l'ovaire est une affection congénitale ; et ce qui aide à le prouver, ce sont les malformations concomitantes, telles que l'utérus infantile ou bifide, et les altérations de la glande elle-même.....

Elle peut également se produire accidentellement — et par exemple au moment de l'accouchement — mais c'est généralement dans l'infundibulum préformé d'une hernie inguinale.

Anatomie pathologique. — L'ovaire peut se déplacer de bien des manières. — Ses rapports avec l'utérus et ses lésions propres suffisent à le comprendre, de même que la disposition de ses ligaments. — Mais, pour qu'il soit dit hernié, il faut qu'il ait *franchi* les parois abdominales ; et, bien qu'il choisisse le plus souvent pour cela la région inguinale, il peut sortir aussi — spécialement dans la variété congénitale — par les régions crurale, ischiatique, ombilicale, vaginale et ovalaire.

De plus il est rare que l'ovaire ne soit pas accompagné ; et la trompe, l'intestin, l'épiploon, l'utérus, sont les viscères qui se déplacent le plus souvent avec lui.

C'est cependant surtout avec la trompe et dans la variété congénitale, que le déplacement se fait.

L'ovaire hernié est rarement normal, — à moins que la hernie ne se soit produite à un âge avancé. — C'est tantôt un ovaire enflammé, un ovaire kystique, un ovaire atrophié..... mais il faut avoir bien soin de remarquer que parmi ces altérations, les unes, comme l'ovarite ou son premier degré (la congestion), sont vraisemblablement des conséquences de la hernie, tandis que les autres peuvent fort bien l'avoir précédée.

Symptomatologie. — De par le seul et unique fait du déplacement, l'ovaire devient le siège d'une sensibilité toute spéciale, et le point de départ de phénomènes réflexes et sympathiques. — Ne savons-nous pas combien est douloureux — au toucher, au coït, ou pendant la marche — l'ovaire qui s'est prolabé dans le cul-de-sac postérieur ?

Il n'est donc pas étonnant que la hernie de l'ovaire soit décelée par sa sensibilité, même par de véritables douleurs — accrues pendant la marche, pendant les efforts, pendant le décubitus sur le côté opposé ; et qu'il s'y joigne des tiraillements lombaires avec des irradiations hypogastriques et iliaques..... —

D'autre part, les congestions menstruelles, et la tuméfaction dont la glande est alors le siège ont une action des plus nettes sur l'exacerbation douloureuse ; et cela est tellement vrai que c'est à la puberté que sont reconnues seulement nombre de hernies ovariennes. —

C'est enfin parce que bien souvent la glande n'est pas normale, et qu'elle a contracté des adhérences, que nous pouvons expliquer des douleurs vraiment intolérables et les véritables phénomènes d'étranglement qui succèdent à certaines poussées congestives. —

*
* *

L'examen direct révèle, dans la région inguinale habituellement, une petite tumeur parfois tout simplement très sensible, parfois aussi d'apparence plus ou moins phlegmasique.

La grosseur de cette tumeur est en moyenne celle d'une noix et elle augmente au moment des règles.

Si sur elle on exerce une pression, on réveille à l'exclusion de toute douleur — une sensibilité toute particulière et comparée à la douleur testiculaire ; et si on essaie de réduire on en constate l'impossibilité. —

Enfin si par le toucher on imprime des mouvements à l'utérus, on provoque encore des tiraillements douloureux.

Diagnostic. — Le diagnostic est souvent fort malaisé parce que non seulement on ne songe pas d'emblée à un tel déplacement, mais encore parce que souvent l'ovaire déplacé est aussi altéré — qu'il est modifié dans son volume et dans sa forme, adhérent, et accompagné d'autres déplacements. —

Ceci dit, on ne confondra pas :

Avec un ganglion lymphatique hypertrophié — car dans ce cas on ne peut pédiculiser la tumeur, et il n'y a pas la douleur quasi caractéristique dont nous avons déjà parlé ;

Avec une hernie intestinale — car il suffit d'y

regarder d'un peu près, et de penser à la réductibilité, à la sonorité, au gargouillement, à la consistance..... Je n'insiste pas.

Avec une hernie épiploique — car celle-ci n'est ni aussi bien limitée, ni aussi régulière, ni spontanément douloureuse au moment des époques menstruelles. — Mais les difficultés sont extrêmes lorsqu'il existe des phénomènes d'étranglement.

Avec un kyste de la grande lèvre..... un lipome.... erreurs que je ne signale que pour qu'il y soit pensé.

Pronostic. — Il est assombri par les ennuis des douleurs, par la gêne qu'elles peuvent apporter à certaines fonctions — par les dangers de l'intervention — par la stérilité qui résulte d'une hernie ovarienne double.

Traitement. — Si l'ovaire ne peut être réduit, il faut le protéger par une pelote spéciale concave.

S'il peut être réduit, il faut également un bandage pour le maintenir.

S'il se produit des phénomènes d'inflammation, il faut recourir aux antiphlogistiques et aux calmants : repos, cessation d'excitations, émollients, bains, onctions narcotiques, bromures.....

S'il se produit des phénomènes d'étranglement, il faut inciser, découvrir l'ovaire, et le réintégrer ou le supprimer, suivant son état.

KYSTES DE L'OVAIRE

Définition. — On ne devrait plus dire kyste de l'ovaire, pour désigner la maladie que nous allons étudier, car cette dénomination, uniquement clinique, ne montre que « l'hydropisie enkystée », alors qu'il s'agit en réalité d'un néoplasme kystique, d'un épithéliome kystique ovarien, d'un épithélioma kystique mucoïde.

Anatomie pathologique. — Ces kystes — dont les dimensions se présentent très variables et peuvent être très élevées (ainsi qu'en témoigne l'excessif développement du ventre de certaines femmes), sont arrondis, soit régulièrement, soit avec des bosselures qui sont la preuve de l'affaiblissement et de la résistance irrégulière des parois.

Parois.—Ces parois, vues extérieurement, ont une teinte bleutée, ou plutôt opaline.— Quand on les examine dans toute leur étendue, on remarque qu'elles sont lisses, ou parfois parsemées de végétations plus ou moins exubérantes et plus ou moins étalées ; on constate que des adhérences plus ou moins larges et plus ou moins multipliées unissent leur surface extérieure avec les parties voisines ; on y voit enfin un pédicule porteur du kyste et le reliant au ligament large.

Ces mêmes parois, vues intérieurement, apparaissent très irrégulières et cela, parce que la cavité kystique est cloisonnée, et divisée en loges de nombre et de dimensions variables : d'où les dénominations de *multiloculaires* quand les poches sont multipliées et de dimensions appréciables, — *pauciloculaires* quand il n'y a que quelques grandes loges, — *uniloculaires* enfin quand il n'existe qu'une seule poche digne d'attirer l'attention.

Ces poches, il faut bien le dire, ne sont très souvent d'ailleurs, que des aréoles communiquant plus ou moins bien les unes avec les autres, car les cloisons sont incomplètes, voire même à peine ébauchées. —

La structure pariétale comprend deux couches :

La couche externe est *fibreuse ;* elle est tapissée par un épithélium cubique qui n'a rien à faire avec celui du péritoine. —

La couche interne est *conjonctive* et élastique ; elle est revêtue sur sa surface cavitaire par des éléments cylindriques hauts et par des éléments caliciformes pouvant être très abondants, parfois aussi par des cellules ciliées.

Elle présente des dépressions qui sur une coupe apparaissent comme des glandes tubulées ; mais elle est également pourvue de végétations *intrakystiques* plus ou moins développées et pouvant être d'une exubérance extrême. — Or si la multiplicité des éléments quasi-glandulaires est due à la vitalité épithéliale, l'exubérance des bourgeonnements révèle par contre l'excessive prolifération conjonctive.

J'ajoute pour en finir avec cette étude des parois, que les couches qui les constituent et qui sont surtout bien distinctes au voisinage du pédicule, sont irriguées par des vaisseaux dont les troncs principaux rampent à la surface extérieure, qui forment un premier réseau dans l'épaisseur même de la cloison, et qui donnent enfin un réseau capillaire sous-épithélial interne.

Contenu. — Le contenu est un liquide produit par une transsudation séreuse que le voisinage immédiat de ce dernier réseau suffit à faire pressentir, — mais il est dû aussi en grande partie aux sécrétions muqueuses caliciformes ; et comme, ainsi que je l'ai déjà dit, il est des épithéliomes mucoïdes dont les éléments caliciformes sont très multipliés, on comprend aisément qu'à côté de contenus plus ou moins clairs et fluides, on rencontre des liquides filants et onctueux.

L'abondance est parfois extrême puisqu'elle va de 1 à 2 litres jusqu'à 20 litres, et même davantage ; et les éléments qu'il renferme sont, les uns exsudés comme l'eau, les sels, les substances albumineuses, les leucocytes et les hématies ; les autres, des cellules pariétales plus ou moins modifiées et des germes, d'ailleurs inconstants, d'infections secondaires.

* * *

Développement. — On sait que l'ovaire est recouvert par un épithélium formé d'une couche cellulaire unique et revêtant la glande dans toute son étendue, et que les cellules de cet épithélium — dénommé germinatif, s'accroissant et se multipliant chez le fœtus, en arrivent à *plonger* dans l'épaisseur du stroma, et à former ainsi de véritables cordons épithéliaux.

On sait encore que sous l'influence de la prolifération conjonctive de ce même stroma, ces cordons finissent par s'étrangler ; qu'ils se divisent même en blocs cellulaires, et que c'est de ces blocs cellulaires que partiront les follicules de De Graaf.

Eh bien, pour Waldeyer, ce sont ces cordons qui sont

l'origine même des kystes ovariques, par ramollissement central, par formation de liquide, et par distension des parois. Il y a donc là une déviation de leur développement, puisque formés pour la genèse des follicules de De Graaf, c'est à la formation kystique qu'ils ont abouti.

Pour Malassez et de Sinéty, le point de départ des kystes n'est point dans ces cordons-là, mais dans d'autres cordons, — dans des tubes épithéliaux qui ne s'invagineraient, eux, que pour devenir kystiques.

Pour Steffeck, enfin, pourquoi ne pas placer la genèse des kystes dans le follicule lui-même, puique l'épithélium folliculaire de même que les invaginations tubulaires, proviennent de l'épithélium germinatif ?

Et en somme, toutes ces opinions n'ont pas d'autre effet, que celui de nous montrer le rôle capital joué ici par l'épithélium ovarien, et de nous apprendre — en d'autres termes — que l'épithéliome s'est développé aux dépens des éléments normaux de la glande. — Or, au lieu d'invoquer ici l'importance de l'épithélium normal, ne pourrait-on pas incriminer des débris épithéliaux aberrants ? [1] car enfin, ainsi qu'il est remarqué dans l'ouvrage que je mentionne ici, non seulement on ne trouve pas dans l'ovaire normal, d'éléments auxquels on puisse rattacher les éléments des épithéliomes kystiques, mais encore certaines tumeurs dues à l'inclusion pendant la période embryonnaire de débris épithéliaux aberrants renferment des productions analogues.

*
* *

Le kyste de l'ovaire, une fois né, se développe d'une façon progressive et grandit dans ses dimensions. En

(1) *Précis de pathol. chirurg.* t. I. Paris, Masson, 1909, p. 260.

s'accroissant, il déplace ou tiraille les organes du petit bassin, et en fin de compte, se trouvant trop à l'étroit dans le pelvis, il s'élève dans l'abdomen.

Lorsqu'il est encore dans le bassin, quels sont les effets locaux de son accroissement ?

Il y a une action de compression et une action de distension.

La première s'exerce sur l'utérus, sur la vessie, sur le rectum, sur l'uretère, les nerfs et les vaisseaux ; mais il faut bien reconnaître que la pression ainsi exercée est plutôt un refoulement qu'une véritable pression et qu'elle ne saurait que de loin rappeler les compressions fibreuses, car d'une part la consistance du néoplasme n'est point la même, et d'autre part il ne demande qu'à s'élever avec l'augmentation de son volume. — Et voilà pourquoi les phénomènes de compression ne sont vraiment accentués qu'avec les variétés incluses.

La distension s'exerce sur les feuillets du ligament large qui est tout d'abord dédoublé ; sur la trompe qui, en même temps qu'elle s'applique, se laisse allonger, tirailler et étaler ; sur l'ovaire qui disparaît plus ou moins complètement à la surface de cette croissante expansion ; sur la vessie enfin, elle aussi plus ou moins étirée.

Puis, lorsque le kyste encore plus développé et muni d'un pédicule, s'est élevé au-dessus du petit bassin, il vient se mettre en contact avec la face profonde de la paroi abdominale, et pour cela, il doit refouler les anses intestinales dont la percussion révèle la sonorité particulière sur les parties supérieure et latérale de la masse.

L'utérus peut être entraîné en haut par le développement kystique, — et cela seulement lorsque la tumeur en même temps que très développée possède un court pédicule ; mais d'habitude il est abaissé et dévié, et ce déplacement est dû à la pression du kyste doublée de celle des anses intestinales d'abord, à un certain degré de prolapsus ensuite.

Lorsqu'enfin le kyste a acquis des dimensions très considérables, non seulement il élève les parois abdominales, mais encore il soulève les fausses côtes, comprime par sa dilatation excentrique les gros vaisseaux et l'uretère, et atteint jusqu'à l'estomac.

La tumeur ne va pas sans un peu de liquide ascitique peu abondant si elle n'est pas végétante, et dans tous les cas, nullement gênant pour un examen physique.

SYMPTOMATOLOGIE. — Lorsque la tumeur débute et se trouve donc encore dans le petit bassin, elle est latente — ou du moins elle n'est révélée que par des signes fort peu appréciables, et qui sont : les uns de véritables phénomènes réflexes, tels par exemple que le développement des seins, les sensations de gêne périnéale ou inguinale, ou lombaire, et les élancements..... ; les autres, des phénomènes utérins, dus à la congestion de l'organe ; et, somme toute, ce n'est qu'avec l'augmentation de leur volume que ces kystes peuvent être reconnus ; ce n'est que lorsque leur présence détermine une réelle gêne mécanique qu'ils peuvent être diagnostiqués. — Alors, en effet, non seulement la palpation bimanuelle peut faire reconnaître leur présence, mais encore ils se révèlent par quelques phénomènes qui se réduisent en douleurs, en troubles de compression, et en modifications menstruelles.

Ces douleurs ne sont pas rares — tant s'en faut ! Elles se présentent tantôt sous forme de pesanteurs aggravées par le mouvement, tantôt sous forme de névralgies. — Les phénomènes de compression s'exercent non pas seulement sur l'utérus qui ainsi se trouve dévié, mais encore comme nous l'avons vu, sur le rectum et sur la vessie, provoquant des besoins de défécation et de miction et parfois rendant difficiles ces deux actes. — J'ajoute enfin qu'assez fréquemment la menstruation est troublée, que les règles sont supprimées, irrégulières ou encore douloureuses.

Mais encore une fois, c'est la palpation bimanuelle qui apporte au diagnostic l'appoint le plus sérieux, car elle permet de sentir un corps, il est vrai d'autant plus difficile à délimiter qu'il est plus mobile ; mais qui malgré tout peut être saisi entre les deux mains, de façon à permettre de sentir sa régularité arrondie, son élasticité et son indépendance de l'utérus (à moins qu'il ne soit inclus dans le ligament large).

*
* *

A cette période succède une période abdominale dans laquelle la tumeur s'étant élevée, dépasse les limites du petit bassin et devient directement perceptible au niveau de l'abdomen, à moins que la femme ne soit d'une exceptionnelle adiposité, ou encore que la paroi ne présente une particulière rigidité — (auxquels cas l'examen sous anesthésie deviendrait nécessaire).

Généralement on est frappé par les dimensions du ventre, et à la simple inspection il apparaît ovoïde, avec saillie médiane ou plus volontiers latérale — avec dilatations veineuses de la paroi plus ou moins visibles — et parfois, avec des irrégularités ou même de véritables bosselures nettement apparentes, qui sont dues à l'existence de poches de dimensions irrégulières, c'est-à-dire à la présence d'un kyste multiloculaire.

La palpation révèle alors une masse sphérique, à contours nets, à limites supérieures et latérales assez facilement précisées, souvent pourvue de bosselures secondaires qui sont perçues, non seulement par les irrégularités qu'elles forment, mais encore par leurs inégalités de consistance ; pouvant être enfin déplacée si son développement n'a pas été extrême, et si des adhérences ne s'y opposent pas.

Cette masse est fluctuante, ainsi que le montrent des pressions alternatives exercées en deux points opposés ; et parfois, en faisant ces recherches, sentira-t-on une sorte de crépitation ou de vibration dont il faut rechercher la cause dans le *glissement* des parois kystiques et dans le déplacement des liquides de ses loges.

Elle est mate aussi — en avant — parce que la sphéricité kystique ne permet l'insinuation des anses intestinales qu'en haut et sur les parties latérales, où l'on retrouve leur sonorité.

Enfin par le toucher, on constate trois choses : 1° qu'il n'est possible d'atteindre le kyste que s'il est abaissé par une pression abdominale ; 2° que l'utérus est dévié ; 3° que ses mouvements ne se transmettent pas au kyste et inversement.

*
* *

Nous voici maintenant en présence d'un kyste ayant acquis des dimensions énormes. Il distend considérablement les parois abdominales ; et, de plutôt latéral qu'il était, il devient franchement médian, s'étalant dans tous les sens et surtout et de plus en plus en avant, amincissant les parois étirées, étalant la ligne blanche, sillonnant de vergetures une peau parsemée de veinosités, écartant la base du thorax, et gênant la respiration par refoulement du diaphragme.

L'abdomen peut, dès lors, acquérir 1 m. 20 — 1 m. 50

de circonférence ; et, lorsqu'on peut faire asseoir la malade on constate qu'en s'abaissant, il arrive au contact de la face antérieure des cuisses. La peau est énormément distendue, le réseau veineux se développe encore, parfois les lymphatiques se dilatent également, et l'ombilic s'étale sans faire hernie.

Les intestins étant complètement refoulés, et le kyste se trouvant en libre contact avec la paroi abdominale, il est aisé de sentir par la palpation, que la tumeur est globuleuse, ou bien encore qu'elle est multilobée, et qu'elle est mate, — et, comme elle renferme une grande quantité de liquide, il est facile d'en rechercher et d'en sentir les ondulations, à moins qu'il n'y ait plusieurs loges, ou que la tension intérieure ne soit très considérable, ou encore que le liquide ne soit d'une grande viscosité. — La sensation de flot est même parfois d'une netteté très caractéristique. Elle est sous le doigt. Une simple pichenette la révèle non seulement au contact de la main, mais encore à l'œil qui voit tremblotter et « frémir » la paroi amincie et tendue au-dessus du kyste.

Les troubles de compression déterminés par un tel développement sont des plus remarquables, mais leur intérêt diagnostique n'est pas grand, il s'atténue devant la cachexie commençante, et de plus, c'est faire de l'histoire ancienne que les rapporter, car ce n'est qu'exceptionnellement qu'on doit voir à cette heure des kystes très développés. — Quoi qu'il en soit, s'ils étaient dus pendant la période pelvienne à ce que le kyste se trouvait limité dans son expansion, ici ils sont dus à sa distension exagérée et ne dépendent pas, bien entendu, de la réaction des mêmes viscères.

Ce qui est à noter dans ces troubles, c'est leur ténacité, leur résistance aux traitements, et par suite : le sérieux appoint qu'ils apportent à l'altération de la santé générale. C'est ainsi que l' « irritation » gastrique réagit en nausées, en sensations douloureuses, en vomissements opiniâtres, en une véritable intolérance ; que la compression rectale se signale par la constipation, la production d'hémorroïdes, voire même par des signes d'occlusion. C'est ainsi encore que la vessie allongée et incapable de se distendre souffre de pollakiurie, et que si les uretères sont intéressés la dilatation totale des voies urinaires peut s'ensuivre.

Les vaisseaux n'échappent point à ces énormes distensions, et les varices, les œdèmes, les phlébites en sont la preuve. — Quant aux phénomènes douloureux, ils sont très différents les uns des autres, car leur source doit être cherchée non seulement dans l'action directe sur les branches nerveuses, mais encore dans l' « irritation » viscérale.

On a dit que la menstruation était beaucoup moins troublée qu'on ne serait tenté de le penser tout d'abord ; et cela est vrai. Or il faut voir la raison de cette quasi-intégrité, dans l'ordinaire unilatéralité des lésions, cela va sans dire ; mais encore en cas de bilatéralité, dans l'incomplète dégénérescence ovarienne. — Que si la menstruation est généralement persistante, elle est souvent aussi anormale, irrégulière, retardée, voire même accrue ; et les compressions vasculaires doivent être rangées à côté des phénomènes réflexes et des lésions utérines concomitantes dans la genèse de ces anomalies.

Complications. — Il y a trois grandes complications, les unes d'origine mécanique, les autres d'origine inflammatoire, la dernière appartenant à l'évolution kystique elle-même.

Voyons d'abord les complications mécaniques ! — Ce sont toutes celles qui résultent de la compression ; c'est l'urémie par oblitération des voies urinaires ; c'est la stercorémie par résorption intestinale ; ce sont les lésions cardiaques sous la dépendance de la compression des gros troncs vasculaires, toutes complications dont nous savons l'importance dans l'évolution vers la cachexie. — Mais ce n'est pas tout, et il y a encore la TORSION du pédicule, — torsion telle qu'elle peut aller jusqu'au détachement du kyste qui ne tient plus dès lors à son pédicule que par quelques adhérences.

Or cette torsion s'exécute lentement ou avec brusquerie :

Lente elle peut avoir pour conséquence un arrêt dans la marche du néoplasme ; mais très certainement cet arrêt n'est que momentané ; il est nul s'il ne s'agit que de vices de position temporaires, et quoi qu'il en soit, on voit alors, après une douleur plus ou moins vive, les accidents s'atténuer jusqu'à reproduction plus ou moins répétée et aggravée de la crise, soit à propos d'un effort ou d'un mouvement, soit sous la simple influence de la menstruation.

Brusque — ce qui est fréquent — la torsion est signalée par des phénomènes aigus, par une douleur subite et violente qui n'est que le prélude d'accidents péritonéaux..... : accélération du pouls, anxiété, facies grippé, nausées, vomissements.....

Trois conséquences sont à noter ici :

La première c'est la mortification, et l'infection péritonéale consécutive, par suite de striction très serrée et d'interruption dans le cours du sang ;

La deuxième c'est l'hémorragie intra-kystique, qui peut être très considérable, et qui est due à ce que la striction n'a interrompu que le seul cours veineux. L'hémorragie reconnaît d'ailleurs encore pour cause le traumatisme — auquel cas elle peut fort bien n'être pas profuse d'emblée. — Ce qui est certain, c'est que si elle se produit chez des femmes affaiblies, elle n'en finit pas moins par compromettre sérieusement l'existence.

La troisième, c'est la suppuration du kyste. Or cette suppuration (qui doit aussi sa production au développement de germes apportés par une intervention, ou simplement par le torrent circulatoire, ou même encore aux communications qu'établissent les adhérences entre la tumeur d'une part, et l'intestin ou une collection septique d'autre part), cette suppuration dis-je, est singulièrement aidée ici par la moindre vitalité du kyste tordu et par le *locus minoris resistentiae* qui en résulte. — Elle aboutit forcément, non seulement à des exacerbations locales et à de graves retentissements généraux, mais encore à l'issue du liquide dans le péritoine, dans la cavité intestinale, ou même à l'extérieur.

La rupture est encore une complication qu'il nous faut bien connaître. Elle succède à des causes directes comme un violent effort ou un traumatisme ; mais elle est facilitée par l'amincissement des parois dans les cas de surdistension, ou encore par leur altération.

Les symptômes par lesquels elle se révèle, varient suivant le siège de l'évacuation du kyste — siège qui n'est pas toujours le même, car si le plus fréquemment la rupture se fait dans le péritoine, elle se fait aussi quelquefois dans la vessie, dans le rectum ou dans le vagin.

Si l'évacuation est péritonéale, elle s'accompagne d'une douleur brusque plus ou moins aiguë, souvent suivie de lipothymies, d'angoisse, d'anxiété, de syncopes, de nausées, de vomissements....., en somme de phénomènes péritonéaux — et même de véritable péritonite suraiguë si le liquide n'est pas aseptique. Une fois la rupture produite, le liquide, s'il est séreux, peut être totalement résorbé, et s'élimine par d'autres voies, les reins et les sudoripares par exemple ; mais déjà, le diagnostic était fait parce que le liquide épanché se comporte comme celui de l'ascite — parce que la sensation de poche limitée n'existe plus — et parce que la sonorité a été déplacée.

L'ouverture vésicale, celles qui se font dans le vagin ou l'utérus ou la trompe sont rares ; et de plus, elles n'ont pour ainsi dire pas d'histoire, puisqu'elles s'effectuent :

1° Dans des cavités généralement non septiques ; 2° dans des cavités qui bénéficient d'un drainage naturel. — Mais plus fréquente et surtout plus intéressante est la perforation digestive — particulièrement rectale — car si d'emblée elle se déclare par l'émission d'un flux abondant qui s'accompagne de sédation, elle est généralement suivie d'infection.

Lorsqu'enfin le kyste s'ouvre au travers des parois abdominales, il n'en saurait résulter que de l'aggravation ; en effet, c'est généralement à l'ombilic que se fait la rupture — par conséquent haut située ; de plus elle est précédée d'adhérence, de phlegmasie et de suppuration ; puis enfin l'ouverture devient fistuleuse et par conséquent source plus ou moins active d'hecticité.

* * *

Indépendamment de la péritonite généralisée dont nous venons de voir une des causes, ou de celles qui succèdent à la torsion du pédicule ou à la suppuration kystique, il existe des poussées de PÉRITONITES PARTIELLES qu'il est nécessaire d'étudier ici, car non seulement elles s'accompagnent de symptômes aigus, de douleurs, de sensations plus ou moins vives de tiraillements, de ballonnements et de fièvre, mais encore elles laissent à leur suite des adhérences avec les viscères voisins — adhérences causes de douleurs — causes possibles d'occlusions, causes enfin de complications opératoires.

Le processus commence par une inflammation plus ou moins superficielle, et par la desquamation épithéliale, par la rougeur et le dépoli des surfaces. Il se continue par la production de fausses membranes et par leur organisation.

Parfois il est atténué, et la desquamation qui aboutit à la constitution d'adhérences est due aux contacts, aux compressions, aux frottements, aux *irritations* qui en dépendent.

D'abord lâches, « plastiques », puis consistantes et solides, ces adhérences s'établissent soit avec l'épiploon, soit avec les anses intestinales, soit avec les parois..... et l'on sait quelles peines et quelles difficultés elles occasionnent au cours de certaines interventions. — Il faut pourtant savoir que si quelquefois elles sont très multipliées, au point d'immobiliser le kyste, elles ne sont nullement fatales, et que, même dans un grand nombre de cas elles ne succèdent pas au refoulement des parties.

*
* *

La prolifération qui caractérise les « kystes ovariques » et qui fait ranger ces productions dans les tumeurs épithéliales, permet de comprendre que certaines formes évoluent avec activité et par des allures vraiment malignes.

Le plus souvent, il est vrai, lente est l'évolution kystique, et par conséquent la malignité est en quelque sorte latente ; mais elle n'en existe pas moins dans la structure intime puisque l'épithélium est en activité, et de plus les végétations parfois si exubérantes sont là pour le prouver — végétations intérieures quelquefois si touffues, que non seulement elles envahissent toute la cavité mais encore qu'elles deviennent extérieures,— végétations externes ordinairement moins développées, mais analogues.

Or ces végétations s'accroissant et proliférant, contractent des adhérences ; elles se greffent sur les parties voisines, elles diffusent des métastases à la surface de la séreuse. — C'est assez dire leur grande activité cellulaire et leur malignité.

Diagnostic. — On ne peut faire le diagnostic de kyste de l'ovaire que lorsqu'on arrive à palper la tumeur elle-même.

Or, à moins que cette tumeur ne soit d'un volume très considérable — et même parfois *malgré ce volume*, plusieurs causes peuvent apporter de grandes difficultés à la palpation. Ces causes sont :

D'abord l'épaisseur anormale des parois abdominales,

Puis la trop grande tonicité musculaire de ces parois,

Ensuite la grande distension intestinale ou vésicale,

Enfin la grossesse.

Il faudra donc s'attacher à lutter contre toutes ces difficultés, par une palpation soigneuse, sans brusquerie, mais profonde, épousant les mouvements de la respiration, et pratiquée pendant que les cuisses sont en flexion et en abduction légère. — Il faudra également pratiquer le cathétérisme de la vessie, et tenter de diminuer la distension gazeuse intestinale par l'introduction d'une canule rectale, et par un massage approprié. — Et quant à la grossesse j'y reviendrai ci-dessous.

Ceci posé, étudions le diagnostic :

a le kyste étant dans le petit bassin,

b Le kyste étant développé dans l'abdomen.

KYSTE PELVIEN. — Ne peut-on pas le confondre avec un noyau inflammatoire ? — Cela paraît difficile, étant donné que la marche de ce dernier n'est pas la même, qu'elle n'est pas torpide, qu'elle débuta d'une façon aiguë — étant donné encore, qu'il y a coexistence de lésions non douteuses utéro-annexielles — ou d'une appendicite à laquelle il faudra également songer, soit dans ses formes douloureuses, soit dans ses abcès enkystés ; — étant donné enfin que la délimitation d'un noyau inflammatoire est beaucoup moins facile et plus douloureuse.

La confusion est-elle possible avec une hématocèle? Le siège n'est pas le même. — Les limites sont ici plus diffuses ; la consistance ne se maintient pas identique ; et il y a induration progressive ; enfin le début s'est fait avec acuité.

Peut-on penser à une rétrodéviation adhérente ? — Ce n'est toujours pas le même siège. — Il y a des douleurs — le toucher perçoit la consistance bien particulière du tissu utérin, en même temps que l'immobilité de l'organe, — et si la grossesse n'est pas soupçonnée, le cathétérisme exigera une direction telle de l'instrument qu'on sera mis sur la voie. —

KYSTE ABDOMINAL. — Quand on constate avec netteté les caractères de tumeur globuleuse, mate, évoluant sans acuité et donnant une sensation de flot, il est bien inutile de se demander avec quoi on pourrait la confondre. — Malheureusement, nous le savons déjà, ces caractères ne sont souvent qu'ébauchés par suite des difficultés de l'examen ; et dès lors, on en vient à se demander s'il ne s'agirait pas d'une fausse tumeur — si ce n'est pas une simple ascite — une grossesse — une tumeur fibro-myomateuse — ou une volumineuse hydronéphrose.

Or les fausses tumeurs, les tumeurs fantômes, les grossesses nerveuses relèvent d'un état hystérique. — Il y a bien distension abdominale, mais c'est une distension gazeuse par tympanisme intestinal ; c'est de plus une distension gazeuse limitée par des contractures localisées ; et il faut bien dire que si l'on demeurait dans le doute on pourrait avoir recours au sommeil chloroformique très capable de lever les incertitudes du diagnostic.

Sur le diagnostic avec l'ascite, il y a beaucoup à dire. — Ainsi il est bien entendu que le ventre des ascitiques n'a pas la forme de celui des kystiques, puisque le premier s'étale, tandis que le second pointe en avant après avoir débuté latéralement. — Il est bien entendu aussi que la distribution des zones sonores et mates n'est point la même dans les deux cas — que dans l'ascite, il y a matité dans les parties basses, et tympanisme à l'ombilic et au-dessus, — que dans le kyste il y a matité antérieure et sonorité dans les flancs — que dans l'ascite enfin les zones se déplacent avec les diverses inclinaisons du corps. — Il est bien entendu encore que le kyste ne se développe pas aussi vite, et que dans l'ascite l'utérus a gardé sa mobilité.

Mais il est des cas — nous l'avons déjà dit — dans lesquels il y a coexistence d'un kyste et d'une ascite, — d'autres dans lesquels il s'agit d'épanchements péritonéaux enkystés — et ce sont là des causes de réelles difficultés.

Or dans la première éventualité, on recherchera le kyste à travers la fluctuation superficielle ascitique, en déprimant par petits coups secs le liquide péritonéal et en arrivant ainsi sans transition sur une tumeur plus dure et plus profonde qui donne à la main qui palpe une sensation analogue à celle du ballottement fœtal dans les cas de liquide très abondant.

Dans la deuxième éventualité le diagnostic est d'une réelle difficulté puisqu'il y a d'une part épanchement liquide, et d'autre part limitation de cet épanchement. — Il est vrai qu'il s'agit ordinairement d'étiologie tuberculeuse ou cancéreuse et qu'on peut être guidé par les antécédents, par l'état général et par la ponction qui débarrasse le champ d'examen et permet de constater des masses néoplasiques.

On sait les difficultés qu'il y a parfois à distinguer un kyste ovarique d'une grossesse. — La chose se comprend quand on songe : 1° que les grands signes ne sont perçus qu'à 4 mois 1/2; 2° qu'il peut très bien se faire qu'on ne les perçoive pas clairement — par exemple dans les cas de parois abdominales très épaisses et surtout dans les cas d'hydramnios, c'est-à-dire dans les cas d'exagération en la quantité du liquide amniotique — ce qui est une vraisemblance kystique.

Il faudra donc se rappeler qu'il est de toute nécessité non seulement de rechercher d'une façon soigneuse les signes de certitude, et de se dire que puisque ces signes ne sont pas toujours l'évidence même, il ne faut pas négliger les renseignements donnés par les signes rationnels ; mais il faudra aussi se souvenir que certains de ces signes peuvent exister en dehors de la grossesse ; tels le gonflement des seins, l'aménorrhée, les modifications cervicales.....

Certaines variétés de fibro-myomes utérins peuvent donner le change et en imposer pour des kystes ovariques. — C'est qu'il s'agit en somme ou de fibromyomes infiltrés, ramollis, œdémateux, pseudo-fluctuants, ou de tumeurs pourvues de cavités kystiques, de géodes, qui peuvent être assez développées pour changer complètement l'aspect du fibrome. — Mais nous savons que les fibromes ont avec la matrice des connexions plus intimes que les kystes ; que leur fluctuation, si elle existe, n'est que de la pseudo-fluctuation, c'est-à-dire qu'elle est très obscure ; qu'ils sont généralement hémorragipares; qu'ils s'accompagnent d'un agrandissement de la cavité utérine; qu'ils apparaissent surtout enfin à partir de la trentième année. —

Lorsqu'on sait que l'hydronéphrose peut acquérir de telles dimensions, qu'elle occupe toute la cavité abdominale, on n'est point étonné qu'elle ait été souvent prise pour un kyste de l'ovaire si l'on n'a pas assisté à ses débuts. — Il faudra dès lors interroger les antécédents — rechercher le déplacement du colon qui, dans les tumeurs rénales est porté en avant de la tumeur et rapproché du plan médian — et pratiquer l'analyse du liquide qui dans l'hydronéphrose est moins dense, privé de paralbumine, et très capable de contenir beaucoup plus d'urée et d'acide urique.

Quand le kyste de l'ovaire est diagnostiqué, tout n'est pas terminé, et il est bon de savoir — en vue de l'opération — si le kyste est libre ou s'il est adhérent. — On peut soupçonner les adhérences si la tumeur est volumineuse, s'il y a eu à une ou plusieurs reprises des accidents plus ou moins aigus de réaction péritonéale, si la peau ne glisse pas sur la tumeur, si en certains points on éprouve une sensation de rugosités, et si la délimitation en est malaisée.

Pronostic. — Une affection dont l'évolution naturelle est inexorable, qui ne peut guérir que par une intervention toujours importante et très difficile s'il y a des adhérences, et dont les complications présentent la gravité que nous avons appris à connaître, doit être considérée comme une affection très sérieuse.

TRAITEMENT. — Il n'y a qu'un traitement du kyste de l'ovaire, c'est le traitement chirurgical radical — c'est l'ablation après laparotomie ; — c'est l'ovariotomie.

Or il ne faut pas attendre que le kyste ait atteint un certain volume pour s'occuper de son ablation. — Il faut que celle-ci soit pratiquée de bonne heure ; — et plusieurs raisons militent sérieusement en faveur de cette hâte :

1° D'abord, ce fait que l'opération est beaucoup plus aisée lorsque la tumeur est petite ;

2° Ensuite, cet autre fait qu'une tumeur jeune a bien des chances de n'être pas adhérente ;

3° Enfin l'ignorance dans laquelle nous sommes, de ce que pourra devenir l'évolution ultérieure du kyste. — Se comportera-t-il comme une tumeur bénigne ? ou bien ne va-t-il pas végéter, se greffer, se généraliser ?..... Et je ne parle pas des autres complications déjà vues, qui auront d'autant plus de chances d'être évitées que le diagnostic hâtivement fait sera rapidement suivi de l'intervention.

J'ajoute qu'il n'y a vraiment pas de contre-indications à cette ovariotomie, car ni l'âge de la malade, ni les complications (dont quelques-unes sont même de formelles et urgentes indications), ni même la grossesse ne sont des causes d'abstention. —

Je ne décrirai pas minutieusement les diverses phases de cette intervention, vraiment très simple à l'heure actuelle, lorsqu'elle n'est pas encombrée d'adhérences. — Je dirai seulement que l'asepsie doit être absolument et scrupuleusement observée, soit avant l'incision des couches de la paroi, soit pendant les manœuvres abdominales.

La laparotomie une fois faite, le kyste se présente avec sa surface lisse, bleutée ou bosselée, ou même parsemée de végétations. — Il faut extérioriser ce kyste, et s'il est volumineux, il peut être, dès lors, nécessaire de le vider avec un gros trocart.

Le kyste étant bien attiré au dehors, on en recherche le pédicule qu'on sectionne et qu'on ligature — après quoi il ne reste plus qu'à bien s'assurer de l'hémostase, et à faire la toilette du péritoine, car l'opération est à terminer maintenant par la suture de la paroi.

J'ai dit qu'il faut opérer de bonne heure ; j'ajoute qu'il faut opérer vite. — Or cela, les adhérences ne le permettent pas toujours, — surtout les adhérences intestinales ; et pour les détacher lorsqu'elles ne sont pas lâches, il faut de la patience et de l'ingéniosité. — Si elles sont particulièrement étendues, on devra se résoudre à l'extirpation incomplète, c'est-à-dire à l'ouverture du kyste, à son évacuation, à la résection de tout ce qu'on en peut enlever, et à suturer les bords « de ce qui reste » aux lèvres de la partie inférieure de la plaie.

Lorsqu'il existait des lésions bilatérales ayant nécessité l'ovariotomie double, la menstruation se trouve supprimée, et les malades présentent plus ou moins intenses et plus ou moins durables les troubles fonctionnels de la ménopause artificielle.

* * *

Deux mots, pour terminer cette étude, au sujet des tumeurs dites à tort : kystes dermoïdes. — Je dis : *à tort*, parce que si ces productions sont kystiques ce n'est point en cela qu'est leur intérêt ; et d'autre part si leur paroi présente le plus habituellement des apparences de peau, il ne faut pas croire que la structure en soit partout cutanée. — Les précédentes se nommaient épithéliomes kystiques, celles-ci sont des embryomes kystiques, c'est-à-dire des tumeurs complexes..... à tissus différents. —

Ces tumeurs sont d'une fréquence inférieure à celle de la variété précédente, et leur volume, quoique variable, n'atteint ordinairement pas de grandes dimensions, ne dépassant pas d'habitude celui d'une tête de fœtus.

Vues extérieurement, elles apparaissent lisses et pâles, uni ou multilobées. —

Vues intérieurement, elles présentent une paroi de prime abord cutanée, plus ou moins macérée, plus ou moins irrégulière, et parfois cloisonnée — de telle sorte qu'il en résulte une série de loges de formes variées. —

Il y a un contenu, mais ce contenu est « très mêlé » attestant ainsi la variété des tissus générateurs. — La matière sébacée prédomine avec produits de desquamation et parfois mélangée d'un peu de sang et de caillots ; — des productions pileuses s'y trouvent, des débris épidermiques, des dents et des ongles, — mais aussi de la substance musculaire, de la substance osseuse, cartilagineuse, cellulo-adipeuse, nerveuse, voire encore des parties d'organisation plus développée : des ébauches linguale et oculaire, des formations glandulaires salivaires, des débris thyroïdiens, des parties fœtales même.

Quelle est la structure de la paroi ? — En certains points elle est formée par le tégument externe, c'est dire qu'elle comprend une couche épidermique, un derme avec ses papilles, quelquefois des glandes sudoripares, très souvent des glandes sébacées, et enfin des poils. — Mais comme je viens de le dire, cette structure n'est pas *généralisée*, et il est des points très différenciés. — C'est ainsi que l'épithélium peut être cylindrique caliciforme, cilié, pavimenteux, absent même et ne laissant voir que du tissu conjonctif. — Au-dessous de ce revêtement tout interne se trouve une forte couche fibreuse.

Quelle est la pathogénie de ces kystes ? — Il y a d'abord la théorie de l'enclavement ectodermique.

Pour comprendre cette théorie, rappelons-nous que dans le développement de l'embryon, la multiplication cellulaire aboutit à la disposition en deux feuillets — interne et externe — entre lesquels vient s'interposer plus tard un troisième feuillet ou feuillet moyen ; — que ces trois feuillets portent le nom de blastodermiques et subissent, une fois constitués, des modifications et des différenciations cellulaires qui aboutissent finalement à la formation des organes.

Or, admettons que certains éléments du feuillet ectodermique se trouvent enclavés, au cours du développement fœtal, au milieu des autres tissus. — Il en résultera ce fait que, s'accroissant ultérieurement, ils donneront naissance à la formation atypique des tissus dont ils sont le point de départ normal. —

Cette théorie ne saurait pleinement nous satisfaire, puisque nous savons l'existence dans ces kystes, de produits complexes et non pas seulement ectodermiques, — des produits dérivés de tous les feuillets.

Il y a encore la théorie de la parthénogénèse.

Celle-ci repose sur ce fait que l'ovule a le pouvoir de se développer, de se diviser, et par suite d'aboutir à des tissus, — non pas, comme il a été dit, en dehors de toute fécondation, mais bien « sous l'influence d'une fécondation héréditaire et latente » (Duplay et Cazin). — Cela revient à dire que l'action initiale de la fécondation peut se poursuivre pendant plusieurs générations, mais en diminuant progressivement sa puissance — on le comprend — et en aboutissant, par conséquent, à des produits incomplets et imparfaits. —

Deux objections sont faites à cette théorie : la première, à savoir que la parthénogénèse n'aurait jamais été directement observée chez les vertébrés ; — la deuxième, à savoir qu'on ne saurait expliquer par elle le développement d'un embryome kystique chez l'homme.

Il y a ensuite la théorie de la cellule nodale, de Bard.

Elle dit à peu près ceci — : Les cellules des feuillets blastodermiques, desquelles dérivent les cellules — (*et par conséquent les tissus* — ET PAR CONSÉQUENT LES ORGANES) — de l'embryon, proviennent elles-mêmes de la cellule ovulaire ; c'est assez dire qu'il y a en puissance dans chaque cellule ovulaire, la propriété de produire des tissus divers. — Supposons donc que l'une de ces cellules soit arrêtée dans sa transformation évolutive ; — si plus tard elle reprend sa marche au milieu d'éléments qui sont différents parce que formés par des cellules ayant continué leur évolution, il en résultera la naissance de tissus divers et variés.

Il y a enfin la théorie de l'enclavement blastomérien. —

On appelle blastomères les sphères qui proviennent de la segmentation primitive de l'œuf fécondé. — Or ces blastomères sont capables, s'ils sont isolés, de reproduire un embryon moins développé que l'embryon normal — et d'autant moins développé qu'il provient d'un blastomère issu d'une segmentation plus avancée.

Supposons donc la séparation et l'isolement d'un blastomère, puis son évolution au sein des feuillets embryonnaires en marche, nous aurons ainsi l'explication de la naissance possible d'un embryome kystique.

* * *

Les kystes dermoïdes sont plus bénins que les variétés précédentes — leur marche est encore plus lente. — Ils peuvent se rompre et cette rupture serait plus grave comme conséquence que celle des variétés mucoïdes. — Ils peuvent être douloureux par eux-mêmes. — Leur palpation ne donne pas, comme dans les tumeurs mucoïdes, la sensation, que nous connaissons, de régularité, de fluctuation, ou de rénitence ; mais plutôt une sensation pâteuse, et même la perception des éléments bizarres dont nous avons déjà parlé.

DES KYSTES PARA-OVARIENS

Définition. — Les kystes para-ovariens, ou de la région ovarienne, sont des kystes primitivement inclus dans le ligament large, et développés aux dépens de l'organe de Rosenmüller, qui n'est lui-même autre chose qu'un ensemble des débris embryonnaires du corps de Wolff.

Anatomie pathologique. — Ces kystes ont donc leur lieu d'origine entre les deux feuillets du ligament large.

Peu considérables — ce qui est la règle — ils écartent petit à petit ces feuillets ; ils peuvent même occuper tout le ligament, et, dans ce dernier cas repousser l'utérus, étirer plus ou moins la vessie, et comprimer l'uretère.

Que, s'ils viennent à se développer de plus en plus, ils s'élèvent et se pédiculisent alors plus ou moins longuement au-dessus des feuillets.

Presque toujours ils sont uniloculaires ; aussi leur forme est-elle arrondie et sphérique, n'allant pas au-delà des dimensions d'une tête fœtale.

Leur surface externe est polie et glisse entre les feuillets du ligament large, car elle est baignée d'un tissu conjonctif lâche, et suffisamment vascularisé.

Leur surface interne est tapissée par un épithélium

lisse, et dans ce cas, elle retient un liquide semblable à de l'eau de roche, et ne rappelant donc nullement celui, plus ou moins consistant, des kystes ovariques. — Il est pourtant encore une variété dans laquelle cette surface interne est plus ou moins hérissée de productions papillaires, et, dans ce cas le liquide contenu est visqueux, voire même coloré par le sang.

La paroi est généralement fort mince, et elle comprend dans sa texture une couche externe de nature conjonctive, et une couche interne, de nature épithéliale, la première formée de plusieurs lamelles, contenant parfois des éléments musculaires lisses et des vaisseaux ordinairement peu développés ; la deuxième comprenant une seule couche d'épithélium muqueux, polymorphe, cylindrique simple et à cils vibratiles, avec quelques cellules caliciformes.

Symptomatologie. — Ces kystes qui, pour être beaucoup moins fréquents que les kystes ovariques vrais, ne sont pourtant pas rares, ont une symptomatologie qui ressemble beaucoup à celle de ces derniers ; mais cela seulement lorsqu'ils ont un certain volume ; et dès lors on a l'augmentation du ventre ; on a la saillie arrondie et régulière et surtout latérale; on a les phénomènes de compression que nous avons appris à connaître ; on a enfin la matité et la très nette fluctuation ; et il faut, bien entendu, pour percevoir tous ces signes, que les parois abdominales ne soient ni épaissies, ni contractées.

D'autre part, comme d'habitude ce volume est beaucoup moins considérable, et que par suite la tumeur est surtout pelvienne, elle réagit par les compressions qu'elle exerce en avant sur la vessie, en arrière sur le rectum, et en bas sur les culs-de-sac vaginaux, où elle vient former une saillie régulière, non douloureuse et rénitente.

L'état général ne se modifie pas, même avec un volume considérable.

Marche. — La marche se développe avec lenteur, et il peut même se faire qu'au bout d'un certain temps le kyste reste stationnaire puis subisse une nouvelle poussée.

La minceur des parois permet de comprendre leur rupture — rupture d'ailleurs souvent inoffensive et pouvant s'accompagner de la résorption du liquide lorsqu'il est aseptique, mais aussi d'une réaction des plus graves, *puisque la mort subite a été signalée.*

Le kyste peut encore se compliquer de torsion pédiculaire et de complications inflammatoires, mais les conséquences de ces incidents n'ont pas le retentissement qu'ils produisent sur les kystes ovariens.

Enfin nous avons vu que certaines variétés contiennent des végétations papillaires ; et ceci fait songer à la malignité ; — le fait est que les kystes para-ovariens peuvent se comporter comme tumeurs à évolution rapide et proliférante.

Diagnostic. — Ce diagnostic peut être très difficile — la confusion étant quasi fatale avec les kystes de l'ovaire vrais s'ils sont volumineux ; et dans le cas contraire, leur recherche participant de toutes les obscurités des diagnostics pelviens. —

Je rappellerai seulement cependant que les masses fibreuses ont une toute autre consistance, et que les affections salpingiennes ayant une évolution bien différente, ne présentent aussi ni cette régularité, ni cette indolence.

Traitement. — Bien que la guérison ait été signalée après la ponction, et qu'autrefois cette intervention fût le seul traitement de ces tumeurs, elle ne doit plus être employée parce que l'extirpation radicale est une méthode de toute sûreté, et parce que d'autre part, elle est bénigne. — Il faut donc laparotomiser.

Lorsqu'il existe des adhérences, l'énucléation du kyste peut être très laborieuse ; elle peut même être impossible ; et dès lors, on se trouve dans la nécessité de faire une ablation incomplète, et d'exciser une partie plus ou moins étendue des parois.

FIBROMES DES OVAIRES

DÉFINITION. — Ils constituent une des variétés des tumeurs solides des ovaires — variété bénigne.

ETIOLOGIE. — Les fibromes sont des tumeurs rares. Elles affectionnent l'âge moyen de la vie génitale, et occupent généralement un seul côté.

ANATOMIE PATHOLOGIQUE. — Le nom seul de « fibrome » fait penser à la nature histologique de la tumeur, mais il vaudrait mieux dire : *dégénérescence fibreuse*, car il se développe dans le stroma ovarien par une hyperplasie telle de ses éléments que les parties nobles ne tardent pas à en être atrophiées, je dirais même : à disparaître.

Comme structure, le fibrome est surtout *fibreux ;* et dès lors, il y a peu ou pas de fibres musculaires. — Lorsqu'il y en a, il rappelle le fibrome utérin. — Il est dans ce cas assez petit et ne dépasse généralement pas les dimensions d'une petite orange ; il est dur et mamelonné, plus ou moins arrondi dans son ensemble, et quelquefois presque uni ; il est enfin blanchâtre ou à peine teinté de rose.

Le développement peut, au contraire, être considérable lorsque aux éléments fibreux vient s'ajouter une prolifération cellulaire qui fait de ces tumeurs des fibro-sarcomes.

*
* *

Les fibromes de l'ovaire sont soumis à diverses transformations qui sont : la calcification en bloc ou en foyers séparés, et la dégénérescence qui est due à une insuffisante nutrition de leurs tissus, et qui est suivie, par désintégration, de la formation de géodes contenant du liquide trouble.

Comme ils sont ordinairement pédiculés et que leur pédicule est grêle, long et mince, ils sont exposés à la torsion de ce pédicule ; mais cette disposition n'existe pas toujours, et dès lors la tumeur s'étend en éloignant les feuillets du ligament large.

Parfois le développement vasculaire est considérable, et la tumeur peut subir des poussées inflammatoires aboutissant à la suppuration.

SYMPTOMES ET DIAGNOSTIC. — L'ascite attire quelquefois tout d'abord l'attention ; mais la tumeur existait latente ou ne donnait que quelques vagues et irrégulières douleurs, ou bien encore ne se révélait que par des symptômes plus ou moins inexplicables. — Parfois le premier signe révélateur est une torsion du pédicule et le tableau de l'occlusion aiguë.

Lorsque la tumeur est constituée, elle peut être nulle en tant que symptômes fonctionnels — et alors elle est découverte fortuitement ; ou bien elle se caractérise par les phénomènes de compression qu'elle exerce sur les viscères, sur les nerfs, plus rarement sur les vaisseaux, phénomènes pouvant être d'autant plus accusés que l'augmentation de volume de la masse a rapidement évolué.

Les symptômes généraux sont insignifiants ; et pourtant, on a signalé l'amaigrissement et la cachexie, mais alors l'évolution est rapide — contrairement à ce qu'elle est dans la norme.

L'examen physique révèle l'existence d'une tumeur dont les caractères sont : parfois une extrême mobilité, toujours sa dureté, son état mamelonné, son indépendance d'avec l'utérus.

Diagnostic. — Il n'est pas toujours facile de dépister la genèse ovarienne de la tumeur, et il faut surtout songer à la confusion possible avec un fibrome utérin pédiculé.

Quelle en est la nature ? — On ne confondra pas avec un kyste, à cause de la résistance du tissu, de la marche très lente, du petit volume. —

Les annexites sont très différentes dans leur marche. La douleur et les retentissements locaux y sont très accusés ; il y a des antécédents ; et quant aux résultats du toucher, ils ne sauraient vraiment se comparer.

Pronostic. — Le fibrome est une tumeur bénigne et son pronostic est favorable, mais il faut pour cela qu'il soit pur.

D'autre part il peut évoluer vers la malignité par dégénérescence fibro-sarcomateuse — chose qu'il est malaisé de reconnaître, du moins dans les débuts.

D'autre part encore il ne faut point perdre de vue les accidents de compression rapide et de torsion dont nous avons parlé.

Traitement. — Le fibrome doit être enlevé par laparotomie ; et l'indication est encore plus pressante, s'il y a des douleurs, des accidents de compression, et si la tumeur augmente.

CANCER DE L'OVAIRE

Définition. — Ce nom de cancer désigne la malignité, c'est-à-dire : la marche rapide, les métastases, la récidive possible, le retentissement sur l'état général.....

Anatomie pathologique. — Deux variétés présentent ces caractères, le sarcome et l'épithéliome.

Le sarcome appartient à l'âge adulte, comme l'épithéliome appartient à l'âge avancé. — Il est constitué par la variété à grandes cellules et par celle à petites cellules quand il s'agit d'une forme pure; mais nous savons aussi qu'il peut se développer sur l'élément fibreux (fibro-sarcome), et qu'il peut s'adjoindre du tissu muqueux (myxosarcome) — lequel tissu muqueux n'existe guère chez l'adulte qu'en ces unions fibromateuses ou sarcomateuses. — J'ajoute que ces productions sont d'autant moins dangereuses qu'elles s'éloignent davantage du type franc. —

Une fois développées elles forment des masses volumineuses et largement bourgeonnantes, riches en développements vasculaires ; elles peuvent se pédiculer, tordre leur pédicule et présenter dès lors les conséquences de telles dispositions.

* * *

L'épithéliome revendique deux formes : une forme végétante et une forme infiltrée. — Nous connaissons la première en ce sens que nous avons appris que si les épithéliomes kystiques mucoïdes évoluent lentement dans la majorité des cas, ils peuvent aussi faire éclater leur malignité latente par une prolifération rapide, par l'*activité* de leurs végétations, et par leurs métastases..... —

Mais il existe une seconde forme — celle à laquelle la clinique réserve spécialement la dénomination de cancer de l'ovaire — qui forme une tumeur solide, envahissant habituellement les deux côtés, à consistance ordinairement ferme, à volume irrégulier, constituée enfin par des formations tubulées, c'est-à-dire par des boyaux épithéliaux avec cavité centrale et infiltration cellulaire dans le tissu conjonctif ambiant.

* * *

Je rappelle ici en terminant, l'adénomyome de Recklinghausen, c'est-à-dire les tubes épithéliaux des fibromyomes, susceptibles d'évolution maligne — je l'ai dit en citant les transformations fibromyomateuses.

Symptomatologie. — Ce qui est remarquable dans les productions malignes, c'est l'allure — qui est pourtant moins aiguë dans le sarcome, et surtout dans les variétés mixtes. — Ce signe de la rapidité est tellement important que lorsqu'on voit une tumeur à allures bénignes évoluer tout à coup avec rapidité, il faut penser à sa transformation.

L'ascite existe constamment, et souvent le liquide est teinté de sang dans la variété épithéliale.

A côté de ces deux grands signes, j'ajouterai les

douleurs, plus ou moins caractérisées, mais spontanées et précoces dans l'épithélioma ; l'œdème des membres inférieurs, les phénomènes de compression lorsque le volume est devenu considérable ; et la rapidité de la cachexie, sur les détails de laquelle il est inutile de s'appesantir.

D'autre part, si le sarcome et le cancer demeurent pendant une certaine période mobiles, ils se fixent de très bonne heure ; ils s'immobilisent ; et si j'ajoute qu'on sent alors des masses dures et bosselées, et qu'on éprouve une sensation nette de diffusion et de délimitation difficile, je montrerai par là même que le doute ne saurait plus exister au sujet de la malignité.

La mort se produit dans le marasme, mais elle peut aussi succéder aux propagations péritonéale, pleurale, péricardique..... aux envahissements stomacaux, intestinaux, hépatiques, pulmonaires et ganglionnaires.....

Traitement. — Il résulte de ce que nous avons dit au sujet de la rapidité de la marche — de l'envahissement des ganglions, de la précocité des adhérences, et des récidives, que le traitement ne saurait être que palliatif.

Cependant lorsque l'ablation est possible, il y a intérêt à la faire, à cause du soulagement qui peut en résulter — ablation aussi hâtive que possible — ablation complète, c'est-à-dire avec annexes et utérus.

DES SALPINGO-OVARITES

Définition. — On désigne sous ce nom, l'infection microbienne des annexes de l'utérus.

Remarquons tout de suite que les deux organes : ovaire et trompe, marchent ensemble (et cela se conçoit, étant donnée l'étroitesse de leurs rapports), et que le plus souvent ils voient leurs lésions accompagnées de celles du péritoine et du tissu cellulaire voisin.

Etiologie, Pathogénie. — La salpingo-ovarite — affection d'une grande fréquence — se produit pendant la vie génitale, et particulièrement *pendant les débuts de la vie génitale.*

On peut observer des ovaro-salpingites à la suite de maladies générales, de la scarlatine, de la rougeole, de la variole, de la grippe, de la pneumonie, des oreillons.

On les observe par cause intestinale, c'est-à-dire par entérite, par fièvre typhoïde..... et nous connaissons les relations de l'appendice avec les annexes droites, bien capables d'expliquer les propagations de l'une à l'autre.

On observe enfin les salpingo-ovarites à la suite des inflammations utérines surtout. — C'est dire que la métrite est la cause principale de l'infection tubo-ovarienne. — Or, dans la métrite, nous devons d'abord distinguer la variété puerpérale — celle-ci succédant à un accouchement ou à un avortement plus ou moins septiques ; ensuite la variété blennorragique, la plus fréquente pour certains auteurs ; enfin la métrite par explorations ou interventions utérines, par la contamination de l'hystéromètre, par insuffisance de l'asepsie préopératoire.

Et tout cela revient à dire que nous devons trouver ici des germes variés. — Ces germes pathogènes sont par ordre de fréquence le streptocoque, le gonocoque, le staphylocoque, le pneumocoque.....

Comment se produit l'infection ? — Elle se fait d'abord de proche en proche et par continuité de tissus — et, bien que certains auteurs l'aient contesté, c'est par la muqueuse que se fait la progression pathologique. Que si, on a pu objecter que c'est souvent la région la plus externe des annexes qui est particulièrement atteinte, alors que le côté interne, juxta utérin, est quasi indemne, on peut aussi répondre que dans l'orchite blennorragique, il y a entre le testicule *contaminé*, et l'urètre *contaminateur*, une partie saine intermédiaire, qui a cependant été la « voie » de propagation.

De plus, il existe d'ordinaire entre l'intestin et la trompe malade des adhérences qui, par les lymphatiques qu'elles contiennent font communiquer les deux viscères et servent de vecteurs aux microbes, et des exsudats qui relient également les parties atteintes.

La voie lymphatique est donc une voie de communication à ajouter à la voie muqueuse — voie pathologique puisque nous venons de parler de lymphatiques développés au sein des adhérences et par conséquent : « de nouvelle formation » — voie normale aussi, puisque le réseau utérin se continue avec le réseau salpingien, de telle sorte que les communications pathologiques sont aussi parfaitement possibles.

*
* *

Certaines causes facilitent le développement des lésions ; et d'abord l'obstacle aux écoulements utérins. En effet, quand il se produit une oblitération par tumeur plus ou moins polypeuse, quand il existe une sténose du col ou une déviation utérine, on comprend que les infections en soient exaltées et les inflammations salpingiennes d'autant plus facilitées.

Les excès de fatigue, les traumatismes, l'abus du coït, toutes les raisons de congestion pelvienne sont aussi des adjuvants sérieux du développement de l'infection.

Anatomie pathologique. — Lésion de la trompe. — Il y a d'abord une forme dite catarrhale aiguë. — Dans cette forme l'organe considéré dans son ensemble est hypertrophié, tuméfié, plus ou moins replié et sinueux, infiltré en lui-même et dans le tissu sous-séreux, à surface plus ou moins rosée, et relié enfin au voisinage par les adhérences de fausses membranes.

Considérée de plus près, la trompe montre un pavillon étalé et turgescent, encore perméable cependant, et plus coloré que le corps.

Si l'on fait une coupe, on voit que la cavité tubaire est encombrée des replis normaux épaissis et en massue, et que ces replis sont tapissés de mucosités louches.

Si l'on pratique enfin l'examen histologique, on voit que les altérations sont spécialement accusées au sein de la muqueuse, que les plis sont couverts de bourgeonnements de nouvelle formation — que des cellules embryonnaires infiltrent la charpente cellulo-vasculaire de toutes ces végétations, et enfin : que dans la tunique fibro-musculaire il y a simple hyperplasie des éléments.

Une deuxième forme, dite purulente — forme assez rare, consiste en une vive inflammation salpingienne et par conséquent n'est autre que l'évolution catarrhale plus aiguë. —C'est assez dire qu'elle est caractérisée par un gonflement, une déformation, une agglutination des franges par une muqueuse épaissie et terne, par l'infiltration du tissu conjonctif en cellules migratrices, par la disparition des cils vibratiles, par l'ectasie vasculaire, et surtout par l'existence du pus dans la cavité irrégulière d'une trompe qui est augmentée de volume, flexueuse, contournée, parfois bosselée et noueuse.

Ce pus est crémeux, jaune plus ou moins verdâtre ; quelquefois du muco-pus, sans odeur enfin.

Il peut se résorber et laisser derrière lui des lésions parenchymateuses chroniques dans lesquelles ce n'est plus seulement la muqueuse qui est intéressée, mais toute les tuniques, d'où notable augmentation de volume et consistance charnue.

Avec le temps, d'ailleurs, les lésions se sont étendues, elles ont dépassé les limites salpingiennes et une pachysalpingite s'est formée.

A une période plus avancée de l'évolution succède le stade atrophique, car il s'est produit une véritable rétraction des tissus par une sorte de travail inodulaire. La trompe n'est donc plus l'organe épaissi, bosselé et flexueux que nous connaissons ; c'est un cordon dur, dont le tissu musculaire a disparu, et dont les parois ont subi en totalité un envahissement conjonctif qui comprime les vaisseaux, qui rétrécit le calibre salpingien et qui le rend même imperméable.

D'autres fois, la transformation kystique se produit,

et c'est alors parce que les deux orifices — abdominal et utérin — laissent s'accumuler le liquide intra-salpingien, — le premier vraiment oblitéré soit parce qu'il adhère plus ou moins intimement d'ailleurs, à l'ovaire ou aux parties voisines, soit par agglutination des franges et adhérences péritonéales ; le second il est vrai souvent fermé, mais subissant aussi très fréquemment, dans le trajet et la direction de son calibre, des modifications telles qu'elles équivalent à l'obturation, et que l'écoulement liquide ne saurait donc s'y faire ; — je veux dire qu'il est tordu, plus ou moins irrégulièrement coudé, — qu'il présente des replis et des épaississements, — qu'il peut être comprimé enfin par des exsudats extérieurs.

Il résulte de cette imperméabilité, une accumulation liquide et par suite une tuméfaction variable qui, n'allant pas plus loin que la tuméfaction piriforme, oscille entre ce volume et celui d'un doigt plus ou moins sinueux — une tuméfaction dilatée surtout dans ses deux tiers externes, moins colorée que la salpingite non kystique, possédant des parois d'épaisseur variable et irrégulière, et particulièrement amincies en arrière lorsqu'elles sont distendues ; pouvant enfin contenir de quelques grammes à 300, 400, 500, voire même 1000 grammes de pus crémeux — horriblement fétide s'il avoisine l'intestin. —

Voilà donc une poche remplie de pus — un kyste purulent ! la surface interne en est boursouflée, les parois en sont infiltrées, les cellules altérées et sans cils vibratiles, et la cavité plus ou moins encombrée par l'hypertrophie des franges muqueuses.

*
* *

Dans les cas anciens, il arrive que le liquide purulent se modifie, et que par le dépôt pariétal des éléments, ou par suite de leur disparition, il vienne à se clarifier, et donne alors naissance à la variété hydro-salpingienne — variété remarquable non seulement par ce caractère du contenu, mais encore par ce fait que la trompe kystique est moins volumineuse, d'aspect blanc bleuâtre, n'ayant que de fines fausses membranes, d'autant plus mince que ses parois sont plus distendues, ordinairement transparente même, et somme toute : *peu phlegmasique.* — On retrouve d'ailleurs dans cette variété des vestiges de l'ancienne inflammation, en la présence au sein du liquide de nuages floconneux et de cellules, ou encore d'une petite proportion de sang ; en l'état visqueux du liquide ; enfin en l'existence de leucocytes.

*
* *

Dans certains cas la transformation de la collection suppurée n'évolue pas vers la sérosité, mais bien vers la constitution d'une poche hématique qui d'ailleurs contient un liquide non pas franchement sanguin, mais plus ou moins « chocolaté » et poisseux, et somme toute : très modifié. — La nature de ce liquide s'explique par la forte vascularisation des parois villeuses, et par la présence de vaisseaux de nouvelle formation dans leur épaisseur qui est piquetée d'irrégulières infiltrations hémorragiques ; — et du reste, à la forme catarrhale comme à la purulente peut succéder l'enkystement hématique.

*
* *

Lésions de l'ovaire. — L'ovaire est en connexions trop intimes avec la trompe pour que nous le trouvions indemne dans ces états-là. — Et le fait est que depuis l'adhérence simple jusqu'aux cas dans lesquels il fait tellement partie intégrante du salpinx qu'il est vraiment difficile de le retrouver, on peut rencontrer bien des modalités.

Lorsque la salpingite est catarrhale, l'ovaire est souvent intact ou du moins paraît tel ; mais lorsque la trompe suppure, l'ovarite se déclare par l'infiltration embryonnaire diffuse du stroma suivie ou de suppuration ou de sclérose ; — la première infiltrant simplement la couche corticale, ou dissociant en certains points le stroma ; — la deuxième se diffusant à tout l'organe qui finit par se ratatiner et s'atrophier, ou bien s'établissant au voisinage de certains points, à la périphérie de l'organe, et autour des vaisseaux et follicules.

Il y a souvent aussi dans l'ovaire des formations kystiques bien inférieures aux kystes déjà vus — kystes dont le contenu est hydrique, hématique ou purulent, et qui se sont développés soit aux dépens des follicules et des corps jaunes, soit par la dissociation, puis la disparition des éléments conjonctifs, et pouvant atteindre des dimensions assez considérables dans les cas d'épanchements sanguins interstitiels, et dans ceux de fusion de plusieurs foyers suppurés.

*
* *

Les lésions que nous venons de passer en revue — salpingiennes et ovariennes, ont encore pour effet de modifier la situation des organes dans le bassin. — Elles la modifient par les hypertrophies ou les rétractions scléreuses que nous avons signalées ; elles la modifient par les soudures qui se produisent des organes les uns avec les autres ; elles la modifient enfin par les adhérences qui les accompagnent — fausses membranes plus ou moins épaisses, agissant par les liens qu'elles forment et les tractions qu'elles exercent, déviant l'utérus, abaissant les trompes en bas et en arrière surtout, accolant les annexes à l'intestin ou à l'épiploon, formant, lorsqu'elles sont très développées, un véritable fouillis dans lequel il est bien difficile de se reconnaître, et encore : établissant des communications pathologiques entre le tube digestif et les trompes, et des voies d'accès microbiennes par lesquelles s'expliquent les exacerbations aiguës des annexites chroniques, voire même (Bauby) les réinfections de vieilles collections devenues stériles.

Symptomatologie. — Il faut noter, dès maintenant, que le début est forcément d'une très grande imprécision ; ou plutôt, que son apparition se doit faire d'une façon quasi insensible, parce qu'elle émerge, après tout, presque toujours, — nous le savons — d'un certain état, plus ou moins marqué, d'inflammation utérine, dont l'évolution est ordinairement assez bruyante pour submerger les signes d'éclosion du salpinx.

Ce début peut être aigu cependant, par crises de douleurs spontanées et sans motifs apparents, ou peu après un état puerpéral ou blennorragique.

Une fois installée, la douleur est tenace et rebelle. — Qu'elle se présente sous forme de sensations de poids à l'hypogastre et au périnée, sous forme de « points » dans les fosses iliaques ou dans les aines, sous forme de « coliques », ou sous les apparences de névralgies avec irradiations lombaires ou fémorales, elle n'en existe pas moins toujours, soulagée par le repos, exacerbée par les fatigues et la marche, par les excès et les époques menstruelles, très vivement réveillée parfois par les recherches de la palpation bimanuelle, et très capable enfin de réapparaître après de *fort longues* rémissions et après des périodes d'une telle accalmie que les malades se croyaient en voie de guérison.

Parfois, dans le cours de la maladie elle est aiguë, syncopale, à réaction péritonéale exagérée, — il s'agit alors d'une torsion brusque du pédicule.

Les règles ont souvent conservé leur périodicité, et ne sont troublées que par des douleurs tellement profondes que les malades sont obligées dès lors de garder le repos au lit.

Lorsqu'elles sont exagérées, l'hémorragie se continue durant une huitaine de jours, et de plus : les périodes intercalaires sont raccourcies à trois semaines ou à quinze jours. Parfois elles sont, au contraire, diminuées ; dans certains cas enfin elles se réduisent à un suintement incessant.

On doit signaler aussi l'existence de la leucorrhée ; mais s'il est vrai qu'elle existe réellement toujours plus ou moins abondante et caractérisée par un écoulement simple, muco-purulent, ou même purulent, il est vrai aussi qu'il faut en chercher la cause dans l'endométrite concomitante, et qu'il ne faut penser à une évacuation salpingienne que lorsque la leucorrhée est intermittente, rapide et douloureuse, et lorsqu'il est possible de constater alors une diminution sensible de la tuméfaction tubaire en même temps qu'une atténuation des douleurs.

*
* *

Les signes que nous venons d'exposer appellent suffisamment l'examen physique, je veux dire la recherche des annexes par la palpation bimanuelle. Or cette recherche donnera des résultats très différents suivant la forme non kystique ou kystique de la salpingite, suivant l'intensité de la pelvipéritonite provoquée, et des poussées de cellulite pelvienne, suivant l'état d'adhérences et « d'englobement » des viscères, suivant enfin que les annexes enflammées sont restées intra-pelviennes ou sont venues adhérer à la face profonde des parois abdominales, déterminant au-dessus de l'arcade crurale une sorte de plastron dur et plus ou moins étalé en tous sens, et à la constitution duquel prennent part avec elle, les adhérences, l'infiltration œdémateuse et l'épiploon. —

Quoi qu'il en soit, la palpation bimanuelle doit être pratiquée avec les plus grands ménagements, non seulement à cause des douleurs qu'elle peut provoquer, mais encore parce qu'on ne peut connaître le degré de fragilité et de distension des parois salpingiennes. —

Il sera toujours, après tout, facile de sentir les annexes, parce qu'elles sont tuméfiées et plus ou moins généralement abaissées, et parce qu'elles sont plus ou moins douloureuses ; mais il faudra bien peu prétendre à les discerner et à les délimiter, à cause de l'œdème et de la périsalpingite qui les accompagnent, qui les noient aussi en les immobilisant, et qui les enclavent avec l'utérus, — à tel point que le doigt ne perçoit qu'une énorme masse dans laquelle la confusion des parties est extrême.

Parfois dans des cas moins aigus, on pourra sentir, en s'aidant si c'est possible de la pression dans la fosse iliaque, un cordon résistant et douloureux plus ou moins mobilisable, plus ou moins replié.

Enfin si les lésions sont beaucoup moins accentuées, il peut se faire que le toucher ne rencontre qu'une moindre souplesse des culs-de-sac, ou même une sensibilité brusquement réveillée par la pression !.....

Si la trompe est kystique, et pas trop submergée par les exsudats péri-annexiels dont j'ai déjà maintes fois parlé, on pourra saisir entre les deux mains une masse plus ou moins volumineuse, arrondie et allongée, du volume d'un œuf, d'un citron, et plus, et séparée de l'utérus par une rainure correspondant à son pédicule. Mais au travers de l'épaisseur des parois tubaires infiltrées, et des épaississements des tissus, la fluctuation ne sera pas perceptible. Tout au plus éprouvera-t-on les différences de consistance. — Que si la paroi abdominale est suffisamment souple et pas trop graisseuse, les résultats de l'exploration seront encore plus précis, la collection mieux sentie entre les doigts et mieux limitée, et l'utérus trouvé dévié et déplacé en totalité lorsque la salpingite est unilatérale ou que les lésions prédominent d'un côté.

***

La salpingo-ovarite ne saurait évoluer sans retentir d'une façon toute particulière sur le fonctionnement digestif. Presque toutes les malades sont dominées par des troubles très capables d'occuper parfois le premier plan. — C'est une constipation plus ou moins opiniâtre ; c'est du ballonnement intestinal et gastrique ; c'est de la dilatation de l'estomac ; et par conséquent, c'est de la dyspepsie, ce sont des crampes, des nausées, des éructations, des vomissements ; l'estomac supporte mal les aliments, les digestions sont pénibles, parfois même il y a des retentissements hépatiques ; et l'on comprend sans peine que de tels états ne puissent exister sans amener une grande dépression physique et un réel abattement moral — allant jusqu'à la neurasthénie la plus profonde, et augmenté par les troubles de l'appareil urinaire. — Puis, lorsque la suppuration étant établie, il se fait de la résorption, celle-ci se révèle par les signes classiques de fièvre, de sueurs, de frissons irréguliers, d'altération des traits..... et même d'hecticité.

Marche. — La marche de la salpingo-ovarite est chronique et progressive, et la *restitutio ad integrum* doit être considérée comme n'existant normalement pas. —

On serait cependant tenté d'y croire lorsqu'on voit les « accalmies traîtresses » dont j'ai déjà dit un mot, et lorsqu'on voit les malades et les entourages illusionnés par des détentes réelles et des améliorations parfois très longues d'ailleurs, mais aussi plus ou moins rapidement suivies de nouvelles poussées.

Encore une fois, ce sont des apparences, et s'il arrive que l'inflammation et la virulence s'éteignent, il n'y a là qu'une guérison relative, je veux dire avec adhérences et résidus plastiques, causes de douleurs, risques d'obstruction intestinale, obstacles aux fonctions naturelles et à la fécondation et somme toute laissant la femme en état d'infirmité et prédisposée aux infections secondaires.

Des poussées aiguës ou subaiguës entrecoupent irrégulièrement l'évolution de la salpingite, et cette irrégularité d'apparition est due à ce qu'elles relèvent d'influences très diverses : un traumatisme, une fatigue, le moindre mouvement ; qu'elles naissent parfois sans motif apparent, et subissent toujours très nettement l'influence des époques menstruelles. — Ces poussées laissent toujours après elles une aggravation marquée dans les états local et général, et conduisent peu à peu la malade jusqu'à un état de détérioration profonde, à moins que la collection salpingienne rompue n'amène à une mort rapide.

Cette rupture est toujours une chose grave soit par les accidents immédiats, soit par les accidents ultérieurs dont elle est la cause ; et comme c'est la variété pyosalpingienne qui se rompt le plus fréquemment, on juge des désordres ainsi provoqués. — Si c'est dans la grande séreuse que s'épanche le pus, la mort très rapide doit s'en suivre par septicémie suraiguë, à moins que des adhérences protectrices antérieurement développées, ne limitent et ne circonscrivent l'envahissement.

Si la rupture se fait dans l'intestin, ce peut être le début d'une réelle amélioration, mais ce peut être aussi le signal d'une fistulisation qui s'installe définitivement après une série d'alternatives d'évacuations et de réplétions. —

Il est bien plus rare de voir le pus s'évacuer par le vagin ou par la vessie. — Il est rare aussi de voir l'évacuation se faire au travers de la paroi abdominale, soit au-dessus de l'arcade crurale soit plus en arrière, au niveau de la crête iliaque ; mais la rupture n'est pas pour le salpinx la seule manière de s'évacuer, et, si l'orifice tubaire interne est perméable, la collection peut se vider dans l'utérus, soit par évacuations intermittentes, soit par pression au-dessus de l'arcade crurale.

Diagnostic. — La symptomatologie de la salpingo-ovarite est quelquefois difficilement perçue, soit parce que les parois abdominales présentent trop d'adiposité ou trop de défense musculaire, soit encore parce que les lésions sont vraiment atténuées, soit enfin parce que le tableau n'est pas complet, ou qu'un symptôme prend sur les autres une particulière prédominance.

Il ne faudrait cependant pas trop s'exagérer les difficultés de ce diagnostic qui — somme toute — pourra bien souvent s'affirmer, si l'on veut bien s'appuyer :

1° Sur la tuméfaction ou l'effacement des culs-de-sac ;
2° Sur un certain degré d'immobilité utérine, — si les

culs-de-sac sont difficilement dépressibles, comme chez les femmes fortes ;

3° Sur la douleur à la pression digitale ;

4° Sur l'existence de douleurs spontanées avec réactions inflammatoires plus ou moins vives.

La douleur et le manque de souplesse dans son acception la plus étendue, sont donc les deux symptômes cardinaux de la maladie.

Or la douleur existe aussi dans la névralgie ovarienne, la névralgie lombo-abdominale, dans l'appendicite ; et l'on trouve la tuméfaction dans la fibromatose, les kystes ovariens, les déviations utérines, les prolapsus simples des annexes, la grossesse tubaire.....

La névralgie ovarienne appartient souvent à l'hystérie, et en cette qualité, on la trouve accompagnée d'hémianesthésie, de zones hystérogènes, d'insensibilité pharyngée, de rétrécissement du champ visuel.....

La névralgie lombo-abdominale est superficielle et pariétale — une légère pression suffit à la mettre en évidence, et ses points d'émergence à la caractériser.

L'appendicite est parfois fort difficile à séparer de la salpingite. On peut dire cependant que d'ordinaire, dans l'appendicite, les phénomènes péritonéaux sont dès le début plus intenses et plus graves qu'ils ne le sont dans les phlegmasies salpingiennes, — que le ballonnement est plus prononcé, — que la parésie intestinale est plus accusée, — que le toucher vaginal est négatif, — que le point douloureux abdominal est sensiblement plus élevé que celui des salpingites, — que la mobilité de l'utérus enfin n'est point compromise.

Le diagnostic par le toucher vaginal n'est pas toujours facile avec la tuméfaction de certains fibromes pédiculés et avec certaines rétropositions utérines adhérentes. — Dans le premier cas il y a pourtant moins de sensibilité et d'immobilité, et plus de régularité et de dureté ; dans le second cas il y a malheureusement aussi des douleurs réelles, et d'autre part on sait que la rétroflexion et les annexites ont d'intimes rapports, celle-ci étant fréquemment la genèse des adhérences de celle-là. La confusion ne doit pourtant pas exister à cause de l'absence du corps au-dessus des pubis, et des résultats d'un cathétérisme *prudent.*

Certains petits kystes ovariens, s'accompagnant de douleurs, sont également d'une distinction difficile. — Mais il est à remarquer qu'ils sont plus arrondis, plus uniformes dans leurs dimensions, plus égaux comme consistance, qu'ils évoluent d'une façon plus régulière et beaucoup moins bruyante.

Le prolapsus des annexes est souple, mobile, sans tuméfaction ni œdème — avec environs éminemment dépressibles, — et quant à la grossesse tubaire, si elle est d'un diagnostic très difficile au début, on peut cependant y retrouver les phénomènes sympathiques de la puerpéralité, le ramollissement du col, la cessation des règles..... mais l'erreur est souvent fort difficile à éviter s'il ne se produit pas un accident de rupture ou d'avortement, ou d'hémato-salpinx.

* * *

Les deux types principaux de la maladie sont — nous le savons — la salpingite d'origine gonococcique et celle d'origine streptococcique.

Or il semble que l'une et l'autre présentent, dans leur mode d'éclosion, leur évolution et leur retentissement général, des différences suffisant à les reconnaître. — Aussi, d'après Kelly, le début de la variété à gonocoques est moins brusque car non seulement il n'est pas bruyant, mais encore il était préparé par des lésions de vulvo-vaginite, d'urétrite ou de métrite ; l'évolution est moins aiguë, plus localisée, procédant par crises bien nettes, et l'altération générale n'est pas très profonde.

Au contraire, la variété à streptocoque éclate vivement, après la puerpéralité surtout. — La douleur au lieu d'être unilatérale ou bien *localisée* aux deux côtés comme dans la variété précédente est plus vive et diffuse avec réactions péritonéales, la température est plus élevée, et le retentissement général est beaucoup plus marqué. Mais il est bien entendu que ces deux tableaux sont de simples ajouts à faire à l'examen bactériologique.

*
* *

Le contenu de la trompe est-il purulent, sanguin, ou hydrique ?

Il est parfois possible de répondre à cette question.

Le pyosalpinx se constitue au milieu de symptômes généraux, de poussées aiguës et fébriles, et apparaît plus douloureux au toucher, plus adhérent, plus consistant — avec un utérus plus ou moins immobilisé, et des culs-de-sac plus ou moins effacés.

L'hématosalpinx est bien plus mobile et relève fréquemment d'une grossesse ectopique. — Il est indolent, et subit au moment des règles, des poussées d'accroissement.

Quant à l'hydrosalpinx, nous savons qu'il naît toujours après la cessation d'un travail phlegmasique, et souvent après pyo-salpingite ; que par suite il constitue une affection ancienne dans laquelle les microbes ont disparu, et le pus s'est « clarifié » (Pozzi) ; et cela nous explique qu'il soit peu douloureux, doué d'une certaine mobilité, et d'une fluctuation souvent perceptible.

Traitement. — Le traitement devra varier — avec la nature des lésions — avec les troubles qu'elles occasionnent — avec leur degré d'ancienneté. — Il peut enfin être médical ou chirurgical. — Voyons d'abord le traitement médical !

Celui-ci devra être employé seul, dans les crises aiguës, sauf exceptions d'urgences ; mais il sera également utile dans les crises subaiguës, et les poussées de la chronicité.

La base du traitement médical, c'est le repos ; je ne saurais trop le redire. — Son action calmante et décongestionnante et résolutive est des plus puissantes, et sous sa seule influence on voit réellement s'effacer les empâtements pelviens. — Il est absolument rigoureux, au lit, dans la position horizontale, et par conséquent absolu ; mais il peut être aussi relatif, c'est-à-dire ne demander que la chaise longue, et l'abstinence complète de toutes les causes de congestion.

En regard du repos, je placerai les injections très chaudes vaginales, et les lavements également très chauds, conservés pendant quelque temps, et, comme les injections, fréquemment renouvelés. — Ce sont là deux moyens éminemment propres à atténuer les congestions génitales et très dignes de figurer, dès lors, à côté des émissions sanguines et des saignées blanches.

Or pour que les injections remplissent leur but décongestionnant, il faut, non seulement que la température du liquide soit élevée, mais encore qu'il soit très abondant, et que son action soit prolongée.

Il ne faut pas craindre la chaleur de 45° à 50° sur la paroi vaginale, et si l'on a soin de vaseliner la région vulvaire, beaucoup plus sensible, on n'aura pas de brûlures à redouter. — D'autre part, pour que le liquide pénètre bien et séjourne suffisamment, il sera administré lentement, sous faible pression, et le siège de la malade étant surélevé. —

J'en dirai autant, d'ailleurs, de l'action des lavements très chauds sur les régions voisines ; et ne savons-nous pas que chaque fois que nous voulons agir sur l'hyperhémie des métrites ou des prostatites, nous recourons à leur action si puissante en l'unissant à celle des autres décongestionnants ?

Agiront dans le même sens : les bains tièdes prolongés, les purgatifs légers, puis les applications chaudes ou froides sur l'abdomen ; les premières plus recommandables que les autres, et employées soit sous la forme de vulgaires cataplasmes, soit sous celle de compresses humides qu'il est nécessaire de renouveler fréquemment si l'on veut obvier aux inconvénients de la déperdition rapide du calorique dans ces cas. —

Ces diverses médications combattent aussi les douleurs ; mais comme ces dernières sont bien souvent particulièrement intenses, il pourra être bon d'adjoindre à la médication antiphlogistique, les embrocations calmantes à base de laudanum, de belladone et de jusquiame, les lavements analgésiques, les suppositoires à la belladone, à l'opium, à la morphine — voire même les injections morphinées.

Ajouterai-je que l'alimentation doit être ici ce qu'elle est dans les états fébriles, c'est-à-dire légère, et qu'il suffira par conséquent de nourrir la malade avec des potages et des laitages ?

*
* *

Quand on se trouve, non plus dans une période aiguë, mais au contraire, en présence d'un cas chronique, s'il est vrai que l'indication opératoire se présente, et qu'elle s'impose même avec d'autant plus de poids qu'il s'agit d'une malade de la classe pauvre, et d'une femme exposée à de dangereuses poussées aiguës, il est aussi également incontestable que le traitement médical peut être d'un réel secours.

Ce traitement, nous venons de l'exposer ; je dois pourtant faire remarquer qu'il ne doit pas être appliqué dans ces cas de la même manière que dans les phases aiguës. — Ainsi le repos est moins absolu, moins complet, et doit être observé surtout au moment de la période menstruelle. — Les causes de congestion seront combattues ; mais à côté de certaines des pratiques déjà exposées, il faudra mettre en très bonne place les applications ichtyolées ou thigénolées, voire même les scarifications cervicales..... le massage abdominal prudent et bien compris, — et finalement la médication révulsive abdominale.

Un traitement médical complet devra également comprendre la cure hydrominérale. — Je dirai donc que Châtel-Guyon devra être conseillé contre l'élément congestion, contre les pertes, contre la métrite concomitante ; — que Salies de Béarn sera indiqué pour la résorption des exsudats inflammatoires plus ou moins invétérés, la tonicité musculaire, et contre le tempérament neuro-arthritique ; — que lorsque l'on recherchera une sédation de l'élément hyperesthésique, névralgique, et douloureux, il faudra songer à Néris ; — Luxeuil enfin est anti-nerveux et décongestionnant.

* * *

J'en arrive maintenant au traitement chirurgical. —

Il consiste soit en l'évacuation des foyers, soit en l'ablation des organes malades.

Or à quel moment faut-il se résoudre à ce traitement chirurgical ?

On doit répondre à cela que, à moins d'urgence absolue, c'est d'abord un traitement médical qu'il faut entreprendre, et qu'il ne faut passer à l'intervention que lorsque les poussées aiguës se sont apaisées, et — bien entendu — si la gravité des lésions la commande.

D'autre part l'urgence opératoire ne sera pas la même suivant le milieu social de la malade ; — et il est bien certain que la santé d'une ouvrière ne pourra se plier à des soins hygiéniques longs et minutieux.

L'évacuation des foyers se fera presque toujours par le vagin ; et dès lors c'est sur le cul-de-sac postérieur que portera le plus souvent l'incision. — Mais il est bien entendu que pour qu'elle soit simple, il faut que la collection soit facilement accessible et pointe vers le bas, ou encore qu'une pression abdominale puisse suffisamment l'abaisser au devant de l'exploration ; et le seul accident auquel il puisse être nécessaire de songer c'est l'hémorragie, car on aura rarement à redouter les blessures rectales et urétérales, si l'incision n'est pas trop longue et si elle est bien juxta-cervicale.

Et pourtant, il est un gros inconvénient de ce genre d'intervention, c'est la fistule qui peut lui succéder. — Il faut la craindre cette fistule, si on n'est pas très évacuateur et grand laveur ; il faut donc faire cette opération simple en se donnant beaucoup de jour : en abaissant l'utérus par traction sur la lèvre postérieure vers la symphyse pubienne, en déprimant par une valve la commissure postérieure de la vulve, et en drainant bien la cavité évacuée.

L'ablation des organes malades se fera après une laparotomie sur les détails de laquelle je n'ai pas à entrer — voulant simplement insister sur la nécessité d'y bien voir et sur l'utilité du plan incliné.

Ce qu'il faut en somme c'est pédiculiser les annexes et en faire la résection. — Or la chose sera facile s'il n'y a que quelques adhérences, mais la libération pourra être fort laborieuse dans un milieu d'adhérences étendues et résistantes, et s'il s'agit d'un pyosalpinx dont on veut éviter la rupture pendant les manœuvres de décortication. — Et voilà pourquoi, marchant à petits pas, il pourra être nécessaire, avant d'atteindre les annexes, d'inciser des brides, de reséquer une partie d'épiploon..... et même de vider la collection, si le décollement tenté suivant les règles — c'est-à-dire de bas en haut — ne donne pas de résultats.

*
* *

Etant donné que, après l'intervention dont nous venons de parler, — et si elle a été bilatérale, — l'utérus reste organe inutile — infecté — douloureux ; étant donnée, par contre, la plus grande facilité de la castration *totale* dans ces cas de lésions étendues ; c'est à cette intervention qu'on se ralliera lorsque les annexes seront trouvées atteintes des deux côtés.

Je ne décrirai pas tous les procédés qui ont été mis en avant pour la réalisation de l'hystérectomie abdominale totale. — Ce qu'il faut surtout retenir des manœuvres à employer c'est que les annexes — après la désinsertion vaginale du col ou après l'hémisection utérine — doivent être décollées en procédant de bas en haut.

Il faut maintenant reconnaître que si l'hystérectomie vaginale s'est de plus en plus retirée devant l'intervention par l'abdomen — ceci n'équivaut point à dire qu'on n'en rencontre plus les indications. — Elles existent, au contraire, nettes bien que restreintes, lorsque la nécessité d'un large drainage et de la protection du péritoine se présente, comme dans les formes aiguës suppurées. — Or si cette opération peut se faire de plusieurs manières, je dirai seulement que dans ses grandes lignes, elle comprend le décollement de l'utérus, d'avec la vessie en avant et le rectum en arrière ; — puis l'ablation de l'utérus en plusieurs temps qui succèdent chacun à un pincement de plus en plus profond des ligaments larges, ou bien l'ablation par hémisection de l'organe comme dans le procédé de Doyen, qui consiste à sectionner la paroi antérieure de l'utérus, à abaisser peu à peu la matrice par de bonnes prises sur les lèvres de la section e jusqu'à ce qu'elle bascule — à pincer ensuite les ligaments larges en dehors des annexes également abaissées — à sectionner enfin.

*
* *

A l'heure actuelle, d'autres tentatives opératoires sont faites ayant pour but de conserver tout ou partie des organes malades, non seulement en vue d'une reproduction possible, mais aussi pour éviter les troubles de la ménopause artificielle et prématurée. — Et voilà pourquoi on ponctionne tout simplement les kystes ovariens petits, pourquoi on se contente de faire de l'ignipuncture, pourquoi au lieu de l'ablation totale, on se limite à la résection d'une portion, d'ailleurs plus ou moins étendue, du tissu ovarien, pourquoi enfin, dans un esprit encore plus conservateur, on se borne parfois à la simple libération des adhérences, corrigeant les déviations et les positions vicieuses qu'elles avaient causé, étalant ensuite le pavillon tubaire, le déplissant et le suturant sur la surface de l'ovaire, et conservant du moins ce dernier, si la trompe doit être extirpée malgré tout.

C'est du reste de cette idée que sont nées les greffes ovariennes, lorsque la glande a été enlevée : greffes prises sur la malade elle-même le plus souvent ; greffes intra-organiques, c'est-à-dire dans les trompes, dans l'utérus.... greffes dans le péritoine sur la surface utérine, sur celle des ligaments larges..... greffes sous-cutanées enfin, et dans l'épaisseur de la paroi abdominale.

INFECTIONS PÉRI-GÉNITALES

Définition. — On doit confondre sous ce nom, les inflammations qui rayonnent autour de l'utérus — qui envahissent le tissu conjonctif pelvien : péri-utérin, péri-salpingien et ligamenteux ; qui atteignent le péritoine du petit bassin ; et qui ont pour point de départ, l'utérus malade ou les oophorosalpingites.

Etiologie. — La puerpéralité doit être tout d'abord incriminée, et tout particulièrement ici, les suites de l'avortement insuffisamment soigné. — Or cette puerpéralité se présente surtout sous la forme d'infection utérine, d'infection annexielle, de lésions ulcérées du col...

Le traumatisme doit être noté après la puerpéralité, et il agit, soit en affaiblissant les éléments qui partant sont incapables de compenser une insuffisante asepsie (et il s'agit alors de fatigues, de coups, d'exercices exagérés, de marches trop longues), soit en s'accompagnant d'un degré plus ou moins marqué de congestion, comme par exemple dans l'exagération du coït, soit encore parce qu'il s'exerce *sepliquement* dans les injections intra-utérines, dans le cathétérisme intra-utérin, dans la dilatation utérine.....

Enfin je signalerai les infections qui accompagnent l'évolution des néoplasmes.

Il y a donc des microbes !

Ceux-ci sont tout d'abord le streptocoque, puis le staphylocoque et le coli-bacille ; et quant au gonocoque, pyogène spécifique, il est aussi un appel aux infections secondaires.

Les portes d'entrée sont les lésions du vagin, les érosions des grandes lèvres, les blessures périnéales, l'apport direct..... et les deux voies de propagation sont la propagation par la muqueuse, et la propagation par voie lymphatique ou circulatoire.

Anatomie pathologique. — Il s'agit tout d'abord d'une infiltration œdémateuse, d'un épanchement séreux plus ou moins *tassé* et induré, très susceptible d'ailleurs d'avoir une marche intermittente et de se résorber, puis de réapparaître. — La destinée de cette infiltration qui est d'abord péri-utérine et périsalpingienne, est assez variable. — Elle peut se résoudre et disparaître, ou elle peut suppurer ; mais entre ces deux « aboutissants », il y a place pour un état intermédiaire, dans lequel la résorption est incomplète, de sorte qu'il persiste des épaississements et des indurations conjonctives. — Que si cette résorption ne se fait point, alors le liquide s'opacifie, il prend plus de consistance, et en arrive à la constitution d'un abcès pelvien, ou d'un phlegmon qui est surtout un phlegmon du ligament large, et dans ce cas les travées conjonctives se sont dissociées et rompues pour la collection du pus en une cavité dont l'ampleur est plus ou moins considérable, puisqu'elle peut contenir jusqu'à 500 grammes d'un liquide qui est parfois d'une horrible fétidité et gazeux — ce qui n'est pas pour surprendre si l'on songe au voisinage de l'intestin.

Or que va devenir ce pus ? — Il va, plus ou moins rapidement et comme il est naturel de le penser, chercher à s'ouvrir une voie d'évacuation quelque part (et ce « quelque part » sera soit la vessie, soit le rectum, soit le vagin.....) ou envoyer des prolongements abdominaux, fessiers, cruraux et périnéaux, ou encore fuser en arrière vers le rein et la voûte diaphragmatique, ou enfin s'ouvrir sur un point du péritoine — et c'est une terminaison qui heureusement fort rare, serait des plus graves, si la grande séreuse n'était protégée par des adhérences déjà formées.

Il est en effet naturel de songer que le péritoine réagit vigoureusement au voisinage des phlegmasies pelviennes. — Il réagit en congestion, état dépoli d'abord, puis production d'exsudats, puis encore production d'adhérences par fausses membranes qui s'étendent des annexes à l'utérus, entre l'appareil génital et les anses intestinales, entre les annexes et les parois pelviennes — adhérences qui d'abord filamenteuses et souples, s'élargissent et prennent consistance et fermeté ; et qui une fois développées, non seulement fixent les organes dans des positions vicieuses, mais encore retiennent dans leurs cloisonnements un liquide parfois très abondant, pouvant se résorber aussi rapidement qu'il s'est formé ; et c'est assez dire que ce liquide n'est pas toujours du pus, car dans ce dernier cas, il chercherait à se faire jour dans une partie voisine du péritoine, dans un viscère, ou au travers des parois abdominales ; — pas toujours cependant, car il peut s'enkyster dans une coque épaisse et dure de fausses membranes.

Symptomatologie. — La symptomatologie des infections périgénitales est loin d'être toujours la même dans ses débuts, et s'il est incontestable qu'elle doive fatalement présenter au bout d'un certain temps les réactions classiques de l'état phlegmasique — je veux dire d'une part la douleur et les retentissements généraux plus ou moins marqués, et d'autre part une tuméfaction, un gonflement qui se révèle par des phénomènes de compression et aussi par l'examen direct — il n'en est pas moins vrai que les commencements se perdent toujours dans une symptomatologie nettement utérine ou salpingienne.

Cependant à un moment donné il existe une exacerbation douloureuse ; le ventre est plus sensible et la douleur s'accentue surtout sur un des côtés de l'hypogastre — douleur profonde avec poussées aiguës et avec irradiations soit en bas vers la cuisse, soit en haut vers les lombes, soit du côté de l'anus, soit épigastrique — douleur accrue par la pression de l'hypogastre ou de la fosse iliaque — très intense et exaspérée par le moindre effort lorsque le péritoine réagit — exacerbée par le moindre mouvement.

Les réactions générales se caractérisent par l'élévation de la température, par l'accélération du pouls qui est également petit et parfois irrégulier, par des frissons et l'anxiété de la face et même un aspect typhoïde, enfin par l'accompagnement ordinaire des troubles digestifs, des malaises, des phénomènes toxiques.....

Passons à l'examen direct ! — Il n'est d'ailleurs pas facile en raison des douleurs qu'il provoque. — On voit bien que le ventre est plus ou moins tendu, météorisé et sensible ; mais une recherche plus profonde n'est permise qu'avec un apaisement des phénomènes douloureux. — Et alors, s'adressant à l'utérus, on constate qu'il est plus ou moins dévié et immobilisé et comme figé — que les culs-de-sac sont empâtés plus ou moins profondément et largement, plus ou moins collés à l'organe, — que le vagin lui-même est plus ou moins œdématié, — et si l'on essaie de soulever l'utérus on provoque un réveil de l'exquise sensibilité.

Lorsque la transformation purulente s'effectue, la marche se modifie, la température subit une poussée, les frissons réapparaissent, et des symptômes infectieux avec une véritable intoxication de la malade se montrent si les choses viennent à se prolonger ; mais c'est au contraire une réelle détente qui se produit lorsque la collection trouve une issue qui est le plus ordinairement vaginale, mais aussi rectale, voire vésicale ou à la paroi abdominale. — Et d'ailleurs cette détente n'est que momentanée, car en somme l'évacuation et le drainage de la poche sont fort incomplets. — Voilà pourquoi au point de vue local il en résulte des fistules et au point de vue général des phénomènes d'hecticité.

Marche. — L'évolution vers la suppuration est la plus fréquente de toutes les éventualités. — Elle est même tant à redouter que lorsqu'il se produit d'aventure une de ces diminutions dans l'acuité qui s'accompagnent de souplesse des culs-de-sac, de reprise dans la mobilité utérine, voire de défervescence..... il faut — avant tout — se demander si une récidive se se montrera pas. — Or on sait quelles vives inquiétudes doit provoquer l'apparition du pus.

Nous savons comment s'annonce la suppuration et je n'y reviendrai pas ; mais comment reconnaître la voie que se fraye le pus hors de son lieu d'origine ?

Lorsqu'il doit faire issue par le vagin — ce qui est le cas le plus fréquent, on voit d'abord saillir un des culs-de-sac, puis une ulcération se produire — qui se perfore, et livre passage au pus soit spontanément soit à la suite d'un effort.

Quand la collection suppurée se déverse dans le

rectum ou dans la vessie, il est permis de s'en douter, car il se produit alors une détente qui ne correspond tout d'abord à aucune issue, mais qui est rapidement suivie de besoins intenses d'évacuation par les voies naturelles.

Nous savons enfin que le pus s'évacue parfois au travers des parois abdominales — et c'est alors au-dessus du triangle de Scarpa que se produit généralement l'ouverture. — Il s'agit dans ce cas de la forme *haute* de la phlegmasie pelvienne, — de cette forme, dans laquelle malgré des réactions générales intenses, le toucher ne révèle guère qu'un déplacement de l'utérus, un peu d'empâtement....., et en somme un état local qui ne correspond pas à la gravité générale. — C'est qu'en effet c'est la main abdominale qui, seule, renseigne bien ici, car elle perçoit l'empâtement au-dessus de l'arcade crurale qui fait corps avec l'os iliaque, qui donne la sensation bien connue du *plastron inflammatoire*, et qui se résout en suppuration dans les points déjà signalés.

Et dès lors, par toutes ces voies diverses, les suppurations s'évacuent en quantités souvent considérables, mais qui malheureusement voient souvent succéder à un réel soulagement et à une atténuation des symptômes, une persistance fistuleuse et un développement d'hecticité.

Et pourtant la guérison peut exister par ces évacuations.

Elle peut encore se produire par résolution, c'est-à-dire que le phlegmon « n'aboutit pas », que les empâtements diminuent, que les œdèmes se résolvent, et que l'utérus reprend sa mobilité ; et ici l'influence du traitement est évidente. —

Du reste, même avec la guérison constituée on a souvent des ennuis, parce que celle-ci ne saurait s'être effectuée sans laisser derrière elle des tiraillements cicatriciels, des indurations d'une résolution lente, et des fausses membranes quelquefois très multipliées, enserrant les organes et causes de troubles fonctionnels importants : j'ai nommé la gêne au cours des matières, les accidents d'obstruction intestinale, les obstacles à la conception.....

Diagnostic. — Le diagnostic n'est vraiment pas difficile. — On voit très clairement qu'il y a un état infectieux grave ; on sait d'autre part qu'il s'agit du pelvis ; et l'on suppose enfin que l'appareil génital est en cause puisqu'il est aisé de refaire l'histoire de la maladie.

D'autre part, lorsqu'on pratique la palpation bimanuelle, on apprend soit par le doigt vaginal, soit par la main abdominale, que les culs-de-sac sont plus ou moins empâtés, ou que les fosses iliaques, voire même l'hypogastre, sont plus ou moins résistantes et tendues et plastronnées ; on voit encore l'induration et l'œdème des parois vaginales, l'effacement des culs-de-sac, l'immobilisation de l'utérus, la déviation du col, ou bien on perçoit au-dessus de l'arcade crurale une tuméfaction transversale de plus en plus proéminente et adhérente ; et dès lors en s'aidant des phénomènes subjectifs locaux et des réactions péritonéales — tous signes déjà exposés — il doit être simple de retrouver et de localiser l'inflammation.

Lorsque les exsudats chroniques et indurés forment un véritable bloc on a pu croire à l'existence d'un fibrome ; mais l'évolution est ici tellement différente ! et les antécédents aussi ! et de même le retentissement !

Et puis la diffusion est si étendue ! !.....

Je crois enfin qu'il suffit de rappeler l'appendicite, l'abcès par congestion, l'hématocèle, et les déviations fixes de l'utérus ; — et je termine ce paragraphe en faisant remarquer que les troubles vésicaux et rectaux, de même que les fistules, devront être rapportés à leur cause véritable.

PRONOSTIC. — Que l'on considère le pronostic quant à la vie ou quant aux conséquences ultérieures, on le trouve grave ; car il est bien certain que la mort peut s'ensuivre, particulièrement dans les suites obstétricales. Mais même en dehors de la léthalité, la gravité persiste par les suites qui succèdent fatalement à la production de brides et d'adhérences qui vont s'organisant de plus en plus, qui demeurent, en dépit de la guérison elle-même, contre lesquelles nous sommes bien peu armés, et dont les conséquences les plus sérieuses sont les obstacles à la fécondation, les troubles intestinaux, et un véritable état d'infirmité par les douleurs et les troubles fonctionnels qu'elles entretiennent.

L'affection guérit, mais souvent après une longue évolution, après la production de fistules et de poussées alarmantes, après la toxémie des rétentions suppurées.

D'autre part enfin, nous savons les difficultés des interventions sur des organes déviés, fixés dans des positions vicieuses, et au milieu d'adhérences anciennes.

TRAITEMENT. — Dans la première période de l'affection il faut chercher la résolution, il faut être antiphlogistique, il faut tendre à obtenir la résorption des exsudats. Or je ne saurais encore trop insister dans ce but sur l'influence du repos absolu au lit, dont j'ai déjà donné la valeur.

Le repos prolongé et continu, particulièrement surveillé au moment des époques menstruelles, accompagné d'irrigations vaginales et rectales très chaudes et par conséquent décongestionnantes, et aussi de laxatifs, d'antisepsie vaginale, et de révulsifs abdominaux, donne les meilleurs résultats. — Que s'il existe une suppuration appréciable, il faudra lui donner issue sans attendre qu'elle s'évacue d'elle-même. Or pour cela on incisera sur le point de saillie, je veux dire soit au-dessus de l'arcade crurale, soit par le vagin, à moins que la suppuration ne se soit diffusée et montrée en d'autres points, au périnée par exemple.

Le drainage large après intervention, est d'utilité capitale.

Lorsque le traitement médical est insuffisant parce que les lésions sont invétérées, les viscères déviés par les adhérences, bloqués dans un magma ligneux et entourés de lacunes suppurées, et parce qu'il existe des fistules rebelles, il y aura indication, après l'avoir rigoureusement suivi, de manière à ne point opérer en milieu « chaud », de pratiquer la castration totale. —

Nous savons qu'il existe des douleurs parfois très aiguës. On les calmera en complétant par les cataplasmes et les calmants à l'intérieur, et même les émissions sanguines, le traitement par l'eau chaude, par le repos et par les révulsifs.

Le massage a été employé contre les brides et les exsudats ; il faut savoir que ce moyen n'est pas à portée de toutes les mains, et surtout qu'il ne saurait être employé sans danger qu'après extinction complète de tout foyer inflammatoire.

N'oublions pas enfin la thérapeutique hydrominérale complément nécessaire dans un traitement complet.

HÉMATOCÈLE

DÉFINITION. — Sous ce nom, on désigne un épanchement de sang péri-utérin et le plus souvent en arrière, — qui tout d'abord n'est pas enkysté, mais finit par le devenir — à moins que, l'irruption sanguine ayant été trop rapide eu égard à la lenteur de réaction péritonéale, il n'ait pas été possible qu'une barrière lui fut efficacement opposée.

ANATOMIE PATHOLOGIQUE. — Donc c'est le cul-de-sac de Douglas qui est le siège ordinaire de la collection ; et celle-ci se trouve de ce fait limitée :

En avant, par la paroi postérieure de l'utérus — d'autant plus refoulé lui-même que la collection est plus abondante ;

En arrière, par le rectum qui est, lui, encore plus facilement déprimé et aplati.

Lorsque l'hémorragie a été foudroyante, le sang s'étant répandu avec liberté, non seulement remplit la cavité du petit bassin, mais encore s'élève plus ou moins haut dans l'abdomen sans que le péritoine ait eu le temps de réagir par la production d'adhérences. — Mais, au contraire, quand la quantité et la rapidité de l'hémorragie lui permettent de s'organiser en kyste, il se forme des fausses membranes protectrices qui se disposent en un véritable diaphragme au-dessus de la collection, qui d'abord molles et friables, s'épaississent ensuite, deviennent très résistantes, peuvent même cloisonner la cavité kystique, et, somme toute, se développent d'autant mieux qu'elles étaient « amorcées » par une altération préalable et plus ou moins profonde de la séreuse.

Une poche existe alors, dont le volume — très divers — varie de la grosseur d'un œuf à celui d'un utérus gravide.

Que devient le sang ainsi enkysté ? — Rapidement il se transforme ; il s'épaissit ; des caillots s'organisent, et des couches fibrineuses se déposent sur les parois de la cavité. Mais, si des microorganismes issus soit de la trompe, soit des anses intestinales voisines, peuvent arriver jusqu'à lui, il s'ensuivra fatalement une transformation purulente dont l'avenir sera celui des suppurations pelviennes.

Pathogénie. — A l'heure actuelle on doit regarder la rupture de la trompe gravide surtout, et l'avortement tubaire, comme dominant toute la pathogénie de l'hématocèle. — C'est dire que la grossesse extra utérine doit être surtout incriminée — grossesse extra-utérine dont nous savons aujourd'hui la fréquence, et dont nous savons aussi que la variété salpingienne est celle qui est la plus souvent observée.

Est-ce à dire qu'il faille laisser de côté les hémorragies par efforts, et dues à la rupture des plexus utéro-ovariens ? — non certes ; et il paraît indiscutable que cette pathogénie est à mettre en avant quelquefois.

Est-ce à dire encore qu'on ne puisse parfois incriminer la rupture d'un hémato-salpinx ? — Pas davantage ; et les faits sont connus de trompes hématiques rompues en dehors de la gravidité. —

Est-ce à dire enfin que l'hématocèle n'ait pu être précédée d'un kyste hématique de l'ovaire ? — Ici encore les faits sont certains et précis. — Mais ces diverses causes doivent être considérées comme exceptionnelles devant les déchirures gravides. — Et de fait, c'est habituellement que l'on trouve la poche sanguine en communication avec une dilatation salpingienne, par le moyen d'une ouverture plus ou moins étendue, qui n'est autre que l'orifice de rupture ; que cette cavité salpingienne dilatée contient du sang encombré de caillots ; et qu'on y peut enfin reconnaître la présence d'un embryon d'un développement variable, ou bien des débris fœtaux, des villosités, le placenta.

Etiologie. — L'hématocèle est une affection de la période génitale — et de la partie *active* de cette période.

Elle est aidée dans sa production par les congestions menstruelles, par les reliquats phlegmasiques de l'appareil génital, et par les lésions annexielles antérieures ; et d'autre part, il faut reconnaître que la richesse vasculaire de la région pelvienne, la facilité congestive normale et pathologique, et surtout la fragilité des parois distendues et pénétrées de villosités la préparent également.

Quelquefois c'est un traumatisme qui détermine la déchirure des parois tubaires, qui n'ont d'ailleurs pas besoin d'une forte poussée pour céder. Et du reste, l'action du coït pendant les règles, une impression générale de froid, une injection trop froide..... suffisent à la provoquer.

Symptomatologie. — L'hématocèle débute habituellement d'une façon plus ou moins dramatique et tout à fait surprenante, d'abord parce qu'elle apparaît brusquement, ensuite parce que l' « ectopicité » qui la précède et qui lui donne en général naissance dans le courant du troisième mois, est à ce moment là d'un diagnostic très difficile, — les règles étant ordinairement supprimées, les seins modifiés, et le col ramolli..... comme au début d'une grossesse normale.

Cependant, on a signalé comme signes précurseurs, des pertes de sang rouillé, et d'autre part, grâce au toucher, — qui est toujours fait en pareille occurrence — on peut sentir dans un cul-de-sac une tumeur annexielle.

Les symptômes de la rupture sont une douleur vive et déchirante partant d'une fosse iliaque, envahissant tout l'abdomen, irradiant partout, et accompagnée des signes d'une très grave hémorragie interne, c'est-à-dire de pâleur, de petitesse du pouls, de décoloration des lèvres, de syncope même, de mort enfin si l'hémorragie n'est point arrêtée.

Dans la majorité des cas, l'hémorragie n'est pas assez copieuse pour entraîner immédiatement la mort. Alors la douleur existe toujours, suivie des signes d'anémie ; mais la malade revient à elle, et cela jusqu'à la production de nouveaux signes de pertes qui, se reproduisant plusieurs fois, la mettent dans un état de faiblesse et de prostration qui la conduisent à sa fin.

*
* *

Il est tout naturel de penser que devant cette irruption subite le péritoine doive réagir. — Dans les formes *cataclysmiques*, il le fait parfois par nausées et vomissements ; dans les formes plus lentes on voit s'ajouter à ces réactions le ballonnement du ventre et sa sensibilité, l'aspect grippé du facies, et même une légère élévation thermique qui peut être le prélude d'une véritable infection.

Enfin lorsqu'il ne se fait pas de nouvelle hémorragie, on voit peu à peu se rétablir la santé générale, on voit s'apaiser les pénomènes généraux ; — et l'examen local, qui dans les cas d'hémorragies profuses ne donne à peu près rien, révèle ici que l'épanchement n'est pas libre parce qu'il s'est formé une tuméfaction plus ou moins développée, de moins en moins souple et dépressible avec le temps, et qui donc, tout d'abord véritablement rénitente, est ensuite pâteuse puis vraiment dure en toute son étendue après avoir présenté des inégalités de consistance.

Le rectum étant aplati par une grande collection, le toucher rectal peut être malaisé, mais pas assez cependant pour masquer l'étendue de l'épanchement. L'utérus est repoussé en avant, *plaqué* en arrière des pubis, et son col par suite est difficile à atteindre.

Le vagin est plus ou moins envahi par la limite inférieure de la tumeur ; et quant à la limite supérieure, elle est plus ou moins élevée et inégalement saillante.

Marche. — *A*. L'hématocèle amène la mort par son abondante soudaineté ou par les successions fréquentes et rapides de ces crises.

B. Elle peut guérir par résorption spontanée après un temps assez long (jusqu'à 4 mois) ; et cette longue durée est due non seulement à la lenteur de résolution du noyau induré qui succède à l'hématocèle, mais encore à ce fait qu'à chaque période menstruelle il y a une sorte de réveil et de recrudescence.

C. Enfin l'hématocèle peut s'infecter de par le voisinage de l'intestin ou du fait même de l'infection annexielle antécédente. — Alors, après une réaction générale, indice de transformation suppurée (fièvre, frissons, douleurs, augmentation de volume) l'abcès s'ouvre dans le vagin, dans le rectum surtout, en s'accompagnant d'une grande sédation, prélude de la guérison — mais malheureusement aussi : début possible d'une série de troubles aboutissant à l'infection et à l'hecticité ; — que si la perforation se fait dans le péritoine, il en résulte une péritonite suraiguë.

DIAGNOSTIC. — Il semble difficile de méconnaître une hématocèle au moment de sa production — et surtout si l'on avait depuis quelque temps des présomptions de grossesse. La douleur, les signes de l'hémorragie, et les résultats du toucher sont suffisamment indicateurs pour que l'erreur soit évitée.

Il faut cependant songer à l'appendicite, et particulièrement à sa forme suraiguë — et pourtant malgré tout, le diagnostic peut être d'une difficulté extrême, car ce n'est ni la douleur, ni la brusquerie d'apparition, ni les modifications du pouls, ni le facies qui peuvent suffisamment éclairer ; il faut donc dès lors surtout se souvenir de la possibilité de l'erreur, en même temps que dans le doute on appuiera sur les antécédents digestifs et sur le passé génital de la malade.

Un kyste de l'ovaire tordu s'accompagne de vives douleurs, de symptômes d'hémorragie interne, et de phénomènes syncopaux..... (et même de mort), — c'est plus qu'il n'en faut pour que l'erreur soit commise ; cependant en faveur du kyste on a des symptômes objectifs antécédents à moins que vu sa petitesse, il n'ait été méconnu ; la tuméfaction est plus haute, plus résistante, plus régulière.....

Certaines femmes porteuses d'adhérences pelviennes

consécutives à des phlegmasies antérieures plus ou moins profondes et plus ou moins connues d'ailleurs, peuvent très bien au moment des poussées congestives menstruelles ressentir de vives et subites douleurs, d'autant plus capables d'en imposer, que le toucher vaginal peut ici rencontrer une tuméfaction pouvant être soit une rétroflexion adhérente, soit un noyau fibromateux...... Il faut penser à cela et se rappeler que, dans ces cas, les réactions sont cependant moins bruyantes, et que la sensation vaginale n'est pas celle d'une collection. —

J'ai dit plus haut que la connaissance ou la présomption de grossesse antérieure était un atout important dans le diagnostic. — Cela est vrai, mais il faut savoir que cette grossesse étant anormale, ne se révèle pas toujours par l'évolution puerpérale classique, qu'elle s'accompagne de douleurs se reproduisant par crises..... de pertes irrégulières, peu abondantes..... ; et comme alors la palpation bimanuelle découvre une tuméfaction latérale à l'utérus qui est lui-même repoussé et dévié, on juge des difficultés éprouvées et des erreurs possibles. — Que si, au contraire — chose qui arrive après tout — les signes subjectifs sont ceux d'une grossesse régulière et nette, alors le diagnostic de l'ectopicité ne souffre pas de difficultés, et lorsqu'une rupture vient à se produire, ce diagnostic lui-même est on peut le dire en quelque sorte *préparé* et par conséquent facilité.

Pronostic. — Le pronostic est très sérieux — car dans les grandes hémorragies la mort est quasi certaine, et dans les formes classiques, il y a le spectre des récidives et de l'infection.

Le pronostic dépend aussi de la rapidité d'intervention et de l'absence d'hésitation dans les manœuvres opératoires.

Traitement : Il varie suivant les cas :

S'il y a hémorragie profuse, l'opération doit être immédiate et très prompte — et consistera à lier et à réséquer la trompe déchirée.

Après quoi le ventre sera nettoyé et drainé, et l'état général relevé par des injections de sérum (qu'il sera même bon d'employer pendant l'opération). — Anesthésie modérée et surveillée. —

S'il s'agit d'une hématocèle dans laquelle la crise paraît s'amender, l'état général se relever, et la possibilité d'enkystement apparaître, alors on maintiendra la femme dans le repos absolu, on lui fera des injections successives de sérum — on recourra à l'ergotine..... mais pour peu que les crises se reproduisent, il ne faudra pas hésiter à opérer par laparotomie de façon à agir directement sur la trompe malade. —

Que si l'hématocèle a subi la transformation purulente, il faut de toute nécessité évacuer le pus par voie vaginale, pour parer aux accidents *immédiats* et éviter les ouvertures spontanées.

* * *

L'hémorragie pelvienne n'est pas seulement l'hématocèle intra-péritonéale que nous venons d'étudier — elle peut être encore, mais beaucoup plus rarement, « extra-péritonéale », je veux dire que l'épanchement se fait alors au-dessous du péritoine et dans le tissu cellulaire; qu'il est par suite, plus ou moins diffusé, qu'il va même jusqu'à la fosse iliaque et jusqu'à flanquer le vagin et le rectum.

Généralement cependant il est plus limité et mérite bien le nom de thrombus du ligament large — se présentant sous l'aspect d'une poche plus ou moins irrégulière et anfractueuse, renfermant du sang plus ou moins modifié et en caillots, et traversée par des travées conjonctives.

Cette variété d'hématocèle reconnaît comme cause la rupture des dilatations veineuses de la puerpéralité, mais il est bien certain que les causes répétées des congestions génitales, et tout particulièrement la congestion menstruelle doivent être incriminées comme causes prédisposantes. — La grossesse extra-utérine peut aussi la produire, et on le comprend, car si la très fréquente déchirure tubaire dans ses parties supérieures détermine l'épanchement *péritonéal*, il est juste de penser que la rupture inférieure, étant intra-ligamentaire, doit forcément diffuser dans le tissu conjonctif.

Le début est, ici aussi, brusque, par douleur et signes d'anémie aiguë ; mais ce qui prédomine ce sont les phénomènes de compression vésicale et rectale — phénomènes qui sont dus à ce que l'hémorragie n'a pas devant elle une liberté de diffusion suffisante, et à ce que la résistance des ligaments larges tend à la restreindre. — D'autre part, le péritoine est beaucoup moins intéressé.

Il existe une tumeur pelvienne et la saillie vaginale surtout latérale est plus ou moins rapprochée du périnée — molle, pâteuse, parfois crépitante, et très étendue. —

La laparotomie est le seul traitement efficace, mais comme d'une part, l'hémorragie est forcément restreinte, et que d'autre part son siège est éminemment propre au processus de résorption, il vaut mieux, tout d'abord traiter par le repos absolu, par les injections vaginales et par les irrigations rectales à température élevée.....

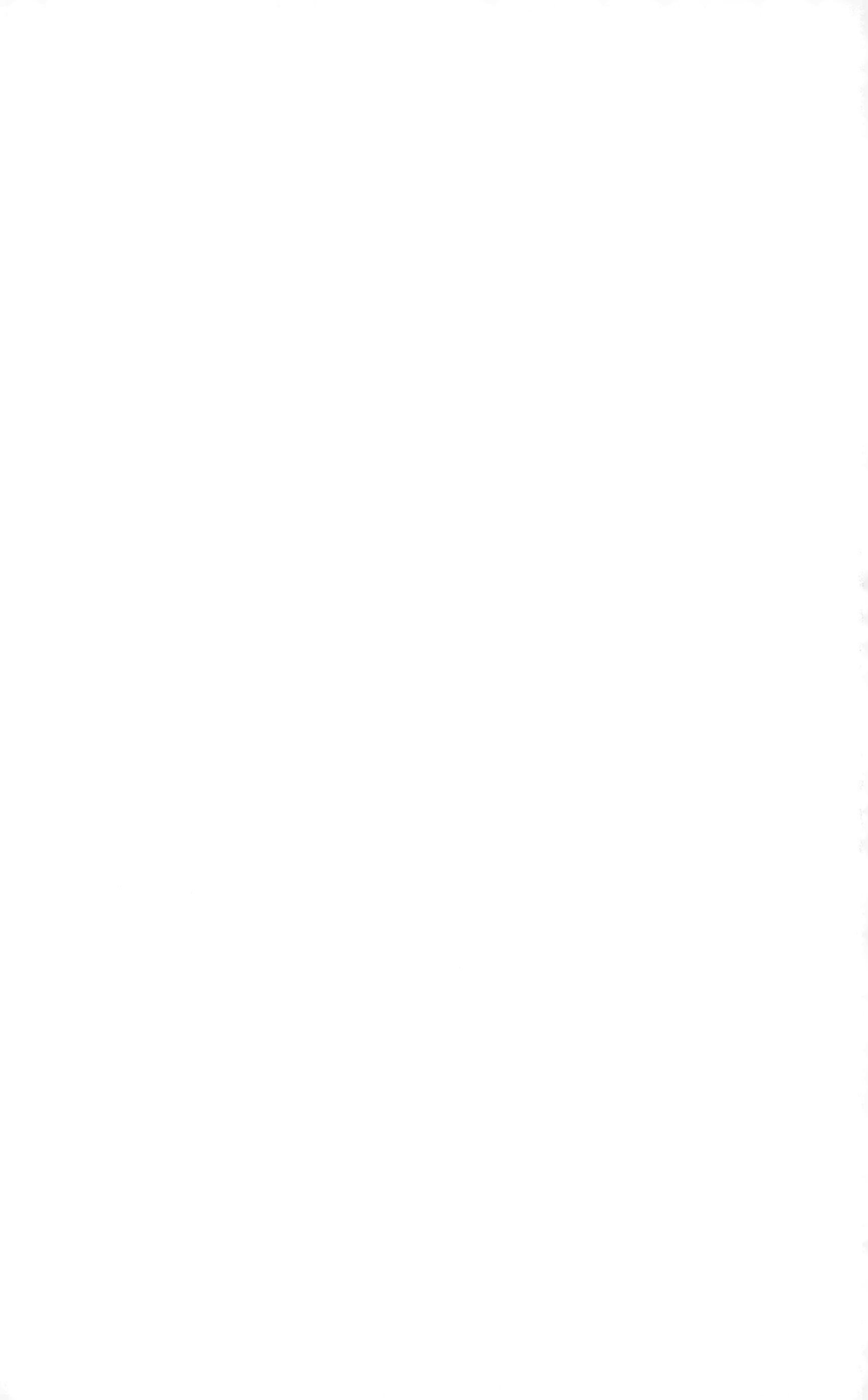

TABLE DES MATIÈRES

Orléans, Imprimerie H. TESSIER.

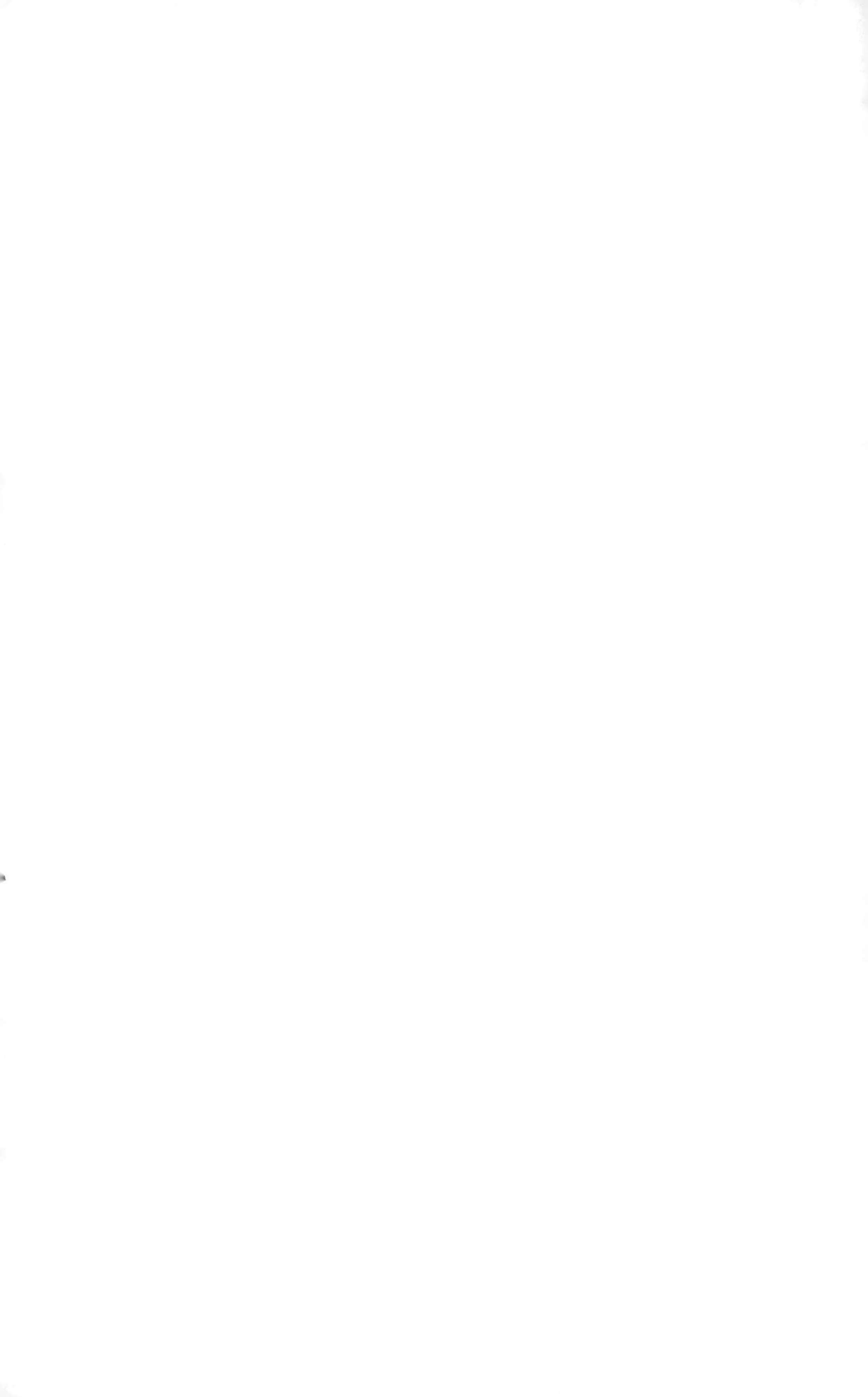

www.ingramcontent.com/pod-product-compliance
Ingram Content Group UK Ltd.
Pitfield, Milton Keynes, MK11 3LW, UK
UKHW012147240726
13966UKWH00001B/184

9 782012 961630